マルクス・エンゲルス・レーニンと協同組合

―― 資本主義・社会主義・協同組合 ――

日野秀逸 著
Shuitsu HINO

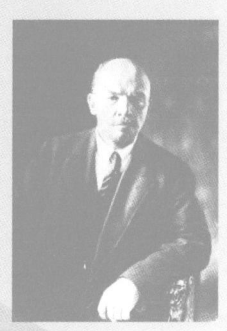
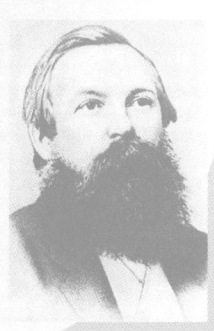
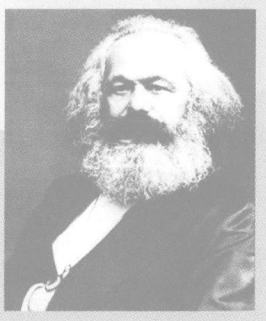

本の泉社

マルクス・エンゲルス・レーニンと協同組合

――資本主義・社会主義・協同組合――

日野秀逸 著
Shuitsu HINO

本の泉社

はじめに

　本書は、実態的にも理論的にも新しい領域である保健・医療協同組合に触発されて準備を行った、マルクス・エンゲルス・レーニンと協同組合の関係を主題とする研究である。一般に理論は、2つの源を持つ。1つは現実、実態である。ここで言えば保健・医療協同組合運動である。もう1つは先行する理論である。

　保健・医療協同組合は、後述するように、国際協同組合同盟（International Cooperative Alliance–ＩＣＡ）でも各国の活動の全容を把握できていない新たな協同組合運動である。しかも、福祉協同組合や環境協同組合などとともに、21世紀において協同組合がしかるべき役割を果たすことが期待されている、戦略的に重要な領域である。

　この研究では、保健・医療協同組合運動の実態と、理論化の前提となる先行理論として主にマルクス・エンゲルス・レーニンの協同組合論を検討する。研究の性格上、叙述においては、文献・資料からの引用とそれに対する著者のコメントが多く含まれることを断っておく。

　マルクス、エンゲルス、レーニンからの引用は大月書店刊行の『マルクス・エンゲルス全集』および『レーニン全集』から行い、それぞれ『全集第○○巻、○頁』と表記した。

　ただし『資本論』は新日本新書版（資本論翻訳委員会訳）を用いた。

　マルクスとエンゲルスについては、日本語の協同組合や協同に対応する原文（ドイツ語）が何であるかという論点もあるので、必要に応じて（特に重要な「共産党宣言」、「個々の問題についての暫定中央評議会代議員への指示」、「ゴータ綱領批判」、「資本論」、「土地の国有化について」、「反デューリング論」、「フランスとドイツにおける農業問題」、「オット・フォン・ベーニクへのエンゲルスの手紙」の場合に）原文を示した。原文は Dietz 社版の Karl Marx・Friedrich Engels Werke を用いたが、必要に応じて Karl Marx・Friedrich Engels Gesamt-Ausgabe（MEGA）を参照した。

Introduction

　レーニンの活動に関わる日付は1918年1月31日までは旧暦（ユリウス暦）を用い、翌日からは新暦（グレゴリウス暦）を用いた。

目　次

はじめに …………………………………………………………… 3

第1篇　近年の保健・医療協同組合の国際的動向 …………… 13
第1章　協同組合運動の新分野としての保健・医療協同組合 ………… 15
第1節　保健・医療協同組合論という各論の重要性 ……………… 15
第2節　保健・医療協同組合自体の多様性 ……………………… 16
第3節　国際協同組合運動における
　　　　保健・医療協同組合への関心 ………………………… 17
第4節　ＩＣＡと保健・医療協同組合 ………………………… 22
第5節　保健・医療協同組合の国際的結集の前進 ……………… 31

第2章　保健・医療と共同体・協同 ……………………………… 37
第1節　保健・医療と共同体 ……………………………………… 37
第2節　人類社会の4つの原理 …………………………………… 39
第3節　防衛・自衛策としての医療協同組合 …………………… 41
第4節　医療従事者の自主性の擁護あるいは発揮を契機とする … 45
第5節　住民参加と医療の民主的改革の自覚的追求
　　　　――日本の医療生協 …………………………………… 51
第6節　生産者協同組合の重要性の再認識 ……………………… 54

第3章　協同組合論研究の現代的意義 …………………………… 57
第1節　発達した資本主義諸国における協同組合 ……………… 57
第2節　社会サービスと協同組合 ………………………………… 58
第3節　発展途上国における社会開発と協同組合
　　　　――国連の協同組合政策 ……………………………… 59

第2篇　マルクスとエンゲルスの協同組合論 ………………… 63
第1章　マルクス、エンゲルス、レーニンを無視する傾向 ………… 65

Contents

第2章　科学的社会主義無視の極み ……………………… 67
第3章　国際協同組合運動における旧ソ連の比重 ……………… 69
第4章　マルクス、レーニン等の協同組合運動に対する影響 ……… 73
第5章　マルクスとエンゲルスは医療事業を含む
　　　　協同組合設立に関与した ……………………………… 77
第6章　資本主義のもとで労働者が組織する協同組合の意義 …… 81
　第1節　協同組合は資本家が不要なことを実証する ………… 81
　第2節　資本主義的工場制度が協同組合の出発点
　　　　　──資本主義の歴史的意義の承認 …………………… 83
　第3節　マルクスが示したロッチデールへの深い関心 ……… 85
　第4節　1850年代から60年代の
　　　　　イギリスの協同組合運動（文献紹介） ……………… 89
　第5節　資本主義から社会主義への
　　　　　過渡期における協同組合企業 ………………………… 93
　第6節　協同組合は労働者間競争を克服する組織である ……… 94
第7章　プチ・ブルジョア的協同組合論批判 …………………… 99
第8章　ブルジョアジー、権力による協同組合への介入、
　　　　支配に対する批判 ………………………………………… 105
第9章　資本主義に代わる社会において協同組合が果たす役割 … 110
第10章　協同組合社会はマルクス・エンゲルスの
　　　　　初期から一貫した運動目標 …………………………… 117
第11章　マルクス・エンゲルスの協同組合に関する
　　　　　用語について …………………………………………… 122

第3篇　レーニンと協同組合 ……………………………………… 125
　第1章　マルクス、レーニン等の協同組合運動に対する影響 …… 127
　第2章　レーニン協同組合論の非歴史的扱い──過大評価の例 … 129
　　第1節　レーニンの晩年の理論的到達点を
　　　　　　非歴史的に絶対化する ……………………………… 129

第２節　レーニンの弱点を過大評価したカントール …………… 132
第３章　生活の意味について ……………………………………… 135
第４章　発達した資本主義諸国における革命と協同組合 ……… 137
第５章　レーニン協同組合論の基本的性格 ……………………… 139
　第１節　歴史的文脈で理解する
　　　　　――レーニンの理論を検討する上での問題意識 ……… 139
　第２節　自主的大衆的協同組合は
　　　　　資本主義が生み出した文化的遺産 ………………………… 140
　第３節　協同組合組織網は社会主義経済を
　　　　　組織するうえで不可欠 …………………………………… 142
　第４節　社会主義は単一の協同組合 ……………………………… 143
第６章　自主性に関する政策と実際 ……………………………… 145
　第１節　協同組合論としては自主性を擁護 ……………………… 145
　第２節　実践的には自主性への抑圧も …………………………… 146
　第３節　スターリンによる自主性の軽視と道具視 ……………… 148
　第４節　「みじめな一片」論に関して …………………………… 150
第７章　レーニン協同組合論とマルクス・エンゲルス ………… 153
　第１節　資本主義が生み出した文化的遺産 ……………………… 153
　第２節　消費協同組合重視と生産協同組合軽視 ………………… 154
　第３節　農業分野の協同組合は重視する――エンゲルス
　　　　　「フランスとドイツにおける農民問題」から学ぶ ……… 157
　第４節　農業協同組合の自主性は擁護する ……………………… 161
　第５節　レーニンにおける「強制手段の排除」と現実の乖離 … 163
第８章　協同組合とナロードニキとレーニン …………………… 165
　第１節　レーニンの協同組合論の時期区分 ……………………… 165
　第２節　ナロードニキとレーニンを関連づける動き …………… 166
　第３節　レーニン以前の協同組合論はナロードニキの
　　　　　立場からのものが大半 …………………………………… 167

Contents

第9章 レーニンによるナロードニキ主義的協同組合論批判の例 … 169
- 第1節 アルテリ批判 … 169
- 第2節 農業問題をめぐって … 172
- 第3節 自主性に関する狭隘かつ党派的発言 … 176

第10章 資本主義ロシアにおける協同組合に関する戦略の確定 … 178
- 第1節 コペンハーゲン国際社会主義者大会 … 178
- 第2節 会議の様相──レーニンによるプロレタリア的協同組合運動方針の模索 … 178
- 第3節 決議に対するレーニンの高い評価 … 181
- 第4節 コペンハーゲン協同組合決議案の特徴 … 182

第11章 ロシア革命初期の協同組合論（1）──2月革命から10月革命まで … 184
- 第1節 物資の分配の統制が重要課題に … 184
- 第2節 革命直前の緊迫のなかで … 186
- 第3節 消費組合を強制加入の統制・分配機構に … 188
- 第4節 『国家と革命』における「記帳と統制」路線の定着 … 191

第12章 ロシア革命初期の協同組合論（2）──10月革命直後から干渉戦争開始まで … 192
- 第1節 革命直後の国有化と消費組合 … 192
- 第2節 管理的消費協同組合の提起 … 194
- 第3節 干渉戦争以前の厳しい経済状態 … 196
- 第4節 「二つの戦線」でのたたかい … 199
- 第5節 権力奪取前後で消費協同組合の性格が異なるという認識 … 202

第13章 「記帳と統制」路線と戦時共産主義 … 206
- 第1節 一般的な「労働者統制」論 … 206
- 第2節 労働者統制論は生産に対する統制として始まる … 208
- 第3節 労働者統制令草案──「10月革命前後」に、生産と消費に対する「記帳と統制」へ … 210

第14章 「記帳と統制」路線の確定 … 212
- 第1節 10月革命以前に構想はできあがっていた … 212
- 第2節 「党綱領」における「記帳と統制」路線の確定
  ——社会主義経済建設の基本的通路に … 213
- 第3節 商業の廃止——全住民を消費協同組合へ強制加入
  ——事実上貨幣を廃止 … 214
- 第4節 第8回党大会における綱領改定と協同組合
  ——市場否定論と貨幣廃止論をより鮮明に … 216
- 第5節 「記帳と統制」路線と不可分な要素としての
  消費協同組合 … 220

第15章 戦時共産主義と協同組合 … 224
- 第1節 戦時共産主義と協同組合の自主性・独立性 … 224
- 第2節 1919年初頭の協同組合無用論への批判 … 227
- 第3節 物資供給の実際 … 227
- 第4節 プロレタリア的協同組合 … 230
- 第5節 消費コンミューン（全国民的単一配給機構の提起） … 232
- 第6節 協同組合の統合推進と国営化批判 … 236
- 第7節 生産協同組合 … 241
- 第8節 レーニンの協同組合戦略を規定した三つの要因 … 242

第16章 ネップ前期における転換 … 243
- 第1節 市場・商業への位置づけが転換軸 … 243
- 第2節 戦時共産主義からネップへの転換 … 244
- 第3節 ネップの論理と協同組合政策の転換 … 245
- 第4節 ロシア共産党（ボ）第10回大会（1921年3月）報告 … 246
- 第5節 ネップの論理
  ——「食糧税について（新政策の意義とその諸条件）」 … 251
- 第6節 協同組合は国家資本主義の変種
  ——「記帳と統制」路線はまだ生きている … 258

Contents

第7節	「食糧税について」のレーニン自身の解説	
	——生産協同組合の重視も	259
第8節	ネップ前期のソヴェト経済の現状	261
第9節	ネップの展開と「基本的機構」としての協同組合	265
第17章	ネップ後期——市場経済と協同組合（その1）	268
第1節	第7回モスクワ県党会議における新経済政策についての報告	268
第2節	ロシア革命勝利の保障という戦略的位置づけ	
	——ネップの成功・商業の習熟	275
第3節	ネップにおける資本主義復活とのたたかい	277
第4節	新経済政策を全党の実践課題へ——政治局指令	279
第18章	ネップ後期——市場経済と協同組合（その2）	285
第1節	第11回党大会（1922年3月27日〜4月2日）——市場経済への新たな位置づけを党の方針として確定	285
第2節	新経済政策の推進を可能とする3つの内外条件	286
第3節	新経済政策の意義は農民との経済的結合を作り上げること	
	——その中心は商業であること	287
第4節	第2の教訓は商人としての能力を実証すること	288
第5節	資本主義の舵取りをする人材の適切な配置を	291
第6節	干渉時代と新経済政策時代における眼目の変化	292
第7節	共産主義インタナショナル第4回大会における報告	293
第19章	「協同組合について」——レーニン協同組合論の総決算	296
第1節	歴史的文脈において理解すること	
	——クルプスカヤの助言	296
第2節	「協同組合について」執筆の背景	
	——私的商業への対抗として再評価	298
第3節	「協同組合について（1）」——協同組合分野の人材像	300
第4節	「協同組合について（2）」	
	——市場を通じて社会主義へ	305

第20章　レーニン死後 ……………………………………………… 309
　第1節　中央委員会回章 …………………………………………… 309
　第2節　第13回党大会以降 ………………………………………… 309
　第3節　1930年代――「ソヴェト型社会＝政治体制」の
　　　　　原型成立 …………………………………………………… 310
　第4節　スターリンによるネップ開始期の偽造とネップの放棄 … 312

あとがき ………………………………………………………………… 317

　文献 …………………………………………………………………… 321
　ロシア協同組合とレーニン年表 …………………………………… 333

第1篇
近年の保健・医療協同組合の国際的動向

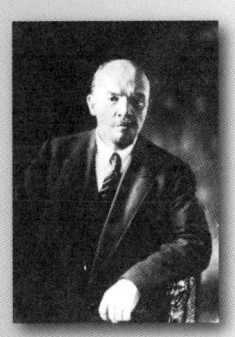 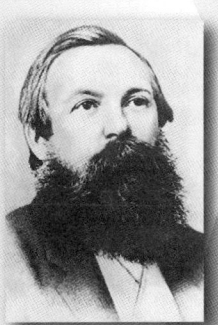 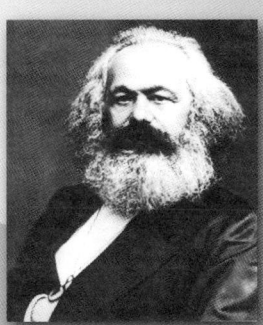

第1章 協同組合運動の新分野としての保健・医療協同組合

第1節 保健・医療協同組合論という各論の重要性

　従来、協同組合の中心は、農業協同組合と消費協同組合（それも労働者を主たる組合員とする消費協同組合）であり、協同組合理論もこれらの分野を想定して構想されることが多かった。特に日本では農業協同組合が主たる対象であった。

　この点に関して松村善四郎（1985）は次のように述べている。

　「協同組合は労働組合とは違って、その構成員に本質的な差異がある。つまり、範疇的に異なった組合員によって、それぞれの、しかし同じく協同組合と呼ばれるものが構成されている。もちろんこれらの協同組合は同一ないし類似した面を少なからずもっているが、その組合員の差異によって本質的差異が生じ、これらを同一に論じると、特に本質論の段階で混乱と誤りを導くことになる。協同組合論（本質論、原論）は、欧米では区別して論述される場合が多く、わが国でもこれらにならったものもあるが、最近では一般論として各種の協同組合が、あたかも同一であるかのように論ぜられている。こうなっている理由はあまり定かではないが、おそらく、わが国の特徴として、協同組合の創設と発展が多分に行政的であり、かつ農業協同組合（産業組合＝小資本の協同組合）に偏重し、反対に消費協同組合（労働者の生活協同組合）が著しく立ち遅れているという現実に関連するものと思われる。戦前の多くの期間、わが国の協同組合が農業協同組合のみのような状況の下では、このような本質論でもそれほど支障はなかったかもしれない。しかし生活協同組合もかなり発展している現状では、協同組合の理解を混迷させるだけでなく、実際面を正しく指導することにも問題が生ずる。それゆえわが国の慣例にしたがって協同組合を論ずるなら、一般論において、各種協同組合

の同一性と、より重要な異質性をまず明確に指摘したあとで、各種協同組合の分析、いわば各論を展開するという方法をとるべきであろう。あるいは各種協同組合をそれぞれ別個の協同組合として論ずるのを適当とするのであろう。とにかく協同組合論において目下の急務は種類別の協同組合論を確立することであろう」(124-125頁)。

著者は、松村の提案を妥当なものと考える。そして、この指摘を念頭に置きつつ作業を進めたい。

第2節　保健・医療協同組合自体の多様性

松村（1985）は、各協同組合がその構成員の階級あるいは階層によって、本質的な差異を持つと主張している。その上で、協同組合を3つの範疇に区分している。こうである。「協同組合を構成しなければならない問題を持った範疇は、大方の研究者が示すように3つであり、したがって協同組合も3種類ということになる」。1つは資本主義経済の初期に封建的小生産者が、没落から身を守るために組織した小生産者協同組合（生産協同組合）。1つは労働者階級の貧困問題に対処する消費（生活）協同組合。1つは小資本（例えば農業、中小企業等）協同組合である（同前、125頁）。

ところで、保健・医療協同組合には、開業医（＝小資本）を構成員とするものがあるし、わが国の厚生農業協同組合連合会のように、農業協同組合の県単位の連合会が所有・運営する保健・医療協同組合もある。これは、小資本協同組合の2次協同組合が組織する保健・医療協同組合である。

スウェーデンやスペインなどには、労働者が組合員であり、しかも消費協同組合（消費者協同組合あるいは利用者協同組合とも表記する）ではなく保健・医療サービス生産を目的とする協同組合が存在する。これは、松村の言う3つの範疇には含まれないであろう。労働者階級が解決しなければならないのは、決して消費分野の問題だけではない。労働者階級が、資本主義経済における生産の担い手として立ち現れ、かつ経済活動の管理能力をも身につけることが、

社会主義への移行の不可欠な要因であるとすればなおさらである。こうした労働者の生産協同組合（生産者協同組合あるいは提供者協同組合とも表記する）が、保健・医療領域に存在している。

また、日本生活協同組合連合会医療部会のように、主として労働者・勤労市民を組合員とし、かつ職員の殆ども同じ協同組合の組合員である、保健・医療協同組合も存在する。これは、労働者消費協同組合（労働者生協）という範疇と、保健・医療労働者を組合員とする労働者生産協同組合という範疇の統合されたものとして、独自の範疇を形成するのではなかろうか。

第3節　国際協同組合運動における保健・医療協同組合への関心

著者は1970年代半ばから、保健・医療領域の協同組合に関心を持ってきた。具体的には日本生活協同組合連合会医療部会（以後、医療部会）および医療部会加盟の保健・医療生活協同組合（単協）の活動に関わってきた。なお、医療部会と単協を総称して医療生協と表記することもある[1]。現段階における著者の保健・医療協同組合理解は日野（2009）を参照されたい（特に序章）。

要約的に述べれば、医療生協は、消費生活協同組合法[2]にもとづいて医療サービス提供と関連事業を行う目的で設立された法人であり、医療部会（1957年設立）に加入している単協は全国40都府県に116あり、組合員数267万8000人、病院70、病院病床数1万2874、医科診療所306（有床15、無床204）、歯科診療所43、訪問看護ステーション213、ヘルパーステーション200、デイケア160、デイサービス155、在宅介護支援センター340、老人保健施設19を所有・運営している（2009年3月31日、日本生活協同組合連合会医療部会調べ）。

医療部会加入の単協が所有する医療施設の約7割は、全日本民主医療機関連合会（全日本民医連）に加入している。医療部会は、全日本民医連、全国保険医団体連合会、日本医療労働組合連合会、新医協、日本患者・難病団体協議会とともに医療団体連絡会議（医団連）を構成し、国民本位の医療を求めて、広

範な運動を展開している。また、医療部会に加入していない医療協同組合も若干数存在する。

　医療部会では、医療生協の組織的特徴を4つにまとめている。「 健康な人々が多数をしめる医療団体である。 予防・保健・健康づくりとそれを保障する制度の充実を重視する。 住民の医療参加を保障する医療機関を持っている。 組合員が主権者として活動する場としての班を持っている」。そして、この4つの組織的特徴から次のような医療活動の独自性が出てくる。「健康な人々。この人々が対象となる医療団体であってこそ初めてすべての人々の参加が保障される医療運動となります。同時に、健康な人々の医療要求は、医療目的（人間の健康の保持・修復・増進）のすべてを総合的に実現することを願うものであり、この点からもすべての人々の参加を展望しうる医療団体であります。医療要求は、思想信条を越えてすべての人々の共通した願いであります。憲法の理念にもとづき自覚的に生活文化の向上を願う多くの人々の参加をとおして初めて本格的な健康文化の発展が展望できるのだと思います」（医療部会、1996、10–11頁）。

　患者団体でもなく、医療従事者の組織でもない医療生協では、健康を促進したり、病気を早期に発見したり、治療したり、リハビリテーションを行ったりする、日常的な地域のネットワークを創りながら、住民組合員と職員組合員（日野、1996、10–11頁）が、協同して上記の医療要求の総合的実現にとりくんでいる。医療生協は、保健・医療・福祉への患者参加の取り組みをすすめた経験を土台に、1991年には「医療生協の患者の権利章典」を採択している。また健康チェックなどの自主的保健活動と、「町並みウォッチング」や「夢マップつくり」をはじめ、地域で住民が健康に暮らすための活動、すなわち「地域まるごと健康づくり」をすすめている。

　組織と活動の特徴を端的に表現すれば、保健・医療における主権在民を実践し、地域全体を住民の参加を基本にして健康にしようというものである。

　保健・医療協同組合が新たな協同組合運動の領域であると言い切ることは、正確ではない。わが国では少なくとも戦前の産業組合法の下での医療利用組合が、1919年に島根県で活動を開始している。また、アメリカではマイケル・シェ

イディド（Michael Shadid）医師が、記録に残っている最初の保健・医療協同組合を 1929 年にオクラホマ州の農村地帯で設立した。かれは引き続き 1930 年代に農村地帯で精力的に協同組合医療を推進した。現在でも、組合員（選挙権を有する正組合員）8 万人、会員（選挙権を持たない利用組合員）37 万人（1991 年度の数）を擁する Group Health Co-Operative of Puget Sound がシアトルを拠点として活動している。ＧＨＣは 1947 年に発足し、1995 年時点でアメリカ全土の健康保持機構（Health Maintenance Organisation ＝前払い制保健・医療供給システム）の 12 位の組織人員を有していた。

著者が 1992 年に行ったカナダの保健・医療協同組合に関する調査では、カナダに少なくとも 10 以上の保健・医療協同組合（これは労働者消費協同組合であり、そこの従業員はカナダ公務員労働組合に組織されている。つまり、ほぼ公共セクターと同様に位置づけられている）があり、5 つはサスカチュワン州に、4 つはマニトバ州に、1 つはアルバータ州にあった。最も古いのは 1962 年に創設されたサスカトゥーン市の協同組合である[3]。

このほかにも、創設以来 30 年から 40 年の歴史を持つ保健・医療協同組合がアジア各国に存在している。とすれば、保健・医療協同組合が新参協同組合だというのは、むしろ国際協同組合同盟に代表される従来の協同組合運動の側の認知が遅れたということを意味しているというべきであろう。もちろん、国際協同組合同盟に保健・医療協同組合にたいする認識がまったく欠けていたと言うつもりはない。個々には、触れられていたし、また協同組合運動に思想的影響を及ぼしたイギリスのロバート・オーエンやフランスのサン・シモン時代から「協同組合はまた、コミュニティの構成員の健康について関心を持っていた」のだし（国際協同組合同盟、1994、34 頁）、国際協同組合同盟がこれまで 2 度制定した協同組合原則に包含された 5 つの伝統の 1 つは、「広い範囲のサービスを提供する協同組合を取り巻いている。例えば保険、医療、住宅、育児の協同組合も含んでおり、この伝統は、時には他の分野の協同組合と提携して、また時には単独で、非常に大規模な協同組合を生みだした。これもまた、広範囲で多様な成長の可能性を持っている分野なのである」（同、26 頁）とも語られている。

しかし、保健・医療を独自の協同組合範疇として、一般的にではなく当面の優先順位の高い協同組合と位置づけたのは、近年のことである。

この問題意識に立って、国際協同組合同盟での論議を中心に、保健・医療協同組合に対する関心の形成をあとづけておこう。

■注
（1）医療生協の中には、単協名が、「医療生協さいたま」、「利根保健生協」、「酒田健康生協」などのように、医療、保健、健康がそれぞれ用いられている。実態に相違はない。国際的には保健・医療は health care と表記されるのが最も普通である。日本では保健は自治体等が行う公衆衛生的予防活動を指すものと理解されることが多い。こうした経緯を考慮して、本稿では、健康に関わる広範な活動を行う協同組合の一般的な名称としては保健・医療協同組合を採用する。
（2）消費生活協同組合法（昭和23年7月30日法律第200号、同年10月31日施行）。平成19年5月16日法律第47号によって大幅な改正が行われた。この改正は「生協の事業、組織、会計など全般にわたる総合的な内容で、法制定以来ほぼ60年ぶりとなる抜本的大改正です」（宮部、2008、15頁）と評される。新生協法は、平成20年4月1日から施行された。

この改正が保健・医療協同組合に及ぼす直接的影響の1つは、事業の規定である。旧生協法では事業を規定する第10条は以下の通りであった。

「第10条　組合は、左の事業の全部又は一部を行うことができる。
　一　組合員の生活に必要な物資を購入し、これに加工し若しくは加工しないで、又は生産して組合員に供給する事業（供給事業であり店舗事業、共同購入事業、カタログ事業などを含む–日野）
　二　組合員の生活に有用な協同施設をなし、組合員に利用せしめる事業（利用事業であり、旅行事業、埋葬事業、住宅のリフォームなどを含む）
　三　組合員の生活の改善及び文化の向上を図る事業（生活文化事業であり、組合員センター、図書室、映画界、音楽会などを含む）

四　組合員の生活の共済を図る事業（共済事業であり、「たすけあい」、「あいあい」、「あいぷらす」などを含む）

五　組合員及び組合従業員の組合事業に関する知識の向上を図る事業（教育事業であり、学習会、産地・工場見学、従業員教育などを含む）

六　前各号の事業に附帯する事業」

　医療は、直接的・明示的には示されていない。このために医療生協設立にあたっては、事業の法的根拠をめぐる苦労が絶えなかった（日野、2009、第2章3節参照）。結局の所、第二項の利用事業として医療施設の利用を解釈し、医療事業を行う生協が認められるという論法になった。医療生協は、いわば、非嫡出子的扱いをうけたのである。

　新生協法では事態が一変した。

「第10条　組合は、次の事業の全部又は一部を行うことができる。

一　組合員の生活に必要な物資を購入し、これに加工し若しくは加工しないで、又は生産して組合員に供給する事業

二　組合員の生活に有用な協同施設を設置し、組合員に利用させる事業（第六号及び第七号の事業を除く。）

三　組合員の生活の改善及び文化の向上を図る事業

四　組合員の生活の共済を図る事業

五　組合員及び組合従業員の組合事業に関する知識の向上を図る事業

六　組合員に対する医療に関する事業（これは新たに加えられた規定で、医療事業が生協法人の行う主たる事業の1つであることが法的に明示された－日野）

七　高齢者、障害者等の福祉に関する事業であって組合員に利用させるもの（これも新たな規定であり、高齢者介護事業や障害者福祉事業が、生協法人の事業として明示された－日野）

八　前各号の事業に附帯する事業」

　医療や介護や福祉（高齢者と障害者に限定はされているが）が、生協法における新たな事業の規定に含まれたのは、1つは社会的要請が強まったからであり、運動の成果という側面を持つ。しかし、他方で、民間（非営利ではあるが）

法人である生協法人に、憲法第 25 条において国の責任として明記されている「国民の健康で文化的な生活」のための事業を肩代わりさせるという財界や保守政党の戦略も介在している。もちろん、保健・医療・福祉サービスを提供する法人を、国や自治体が運営する法人に限る理由は無いし、むしろ非営利法人と公的セクターと場合によっては営利民間セクターが、質をめぐる競争を行って住民が選択するシステムが望ましい場合もある。問題は、費用負担の面で国や自治体が手を抜くことである。こうした事態を招かないように、住民側からの十分な監視が必要である。

（3）著者は、カナダの医療協同組合について 1992 年に調査を行った。日野秀逸（1992 a、b）および Dennis（1974）参照。

第4節　ICAと保健・医療協同組合

　国際協同組合同盟は、2008 年 2 月段階で 84 カ国の農林水産業、消費者、信用、保険など多くの分野の全国協同組合組織や国際機関が 225 組織、加入し、組合員数は 8 億人を越え、また国連の経済社会理事会（Economic and Social Council, 国連の主要機関の 1 つで、経済・社会・文化・教育・保健・医療に関わる国際的事項を扱っている）をはじめいくつかの国連の専門機関において、カテゴリー 1（カテゴリー 1 の地位を与えられているのは、約 700 余りのNGOのうちで国際赤十字社連盟、世界労連、国際自由労連、など 35 団体であり、上記の経済社会理事会に対する議題提案権と一定の発言権が認められている）の地位を持つ非政府組織（NGO）として、活発な国際活動を展開している（日本生活協同組合連合会［2009］、10 頁）。

　さて周知のように、現代の協同組合の起源、世界の消費者協同組合運動の出発点は、イギリスにおける貧困からの解放を求める労働者たちの運動、具体的には、産業革命期の、ロッチデールの公正先駆者組合の運動である。これは、単に生活必需品を共同購買するだけではなく、住宅建設や、失業者のために土地を購入して消費者の必要とする食糧の生産も、その宣言にうたっていた。

　1869 年には、フランス、ドイツ、スウェーデン、イタリア、デンマークの

代表を招いて第1回の英国協同組合大会が開かれた。1886年には、フランス協同組合が、国際的な協同組合の協同組合委員会の設立と協同組合の崇高な原則の拡大を要求し、国際協同組合同盟（International Cooperative Union）創設計画を提案し採択された。

しかし1895年のICAの形成までには路線上の対立に起因する中断があった。それは、イギリスの協同組頒動内部で、労働者の生産者協同組合が主導した「理想主義」と、卸売協同組合・消費協同組合が主導した「現実主義」との論争である。前者は、利益共同分配とコー・パートナーシップすなわち「労働者生産組合と消費組合との共同出資で生産を行い、消費組合が販売を担当するという経営形態」（竹内・生田［1976］、43頁）の原則に基づき、「協同組合労働という生産点での権利を基盤に据え、その拡大の路線のうえに協同組合運動を位置づけようとするオウエン的系譜の発想」（同前、43頁）であった。後者は、卸売協同組合の実践に従う消費協同組合員の意見と支配の重要性を強調し、各参加協同組合と個々の組合員に対する利益分配を目指したのである。

1895年のICA設立時には前者すなわち生産者協同組合派が多数派を形成したが、資本主義の発展すなわち独占資本主義段階は、前者の試みの客観的可能性をせばめ、しだいに、より「現実的な」後者が、国際協同組合運動の中心的潮流をなすに至った。

1910年第8回ハンブルク大会では、利益共同分配とコー・パートトシップの原則が削除され、1921年第10回バーゼル大会においてICA憲章の改訂がなされ、ロッチデール原則が採択された。そして、1931年の第13回ウィーン大会で協同組合原則制定のための特別委員会が設置され、1934年の第14回ロンドン大会での論議を経て、1937年の第15回パリ大会では次の7項目からなる協同組合原則（組合員公開、民主的運営、利用高に応じた剰余金の分配、出資に対する利子の制限、政治的・宗教的中立、現金取引、教育の促進）が採択され、さらに1966年の第23回ウィーン大会で新たに6原則（加入の自由、民主的管理、資本利子の制限、剰余金（節約金）の配分基準、教育促進のための準備金、協同組合間協同）が採択された[1]。

さて、1960年代から70年代にかけて、西欧の特に消費協同組合では、「ア

イデンティティーの危機」と称される事態が生じた。オランダの消費協同組合の失敗は、ヨーロッパの悲話のはじまりといわれている。1959年から組織の改編（230の単位協同組合を18の地域組合へ統合）が始まり、1967年には合併が完了し、協同組合は、2大統合グループになった。そして、民間流通大資本との競争に敗退し、CO–OPUAは民間のチェーンストアに買い取られ、残ったもう1つの協同組合も衰退している。この原因としては、地方自治の伝統の中で、適切な事業規模へ発展できなかったこと、主な協同組合の間に連帯の意識が欠如し、協同組合のアイデンティティーが喪失したこと、他の消費者グループとほとんど協調しなかったこと、政府の保守的な社会政策に対して対案を提示し大衆的な運動にしていくオルターナティブ運動との統合を求めるべきであったが、実際には、そうしなかったこと、現代的経営にのりおくれたこと、があげられる。

フランスでも、小さな協同組合を合併して大地域協同組合を作ったが、1985年には消費協同組合は危機を迎えることになった。この危機に対応して、活動の集中などにつとめたが、経済後退に対する積極策とはならずに、赤字は累積し、大消費協同組合は倒産したり民間会社へ売却され、事実上崩壊してしまった。

ドイツでは1964年の改革委員会を創設し、消費協同組合の構造改革を開始した。同委員会は、大規模地域協同組合の考え方を採択し、138の協同組合を、20協同組合に合併した。しかし、組合員の増加は少なくなりついには全体数も減少し、自己資本率も減少した。1970年に、協同組合を株式会社とする方針について議論がなされ、後にこの方針が実現したが、これはドイツ協同組合の崩壊をひきおこした。1981年に、CO–OPAG（協同組合株式会社）が組織されたが、汚職等によって倒産したり、大部分が民間資本へ売り渡された。既存の協同組合に買い戻されたものもあったがごく一部にすぎなかった。結局、流通資本との競争に勝つことを第1優先順位とし、「組織は組合員によって、また組合員のためにあるもの」という本来の視点を無視してきたために、ヨーロッパの協同組合は、少数の指導者と専従職員集団による経営体へと移行し、結局は失敗した[2]。これらの経験をふまえて言えることは、協同組合運動は、常

に組合員の運動としての本質を保持し、組合員の参加をすすめることが大切であり、急激な社会の変化に対応して、新しい組合員の要求に即した協同組合運動をつくる必要があるということである。

　以上のような西欧協同組合の危機を背景に、ICAは再生に取り組む[(3)]。その第一歩が、1980年のモスクワでの第27回大会におけるレイドロー報告「西暦2000年における協同組合」であった。カナダの協同組合学者のレイドロー(1989)は、長文の報告を提出した。ここでは、彼自身の要約を示し、本書の論題に関わる2点についてコメントを加える。

　「この章では、この報告における主な具体的提案と勧告を述べてきた。それらを要約すれば、今後、世界中の協同組合は、とくに世界の食糧問題に、生産から消費までの全過程にわたって、その努力を集中すべきである。これは、人類にとっての重要なニーズの分野であり、ここでは協同組合は、世界的な指導性を発揮することができる。

　労働者生産協同組合は、労働者と職場との間に新しい関係を築き、もう1つの産業革命をもたらす最良の手段である。

　従来の消費協同組合は、たんに資本主義企業と競争するだけでなく、それ以上のことをするような方向へ転換すべきである。そうすれば、ユニークで、違った形態の事業体として知られるようになり、組合員だけに奉仕するようになるだろう。

　都市の住人に奉仕するためには、都市のなかに村を建設するのに役立つ多くの異種協同組合の集合体をつくるべきである」(同前、177ページ)。

　コメントの1つは、③と④に関わることである。レイドローは、組合員および地域住民の要求に広範に対応する活動の参考例あるいは典型例を、農村の総合的事業を行う協同組合に求めている。そして、その経験を、都市部にも協同組合の事業拡大と協同組合間協同という方式を通じて展開できると主張しているのである。そして、この種の農業協同組合の具体例として日本の農協を挙げている。

　こうである。「基本的には大都市は、平均的・典型的状況では、ほとんど人間関係のない、お互いにまったく他人として生活していることが多い人間の集

団である。都市は、多くの住民にとって孤独と疎外の大海である。――協同組合の偉大な目的は、地域社会や村落をたくさん大都会のなかに建設することでなければならぬ。多くの社会的経済的ニーズに応えて、地域社会の創設に総合的効果を及ぼす協同組合的地域を設立することができる。

協同組合地域社会なるものを創設するという点で、都会の人々に強力な影響を与えるためには、たとえば日本の総合農協のような総合的方法がとられなければならない。従来の消費協同組合では不充分である。なぜならば、都市の住人をいろいろな点で護りきれないからである。

典型的な日本の状況のなかで、総合農協が何をし、どんなサーヴィスを提供しているかを考えてみたい。それは生産資材の供給、農産物の販売をしている。

貯蓄信用組織であり、保険の取扱店であり、生活物資の供給センターでもある。さらに医療サーヴィスや、ある地域では病院での診療や治療も提供している。農民に対しては営農指導もし、文化活動のためのコミュニテイ・センターも運営している。要するに、この種の協同組合はできるだけ広範な経済的社会的サーヴィスを提供している。もし総合農協がなければ、農民の生活や地域社会全体は、まったく異なったものとなろう。

これほど広範なサーヴィスと事業は、都市部では1つの総合協同組合で実施しうるものではない。しかし、住民が容易に通うことのできる協同組合サーヴィス・センターのなかに、それぞれの機能を持った組織を同居させることは可能である。その一般的な目的は、住宅、貯蓄、信用、医療、食料その他日用品、老人介護、託児所、保育園などのサーヴィスを各種の協同組合で提供することによって、はっきりとした地域社会をつくりあげることでなければならない」(174–176頁)。

レイドローは、このように、西欧における協同組合の衰退が著しい都市部での協同組合再建の方向性を、総合的な物財・サービス財の提供、それを消費協同組合が事業拡張と協同組合間協同を作り上げる方向と、労働者生産協同組合の創設とによって展開しようという方針を提起した。後者の論点は②に深く関わってくる。すなわち「発展した消費協同組合の種々の部門のほかに、家庭用品の修理、製パン、理・美容、靴修理、クリーニング、自動車修理などの業種

で各種労働者協同組合を設立することができよう。こうして地域内の多くの協同組合人が消費者としてだけでなく、生産者あるいは労働者としても協同組合活動に関わることになろう」(176頁) と言うのである。

さて著者のコメントの第1は、日本の農協に対する評価である。農協が日本の農民の生活を良かれ悪しかれ大きく規定していることには疑問の余地がない。しかし、積極的な協同組合活動を農協が行ってきたのかどうか、つまり協同組合原則に照らして組合員の自主性の尊重や決定・運営への参加が保障されていたのか、さらには協同組合としての政治的中立が守られてきたのか、等々の重要な部分で、論議の余地が多々残されているのではなかろうか。

しかし、著者が問題にしたいのは直接には上記のことではない。医療に限った評価の問題である。農協の医療機関は厚生連（厚生農業協同組合連合会）が運営している。厚生連の医療活動が協同組合のあり方に照らして、妥当な道をたどってきたのか否かについて、ここで詳細な議論を行う余裕はない。そこで、著者が座長をつとめた1993年の第13回日本協同組合学会大会におけるミニシンポジウム「健康・医療領域の協同組合——現状・問題点・展望——」の要約から、一部を引いておこう。

1993年10月17日に上記のミニシンポジウムが立命館大学で開かれた。本学会で「健康・医療領域の協同組合」をまとまった形で取り上げるのは初めてであった。日本生活協同組合連合会医療部会事務局長篠崎次男（当時）が、「医療生協の現状と問題点」と題する報告を行った。次に愛知県厚生連参事細江詢次が「農協医療について」報告した。細江の報告は「概説」と「課題」と「将来に向け根元的に問わなくてはならないこと」に分かれていた。概説では、「貧しいが故に医療を受けられない悲劇を、貧しさ故とか医師そのものへの反抗という形で解決するのではなく、その根底に位置する自由開業医制に求め、その制度自体を逆手にとって、医師そのものを雇用し、医療を確保しようとした動きこそが、農村医療の原点といえる」とし、戦後においても医療の量的確保という政策的必要の担い手として農協の医療機関は日赤や済生会などとともに公的医療機関の指定を受けたのである。この過程で協同組合の医療とは何かという点の論議は必ずしも十分には行われず、国民皆保険後も「農協医療の意義は

喪失したのかどうかの原理的問いかけのないまま、逆に規模拡大を繰り返し、一般の医療機関と何ら変わることのない医療事業の推進・拡大となっていった」。こうして「農協医療が、今再び原則論も含めて問い直されようとしている現実がある」。課題や将来の問いかけも、この視点から展開された。医療生協と比べた場合に、国民皆保険達成後の農協医療の役割について論議があまりなされずに、公的医療機関として一般的な医療事業の拡大を進めてきたことの矛盾が、経営や組合員の参加や行政との関係等の諸分野で発生している。整理すべき論点は多いことを指摘した報告であった。細江の報告は協同組合のアイデンティティーというテーマにつながる重い問いかけを含んでいた。第3の報告は日本生活協同組合連合会医療部会運営委員長加藤昭治の「保健医療協同組合の国際的広がりと日本の医療生協」であり、滋賀大学経済学部の成瀬龍夫が総括コメントを行った（『協同組合研究』、1994年春期号、日本協同組合学会）。

　見られるように、農協の医療は決して協同組合原則に則って、組合員のニーズに応えて展開されたものとは言えないことを、当事者が認めているのである。

　なお、日本の医療に関する協同組合のあり片として、農協方式を是とする見解がヨーロッパの関係者に多い。情報不足、あるいは不正確な情報のなせるわざと言えよう。

　もう1つのコメントは、労働者協同組合についてである。先述のように、ICAを中心とする協同組合運動のなかで、労働者協同組合は殆ど無視されるようになった。この状況に根本的な改変を迫ったのがレイドロー報告の持つ画期的意義である。報告のなかで彼はこう述べている。

　「過去20年間における世界の協同組合にとっての、最も重要かつ大きな変化の1つは、労働者協同組合に関する全面的な概念の回復であった。過去75年あるいはそれ以上、それとなく無視されてきたが、いまや労働者協同組合は多くの協同組合人の心のなかに尊敬の念をもって迎えられるようになったのである。そして今世紀の残りの期間、労働者協同組合に多くの期待が寄せられている。──協同組合人は2世代にわたって、労働者生産協同組合は失敗の運命にあり、大したものにはならないのだと信じさせられてきたのである。ところが、1950年代になって、いくつかのヨーロッパ諸国や第3世界

でも、方向転換が見られるようになった。スペインのモンドラゴン協同組合複合体（complex）が、高度な産業発展の新たな段階の労働者協同組合の姿を示したのである。各国の政府は病める資本主義産業救済のために、この協同組合に注目し始めた。このことに関する新しい文献の数は驚くべきもので、あまり関心を惹かないだろうと思われていたアメリカにおいてもそうであった。イギリスの非公式な集計によれば、1世代前にとりわけウェッブ夫妻によって労働者協同組合は死滅したと宣言されていたのに、そのイギリスで近年、400もの労働者協同組合が設立されている。

　労働者協同組合の再生は、第2次産業革命の始まりを意味するのだと予想することができる。第1次産業革命では、労働者や職人は生産手段の管理権を失い、その所有権や管理権は企業家や投資家の手に移ったのである。つまり資本が労働を雇うようになった。ところが労働者協同組合はその関係を逆転させる。つまり労働が資本を雇うことになる。もし大規模にこれが発展すれば、これらの協同組合は、まさに新しい産業革命の先導役をつとめることになるだろう」（同前、158–159頁）。

　ここでは、レイドローをして労働者協同組合を再発見なさしめた最大の実践例は、スペイン西北部のモンドラゴン地域の労働者生産協同組合を核とする各種協同組合の複合体による、協同組合的地域共同体形成であったことを確認しておこう。モンドラゴンの協同組合運動の理論は、実はマルクス理論の強い影響のもとに進められたことも、記憶しておこう。

■注
（1）レイドロー報告やベーク報告を踏まえた長期間の国際的論議を経て、1995年のICAマンチェスター大会で、新たな協同組合原則が採択された。

　　それは、「協同組合のアイデンティティ（定義・価値・原則）に関するICAの声明」である。

　　　「定義
　　協同組合は、共同で所有され民主的に管理される事業体を通じて、共通する経済的・社会的・文化的なニーズと願望を充たすために、自主的に結びついた人々の自立的な組

織である。

　価値

　協同組合は、自助、民主主義、平等、公正、連帯という価値観に立脚する。協同組合の組合員は、正直、公開、社会的責任、他者への配慮という倫理的な価値観を信奉する。

　原則

　協同組合原則は、組合が価値観を実践に移す際の指針である。

　第一原則：自主と公開の組合員制度

　協同組合は、自主性にもとづく組織であり、そのサービスを利用することができ、また組合員となることに伴う責任を受け入れる用意のある、すべての人々に、性別・社会的・人種的・政治的あるいは宗教上の差別なく開かれている。

　第二原則：組合員による民主的運営

　協同組合は、その組合員により運営される民主的な組織であり、組合員はその方針の確立、意志決定に積極的に参画する。選ばれた代表（役員）として奉仕する男女は、組合員に対して責任をもつ。単位協同組合では、組合員は平等の投票権（一人一票）をもち、それ以外の段階の協同組合も民主的な方法で組織される。

　第三原則：組合経済への参加

　組合員は自分達の協同組合の資本に公平に拠出し、これを管理する。組合員は、組合員になる条件として約束した出資については、受け取るとしても、通例、限度ある補償を受け取る。

　組合員は、剰余を、以下の何れか、或いは、全ての目的のために充当する。

・組合を一層発展させるため、

・組合との取引に比例して、組合員に還元するため、

・組合員が承認する、その他の活動の支援に充てるため。

　第四原則：自主、自律

　協同組合は組合員によって管理される自律・自助の組織である。政府その他の組織と取り決めを交わすとしても、或いは、外部源泉から資本を調達するとしても、組合員による民主的管理を保証し、協同組合の自主性を保持する条件でおこなう。

　第五原則；教育、訓練、広報

　協同組合は、組合員、選ばれた代表、管理職、被雇用者に対し、それぞれが協同組合

の発展に効果的に寄与できるようにするため教育と訓練を提供する。協同組合は一般の人々、なかでも若者とオピニオン・リーダーにむけて、協同の本質と利点について情報を提供する。

第六原則：協同組合間協同

協同組合は、組合員にもっとも効果的に奉仕し、また協同組合運動の強化をはかることを目的に、地方的、全国的、圏域的、国際的な組織を通じて、協働する。

第七原則：地域社会への関心

協同組合は、組合員のニーズと要求に焦点を置きつつも、地域社会の持続可能な発展のために活動する」（日本生活協同組合連合会ホームページ、最終閲覧日2010年1月5日）。

（2）ヨーロッパやアメリカの主に消費協同組合運動の危機および危機の克服については、日本生活協同組合連合会・生協総合研究所（1997）と生協総合研究所・栗本昭（2003）を参照。

（3）ICAの成立と各大会での主たる論点については、バーチャル（1999）、武内・生田（1976）および大谷正夫（1992）を参考にした。

第5節　保健・医療協同組合の国際的結集の前進

近年、保健・医療協同組合にたいする関心がたかまりつつある。特徴的な出来事を提示して、状況の理解の一助としたい。

まず、特筆すべきは1992年に、東京で開かれた第1回国際保健・医療協同組合フォーラムである。このフォーラムは同時期に東京で開かれたICA第30回大会の関連行事として開催された。保健・医療分野の協同組合の国際会議自体が初めてのことであり、またICAが保健・医療分野の協同組合に大きな関心をもっていることを具体的に示したものでもあった。

フォーラムには海外8カ国から24名、国内から147名が参加した。参加者のなかには、マルコスICA会長、ソーダーソンICA専務理事、それにICA東京大会で「変化する世界協同組合の基本的価値」と題する報告を行ったスヴェン・ベーク（1992）なども参加した。

ＩＣＡとしても、ベーク報告の第3章「90年代への出発点——過去の経験に照らして——」のなかで、第6節を「新しい協同組合」にあてている。そこでは、「過去数十年間の良い側面の中に、新しい形の協同組合が出てきたこととがあげられる。将来に向けての出発に当たって、これらの動向を語らずにおくというのは誤解を招くことになろう」(101頁)。

　「これらの新しい協同組合は、それぞれに異なる多くのニーズに応えて、しばしば、自助の特質を持つきわめて非公式な協同組合の前の段階の組織（前段階の協同組合）とも言えるような形で、また、さまざまな形態で設立されている。——また、女性や青年、身障者などのために、あるいはこれらの人々の手によるさまざまな形態の協同組合もある。さらには、健康食品、資源節約的製品、無農薬製品、地域の自立といった、特殊な目的のために形成されている協同組合もある。新しいサービスの分野に関しても、しばしば、設計士、データ技術者、コンサルタントなどのようなきわめて高い教育を受けた人たちの手によるさまざまな形態の協同組合が作られている。また、例えば、託児所、高齢者の世話、予防的医療、アルコール中毒者や麻薬中毒者の治療というような社会福祉分野の協同組合もあり、さらに、映画製作者、演劇人、オーケストラのための協同組合といった、さまざまな種類の文化的な協同組合も出現している。

　これは、ある面では協同組合概念が生きており、多くの人々が、自分たちの持つ共通のニーズを満たすための活動を組織する上でのガイドラインとして、社会の持つ既存の制度構造にある欠陥に対する反応として、あるいは、別の形の組織を意識的に考え出したいという人々の意志として、協同組合概念を選んでいるという事実を証明するものである。また、ある面ではこれらは、既存の協同組合に対するする批判でもあり、われわれがこれに対して目をつぶることはできない。」(102–103頁)。

　このように近年、注目を集めている新しい種類の協同組合に、保健・医療協同組合も含まれる。ベーク自身も、この報告を準備する過程で、日本生活協同組合連合会医療部会に加盟している、群馬県の「利根保健生協」や「医療生協さいたま」などの診療所、病院を訪ね、協同組合幹部や組合員活動家との懇談も行っている。

1992年の、このフォーラムでは、各国の保健・医療協同組合の実状を相互に理解することと、今後の国際交流の足場を築くことが主たる課題とされた。日本を含む9カ国だけをとっても、保健・医療協同組合の多様性が明らかになった(1)。たとえば、ブラジルには強力な医師協同組合が存在し、「国家にも営利企業にも依存しない」保健・医療システムを志向している。また、スペインにも有力な医師協同組合や歯科協同組合がある。これらは、いずれも生産者協同組合の範疇にはいるものである。

スウェーデンでは協同組合診療所が準備されつつあり、それは従来の県が独占的に保健・医療サービスを供給するシステムの見直しと連動して展開されている(2)。スウェーデンの場合は、医療費抑制策と医療労働者の自発的労働への志向と、住民の柔軟な対応のできるシステムへの期待とが、複雑にからみあった試みになっている(3)。

わが国では、保健・医療協同組合は、農業協同組合法にもとづく県（県内に複数の場合もある）単位の厚生農業協同組合連合会（厚生連）が医療機関を設立・運営している。また、生協法のもとに保健・医療協同組合が設立・運営され一般に医療生協と称されている。厚生連の医療機関は、二次協同組合としての県単位の厚生連が設立しているので、協同組合の性格を規定する上での難しさがある。医療機関の労働者が出資者であり、運営の責任者であるという、生産者協同組合の特質を備えているとは言えない。農協の組合員が利用者であり結局は出資者でもあることを考慮すれば、一種の消費者・顧客協同組合に位置づけられるものであろう。以上の事情を反映して、わが国では保健・医療分野の協同組合は、消費協同組合の範疇で理解されている。しかし、ＯＥＣＤ加盟国のなかでは、保健・医療協同組合の多くは生産者協同組合である。

1994年4月にはスリランカのコロンボで、第1回保健・医療協同組合アジア会議が開催された。ここには4カ国42名が参加した。日本生活協同組合連合会医療部会の加藤昭治運営委員長が行った基調報告では、アジアに250以上の保健・医療協同組合が存在し、世界の保健・医療協同組合の過半数はアジアにあることが示された。アジアの場合は、マレーシアの医師協同組合のような生産者協同組合もあるが、主として、小規模な消費協同組合である。

1995年にはマンチェスターで第2回国際保健・医療・社会ケア協同組合フォーラムが開かれた⁽⁴⁾。
　1996年には第2回アジア会議がインドで開かれた。また、組合員56000人を誇るブラジルの医師協同組合（UNIMED）が、独自に国際会議を開催した。
　1995年に国連が「社会開発サミット」を開催したが、そこでは社会発展に対する協同組合企業の貢献——新たな社会的共同の指針が主たるテーマとして取り上げられ、保健・医療領域の協同組合企業という部門では、1992年のフォーラムにおける報告・討論が少なからず参考にされた。国連がおこなう初めての「社会開発サミット」では保健・医療・福祉の領域において協同組合が中心的役割をになう可能性と現実性が論議されたのである。
　こうした一連の国際的な保健・医療協同組合の結集の前進を承けて、ICAは、保健・医療・社会ケア分野の協同組合の専門組織として国際保健協同組合協議会（International Health Co-operative Organisation ＝ IHCO）を1996年に設立した。14番目の専門機構である。専門機構（specialised body）には2つのカテゴリーがあり、1つはSpecialised Orgaisation（英語表記ではFederationやAssociationというものもある）、1つはSpecialised Committeeである。基本的な性格は、前者は特定事業分野の組織であり、後者は特定活動分野の組織である。IHCOは前者である。後者には女性委員会や調査委員会などがある。

■注
（1）フォーラムの全容は、日野秀逸（1993）参照。
（2）フォーラム時点でのスウェーデンの保健・医療協同組合については、Ove Jobring, Eva Ternegren（1992）参照。
（3）スウェーデンの保健・医療協同組合の現時点までの動向は、日野秀逸（1994b）および（2009）参照。
（4）第1回国際保健・医療協同組合フォーラムから第2回国際保健・社会ケア協同組合フォーラムと名称が変更されている。名称変更は第2回フォーラムを準備したICA事務局が採用したものである。第2回フォーラムの現地における実行組織においても、ま

た、その後、国際保健協同組合協議会（ＩＨＣＯ）の暫定準備委員会においても、社会ケアの理解をめぐって、かなり大きな意見の違いがあった。例えば、第１回ＩＨＣＯ設立暫定準備委員会（ジュネーブ、1996 年 1 月 29 日）では、組織の名称に社会ケアを入れるかどうかをめぐって、以下のやりとりがなされた。

「カスティーリョ（ブラジル、ウニメド：開業医の協同組合組織）：社会ケアという名称がマンチェスターで使われた。我々はそれを検討した。保健ケアと社会ケアは別の分野である。後者は特にブラジルでは全く違う意味だ。むしろ公的扶助（assistenzia soziale）の意味である。したがって誤解を与えかねない。政府が行う社会保障制度と誤解されかねない。ブラジルだけではなく、発展途上国では社会ケアの意味は先進国とかなり異なる。……

ソーダーソン（ＩＣＡ事務局長）：ＩＣＡ大会（1995 年、マンチェスター）で日生協から文化的相違への配慮の要求がなされた。文化的な背景の相違は考慮すべきと思う。フランスでは社会的経済は強力な影響力のある概念である。

荻野俊夫（医療部会）：第２回フォーラムではなぜ社会ケアが入ったのか。ＩＣＡ事務局のインヴェルニッツィ氏に聞きたい。

インヴェルニッツィ：フォーラムの成功＝多数の参加者を集めるためのネーミングと，何かの組織を創るためのネーミングは異なる。マンチェスターでは，イギリスやスウェーデンからの参加を求めるという考慮もあった。イタリアでは社会ケアは協同組合分野で定着した意味である。現時点では，私は社会ケアという名称をどうしたらよいか解決策を持っていない。

……

カスティーリョ：サンパウロにも，他の途上国にも様々なサービスが存在する。必ずしも内容に明瞭に対応する厳密さを考える必要はない。

……

インヴェルニッツィ：保健ということで，医療も社会ケアも含まれると考えていいのではないか。

大野（医療部会）：インヴェルニッツィ氏の理解でよいのか。ブラジルは社会ケアを排除したいのではないか。保健を社会ケアも含む広い解釈で良いのか。

コレーニョ（スペイン、エスプリウ財団：財団という名称だが協同組合組織。創立

者の名を冠した医師協同組合を中核とし、複数の協同組合組織を包含する協同組合群）：名称問題は重要だ。しかし，詰める必要はない。広く規定しておくことで良いのではないか。……提案だが，仮称として，「International Health Care Co-operative Organisation」としておいて，後で確定すれば良い。

　ポルレス（ブラジル）：発展途上国に限らず社会ケアでは誤解を招くおそれがある。社会ケアでは公的扶助と誤解される。政府の予算削減という背景の中で，その肩代わりを協同組合が請け負うのではないかという誤解はありうる」（日本生活協同組合連合会医療部会に提出した著者による議事メモより）。

　一読してわかる通り、当時、スペインを含む西欧諸国では、社会ケア概念が一般に用いられつつあり、概念の内容についても、一定の議論が進んでいたのに対し、日本、ブラジルの代表にとっては、社会ケアは保健・医療と必ずしも調和する呼称ではなかった。ＩＣＡ事務局とスペイン、日本とブラジルという対抗関係になった。結局は、スペインの案をもとにした、国際保健協同組合協議会という名称に落ち着いた。従来、完全雇用、公的扶助と並ぶ福祉国家政策のもう一つの柱として、社会サービスが用いられていた。ティトマス以来、社会サービスは５つに分けられることが多かった。所得保障、教育、医療、住宅、そして1960年代以降、特に70年代以降、第５の社会サービスとして主には保育と介護が登場してきた。現在では、日本の医療生協自身が介護事業を行っていて、社会ケアを保健・医療と別個のものとして、カテゴリー的に区別することは考えられない現状になっている。この第５の社会サービス＝社会ケアサービスは、非常に重要な問題になっている。日本の医療生協は、医療と介護という２つの社会サービスを直接の事業目的にしている。先進資本主義諸国で、主に1960年代以降、保健・医療協同組合が本格的に登場し、さらに続いて保育協同組合、介護の協同組合が登場した。こうした、保健・医療、介護、保育の協同組合は、世界的に見て元気な協同組合の分野である。そして21世紀に向けてますます数も増えてきているし、事業の規模も広がっている。さらに留意すべきは、住宅協同組合や保険協同組合が、組合員の要求にこたえようとした結果、保健・医療・介護サービスも事業内容に含むようになったものが少なくないことである。国連（1997）では、このようなタイプの保健・医療・福祉にかかわる協同組合を独自のカテゴリーに分類している。なお、社会サービスおよび社会ケアサービスの概念と北欧における実態については、シピラ（2003）の第２章、第３章を参照されたい。

第2章　保健・医療と共同体・協同

第1節　保健・医療と共同体

　保健・医療において協同組合が増加しつつあるというのは、具体的事実である。その理由あるいは契機を考察しておきたいが、保健・医療（保健＝衛生と医療＝治療は、現在でこそハイフンで、比較的『気楽に』つなげることができるが、およそ19世紀半ばまでは両者は基本的に別の事柄であった。医師たちも住民も健康に注意を向ける余裕は、解剖学と血液循環などわずかしか確実な学問的基盤が無かったことからみても、生きるのに精一杯という生活実態からみても、客観的に存在しなかった。もちろん、あれこれの限定された経験に基づく『養生訓』の類(1)は枚挙にいとまのないほど、各国で各時代に流布していたのではあるが）と協同の一般的な関わりに目を配っておくのがことの順序というものであろう。

　マルクスとエンゲルス（1963）が「ドイツ・イデオロギー」で示したところによれば、人間社会が存立・存続し歴史をつくるためには、4つの契機が存在する。それは、「あらゆる人間的存在の、したがってまたあらゆる歴史の、第1の前提、すなわち人間たちは『歴史をつくり』うるために生きることができねばならない」ことであり、このためには「なにはさておき飲食、住。衣<u>その他、若干のこと</u>がなくてはかなわない。したがって最初の歴史的行為はこれらの必要の充足のための諸手段の産出（下線は日野、以下同様）」である。「第2は、充たされた第1の必要そのもの、充足の行動およびすでに獲得された充足のための用具が新しい諸必要を生みだすということ」である。第3は「彼ら自身の生活を日々新しくつくるところの人間たちが他の人間たちをつくり、繁殖しはじめるということ」である。第4の契機は「<u>労働における自己の生の生産</u>にしても、<u>生殖における他人の生の生産</u>にしても、およそ生の生産なるものはとりもなおさず或る二重の関係として——一面では自然的関係として、他面では社会的関係として——現れる。ここで社会的というのは、どのような条件のもと

であれ、どのような仕方においてであれ、そしてどのような目的のためであれ、ともかく幾人かの諸個人の協働という意味である」。そして、特定の生産様式または工業的段階は常に特定の協働様式または社会的段階と結びついているのであるから、人間の歴史は常に工業および交換の歴史とのつながりのなかで研究されなければならないことである（『全集第3巻』、23-26頁）。

　生きるために不可欠な「その他若干のこと」に、医療を含めることは不自然ではあるまい。なぜなら、労働においても生殖においても、それらが「生の生産」に成功するためには、「人間そのものの自然的身体的性質」（同前、16頁）が損なわれていないことを要件とするからである。そして医療は、まさに人間社会における「生の生産」の枢要と関わる社会的活動なのである。原始共同体以来の、医療と共同体との関わりについては、ここで詳論する余裕がないが(2)、そこでは医療要求の特徴と深く関わって、一般的な物財やサービス財と比べて、供給と財政の両面において、協同的原理が働きやすかったのも事実である(3)。

　協同的原理と関わる医療要求の特徴の一例として、支払い能力と無関係に医療要求が発生するということをとりあげよう。一般の消費では自らの支払い能力に応じて消費するのが、すくなくともその社会がまだ「必要に応じて受け取り、能力に応じて働く」という原理で動くことができない段階では、当然である。しかし、医療サービスは事情が違う。具体的に言えば病気の有無、軽重は支払い能力とは基本的に無関係である。むしろ「病気と貧乏の悪循環」と古くから言われてきたように、逆相関を示す場合の方が多いのである。このために、医療要求を満たすことは、協同・共同で行われざるを得ない。そのための社会的・組織的形態が、薬師講、定礼、共済、社会保険、国民医療事業（ナショナル・ヘルス・サービス）などである。

　資本主義から共産主義の低い段階へ移行した社会の若干の特徴を示した「ゴータ綱領批判」の中で、マルクス（1968）は次のように述べている。

　「社会的総生産物からは、次のものが控除されなければならない。

　第1に、消耗された生産手段を置きかえるための補填分

　第2に、生産を拡張するための追加部分。

　第3に、事故や天災による障害にそなえる予備積立または保険積立。——だ

が、各個人に分配されるまえに、このなかからまた、次のものが控除される。

　第1に、直接に生産に属さない一般管理費。

　この部分は最初から、今日の社会にくらべればきわめてひどく縮小され、そして新社会が発展するにつれてますます減少する。

　第2に、学校や<u>衛生設備</u>等々のようないろんな欲求を共同でみたすためにあてる部分。

　この部分は最初から、今日の社会にくらべてひどくふえ、そして新社会が発展するにつれてますますふえる──」(『全集第19巻』、18-19頁)。

　医療は第2の部分に入るとみて間違いなかろう。

注

（1）日本の「養生訓」的対応を社会思想的文脈で解明した労作として、新村拓（2006）がある。著者は、この労作に対して書評を書いている（日野秀逸 [2008]、311-312頁）。

（2）この論点については日野秀逸（1995 d）参照。

（3）さしあたり日野秀逸（1983）および（1990）参照。

第2節　人類社会の4つの原理

　他方で、人類の社会生活を成り立たせるためには、歴史的にも、理論的にも4つの原理が存在する。自助的原理、協同的原理、市場経済原理、共同的原理である。これらは、原始共同体において協同的原理が全一的に作用したことを例外として、比重の違いはあっても1つの社会に共存してきた。中世封建社会をとってみても、村落共同体における協同的原理、また都市ギルドにおける協同的原理とならんで、明らかに市場的原理が存在した。他方で村落共同体でもギルドでも、生産は一定の計画にしたがって営まれた。つまり共同的原理も存在していた。

　1980年代にわれわれが経験した、保健・医療における市場の失敗と[1]、ソ連型の計画経済の失敗[2] は、あらためて協同的原理への関心を高めた。理論的には共同的原理（狭い言い方をすれば計画経済的原理）と協同的原理の間に

は密接な関係があるはずであった。それは、「計画経済原理というのはひとつの経済社会の構成員が、市場経済原理のもとにおけるように外部的必然性に一面的に支配されるのでなく、みずからの主体性のもとにみずからのために経済を管理してゆくことを目指している、したがってそこでは何らかの協同が、すなわちできる限り多くの構成員の自発的参加、共同の意思形成および計画運用に対する自主的な協力が不可欠の要因である」からである[3]。

21世紀が協同の時代といわれるのは、経済活動の、したがって最も基本的な人間の関係において、協同的原理を拡大・強化することが、これまでの人類の具体的経験に照らしてみて、不可欠だからであり、決して先験的な託宣ではない。計画経済原理との関係はすでに提示した。市場経済原理との関係はこうであろう。市場経済原理が今後も残ることは、特定の分野では長期にわたって残るであろうことは疑いない。しかし、市場原理は「一方では共同体間の協同によって、他方では――民主主義の徹底を前提として、国や地方団体などの権力体の政策によって制御され誘導される市場経済」になるであろう[4]。

こうした見通しは、マルクスとエンゲルスが彼らの主立った著書において明示的に示している。この点については第2編が扱う。

■注

（1）アメリカの失敗については日野秀逸（1994 a）参照。

（2）ソ連・東欧の失敗については、日野秀逸（1994 b）の東ドイツの章を参照。また、ケーザー（2001）参照。

（3）大内力（1993）、39頁。

（4）同前、44頁。なお、大内論文は、協同組合のもつ原理的意義を簡潔に示しているものであるが、ソ連型社会主義の「思想的な根拠を求めるならば、それはおそらくエンゲルスによるマルクシズムの平板化に端を発するものと考えてよさそうである」（37頁）という「持論」はいただけない。氏が言う平板化の最たるものは、有名な資本主義の基本的矛盾の定式化だとされる。すなわち、「社会的生産と資本主義的取得とのあいだの矛盾」（「反デューリング論」、全集第20巻、280ページ）である。この点についてはまた論及するが、いまや一種の流行現象ともいうべきエンゲルス攻撃に関する、周到かつ

包括的な批判的解明を中村静治（1992）行っている。そこでは、「大内力のエンゲルス盲評」と題する一節が用意されている。マルクスとエンゲルスの見解が一致していることは第2編で扱う。

第3節　防衛・自衛策としての医療協同組合

　消費者所有医療協同組合（言葉の真の意味での医療生協。つまり生協とは消費生活協同組合の略称であり、消費者所有協同組合なのである）の多くは、医療サービスが提供されない地域や人間集団に属する人々が、ということは貧困者の多い地域や人間集団とほぼ重なるのだが、社会的関心あるいは社会変革意識を持つ、人道主義的または社会主義的医療従事者とともに、設立・運営することから始まっている。ここには、私的営利的医業とは支払い能力の不足によって疎遠であり、国や自治体の公的責任とは施策が貧弱であることによって疎遠であるという「前提条件」が存在する。

　ただし、言わば「量的不足」が、全国的平均に達するという意味で、充足されたとしても、医療に対する住民参加・患者参加、換言すれば医療における主権在民が実現されるわけではない。この側面から医療生協が果たす役割は大きい。もともと所有者の多くが住民である。発言力も生協法によって保障されている。この論点は、「医療生協」が国民皆医療保険の達成によって歴史的役割を終えて衰退すると見るか、量的充足が質的充足への欲求を生み出し、医療生協は一層発展する条件を備えていると把握するか、の相違につながる。歴史的事実の判定は、前者が誤りであり、後者が正しかったことを示している。

　1992年の第1回国際保健・医療協同組合フォーラムでは、医療協同の主たる対象集団をめぐって、興味深いやりとりがあった。

　口火を切ったのはインドのボンベイにあるシュシュルーシャ市民協同組合病院のY．M．デシュムーク院長であった。彼は、「医療協同組合活動に関して、いろいろな報告がされましたが、このヘルス・ケアというものは最終的には、低所得層の家族に対してのサービスだということが基本的な理解であったと思います。即ち，所得の少ない人達が利用する、むしろ高所得者ではなく低所得

者を対象とした活動であるというところが一般的な理解であると思います。つまり、低所得層ではほんのわずかしかヘルス・ケアを得ていないという人達が大勢いるのです。従って、患者に対するマーケティングが、正しい目標というかターゲットを正しく設定しなければならないと思うのです。医療協同組合としましては、医療サービスを低所得層の家族に対して提供するということをハッキリ確認し、そしてその市場を開拓する上での戦略を策定していかなければならないと思うのであります」（日野［1993］、96頁）、と発言した。

彼の発言の背景は2つあると思われる。1つは、インドの医療制度の遅れである。この点に関して、デシュムークは国別報告において、インドの医療状況をこう語った。

「インドで手にいれることができる保健・医療サービスは地域の2つの階級に仕えています。豊かで支払能力のある患者は、保健・医療サービスを豪華な5つ星ホテル並の私的病院から手にいれます。このような病院は全ての大都市に広まっていて、十分な設備を持ち、資金も豊富であり、したがって費用も高価です。貧困層は、政府や自治体が所有する無料の病院へ行きます。これらの病院には経験豊富な医師がいますが、財政的支えが乏しいのです。農村の人々に残されているのは、プライマリィ・ケア・センターですが、これらは設備が極めて貧弱で、そのために重篤あるいは生命に関わる怪我や病気を扱うことができず、1番近い地区病院へ行く以外に道はないのです。ボンベイのシュシュルーシャ市民協同組合病院は、地域にサービスする『道具』として地域の力で設立されたわが国で最初の病院です。この病院の主な目的は、妥当な価格で質の高い医療サービスを全ての市民に提供し、地域の健康に関する意識を向上させることです。この病院は、公的病院の不足を補い、私的病院の営利だけへの関心を埋め合わせるものです。この協同組合病院が意味するのは、組合員自身が参加することを通じて費用を下げるような組織です。今、私は我らの病院の主要な推進者であり設立者である故 V. S. Ranadive の無私で誠実な努力を思い出します」（同前、18頁）。

もう1つの背景は、例えばスペインやブラジルの医師を組合員とする生産者所有医療協同組合では、医療サービス提供の対象者の少なからぬ部分、あるい

は相当の部分が所得の高い層であることへの、デシュムークの批判ないしは疑問である。彼はいみじくも、自らの協同組合病院を「地域にサービスする『道具』である」と規定した。その地域は言うまでもなく貧困層の多い地域である。その視点からすれば医師の自主性あるいは医療労働者の自主性や働きがいを主たるテーマに含む協同組合には違和感を覚えるのは、十分に了解できるものがある。

　デシュムークの発言に対してマレーシア協同組合大学学長（当時）のガジは貧困層を視野に入れつつも、例えば高齢者というような別のカテゴリーからも協同組合の医療サービスの重点的対象を考えるべきだと主張した。こうである。
　「インドの方が低所得層に焦点をあわせるというご意見をおっしゃいましたが、2つのカテゴリーがあると思います。まず、貧しい人々に対して医療サービスを提供しなければならないということでありますが，国によっては貧困者へのヘルス・ケアが、政府によっておこなわれているという国もあります。私どもとしましては、現在、生活の質ということに関心をもっています。例えば、マレーシアの場合では、高齢者が非常にふえています。ここにおいて、私どもは高齢者にたいして焦点を絞っておりまして，高齢者の方々の生活の質をたかめるということを重視しております。協同組合としましては、いろいろな事業に忙しすぎて、高齢者に関して十分目が行き届かないということがあると思います。むしろ、利益があがるところに集中しすぎて、高齢者をないがしろにするところがあるかもしれません。
　日本では、19世紀からこの運動が始まりまして、貧困者を対象としての活動をされてきた時期もありました。日本では現在高齢化がすすんでおります。60歳〜80歳、90歳の方々が増えています。こういった、高齢者にたいしては生活の質を高めることで、さまざまな活動ができると思います。つまり、貧困者に対しても十分なサービスを提供しようと思いますが、しかし、寿命を長くするということとともに高齢者に対しても十分なサービスを提供したいと思うのです。例えば、50歳〜60歳になりますと、心臓の病になる可能性が高くなってきます。そのような分野にこそ、医療協同組合としては、いろいろな活動を展開できると思います。そうしますと、生活もより充実すると思います。つまり、

貧しい人達とともに、生活を改善し、寿命をのばし、ひいては高齢者の生活を改善するということが重要だと思うので、我々もそういった分野に今注目しています」(同前、97–98頁)。

マレーシアでは、「マレーシア医師協同組合」が設立されている。また公的な医療保障制度が比較的整備されている。マレーシアやシンガポールのような新興工業国では、医師協同組合が先行している。医師協同組合については医療専門職の自主性あるいは職能主義という文脈で、後に改めて述べることにする。

さて、公的施策の立ち後れに対する、いわば貧困者の医療面での自衛・防衛という契機は、医療協同組合運動の1つの源流であることは、1992年のフォーラムでも異論はなかった。問題は、どの国でも、いつでもそれが最優先するのか否かであった。この論点については、長野県厚生連佐久総合病院院長の若月俊一の発言が、氏の長年の実践を踏まえた1つのまとめになった。

「私の意見では、日本の場合は、貧困者を対象にするということを一概にすえなくてもいいと思うのです。実際は、貧困との闘いなのです。実際はそうなのですが、貧困ということをハッキリ前にださなくても、日本の医療全体には非常に改革しなければならない問題が沢山ございます。医療費の問題、医療機関の分布の問題、医療の質の問題等々ずいぶん沢山の問題があり、それが必ずしも貧しい人やお年寄りの問題だけではないのです。しかし、貧しい人やお年寄りに特にフォーカスを置くということについては、全く賛成で、同じ気持ちです。ことに、農村なんかは若い人はみな都会に行ってしまい、老人が非常に増えていますから、老人の医療問題は非常に重大です。

そういう事を全部含んでいますが、地域の実情に応じてやると、協同組合運動とはそういうものではないかと思います。協同組合自身がこれからの資本主義, 現在の独占的な資本主義に対する闘いといえるわけですから。貧しい者や、困っている者や、お年寄りを対象にしていることは、当然だと思います。──

私どもの仕事1つ1つが、地域住民の民主的な意識を高めるための運動にもつながっていると私はおもうのです。そういう意味で、ひとつひとつの仕事が非常に個別的な、具体的な仕事のようにみえますが、その仕事自身は、広く民衆の民主主義的な意識を高めるために皆繋がっているという意味で、問題をあ

まり細かく分けないで、協同組合運動を発展させるというような意味で，幅広くやっていったほうがよいのでは、というのが私の意見でございます」(同前、102-103頁)。なお若月（1992）はインド代表の発言に関するより立ち入った見解を『文化連情報』(1992年12月号)で述べている。

第4節　医療従事者の自主性の擁護あるいは発揮を契機とする

　すでに触れた論点であるが、医療協同組合には生産者協同組合に属するものも少なくない。正確に言うならばヨーロッパではこれが主流である。スペイン、スウェーデン、それに精神医療に関わるイタリアの協同組合は生産者協同組合である。
　まず、医師協同組合について述べよう。著者にも、世界のどの国に、どのような医師協同組合が存在するかは、正確に把握できていない。しかし、スペインをはじめとするヨーロッパ、マレーシアなどのアジア、ブラジルなどの南米と、医師協同組合は広範に存在している。著者が知る限りでは、強力な指導性と個性を持った医師が、医師の専門家としての自主性を公的制度による一定の制約から守り、また営利的な資本による大規模医療経営から自主性と併せて自らの経営を守ることを契機に、協同組合化が始められている。
　例えば、1967年に設立され現在56000人の医師を組合員とするUNIMED協同組合の創設者で理事長のエドムンド・カスティーリョ医師は、1992年のフォーラムにおいて、設立の経過を次のように述べた。
　「1966年に政府は国立社会保障研究所を通じて、もし企業が従業員に医療サービスを提供する意志があるならば、各労働者の賃金の5％を天引きしてもよいと認めました。その時期に営利的な医療が形成されたのです。医師会は全体としては、従来普通にみられたような、企業が財政的蓄えがあるにも関わらず低い水準の医療を提供する内容の労働協約を結ばないようにするキャンペーンを張りました。しかし患者たちは低い賃金で雇われた新米医師の診察を受けるのが普通になり、医療界にとっては脅威になってきました。医療水準は利潤

によって決められることになりました。

　同時期に、ブラジルの主要な港湾都市で労働組合の伝統の強いサントス市では、医師同業組合の組合長でこのような状況に関心を示していたエドムンド・カスティリョ博士が全国的な保健政策をとりまとめる責任を引き受け、市の各界の代表たちを訪問することになりました。彼の話の中で強調された基本方針は次の通りです。『<u>私は国家的医療も商業的営利医療も信用しない。私が信頼を置いているのは地域の在野の勢力が主導権を発揮することである。</u>我々が必要なのは、保健問題に関わる地域社会の全ての関係者が参加する地域健康保険であり、参加者みんなで問題の解決にあたり、サービスの各段階を通じて結果に責任を負い、資源の統合的利用に関わり、計画執行の分権化に関わることである』。

　保健営利業者からの脅威を考慮してサントスの医師同業組合は次の結論に達しました。保健営利業者に有効に対抗するには医師たちに対抗手段を示す以外に道はない、という結論です。カスティリョ博士は医師同業組合の組合長として民間の非営利組織を作る決心をしました。この組織は完全に市民に開かれたもので、診療所も補助的サービスも病院も自由に選択できて、彼の持論に等しく医療倫理と患者に対する良質の治療を保障するように運営されたのです。これがUNIMEDが辿った道です。その中で企業活動の標準化を進めつつ集団を形成したのです。──［協同組合は］全国で5000ある市のうちの2600以上で展開されています。この経営を担っているのは56000人の医師であり、彼らは顧客を差別しないという倫理的──協同組合主義的な哲学に導かれているので、良好な医師・顧客関係を保つことができます。また、医療施設においては連携したメンバーたちがより良好な治療を目指して完全に自治を享受しています。──豊かな経験と発想を集合させてUNIMEDは毎年イベントをやっています。そこではブラジルの全ての医療協同組合が一同に会し、UNIMEDが達成した課題の水準をさらに越える、専門職の尊厳と集団的保健組織を防衛する確かな実践と倫理的アプローチに関わる、多様な諸問題を論議します」(同前、55–60頁)。

　みられるように、医師のプロッフェッショナル・フリーダムおよび経営の擁

護を、地域・住民の要求と結合させて実現する、というのが基本的立脚点である。<u>国家的医療も商業的営利医療も信用しない</u>、という「哲学」はスペインのバルセロナにある大規模な総合的医療協同組合（医師協同組合および医療施設利用消費協同組合という生産者協同組合と消費協同組合を中核とし、さらに保険会社や各種の協同組合を擁する複合的組織であり、全体の指導は医師が担っている）の指導者であるエスプリウが唱える「保健・医療協同組合主義」「統合的協同組合」と共通している。それは、1992年のフォーラムにおいて、エスプリウの報告（本人は心臓発作のため出席できず、同財団のポルレス医師が代読した）によれば「個人の自由という大枠の中で共通するニーズを満たそうとする」のであり、「従来型とは異なる保健・医療様式を実現しようという共同の努力を結集することを意味します。それは商業主義からも公営主義からも自由な、共通の利益と社会的サービスを目的とするものです」と説明される。なお、上記の医療施設利用協同組合の組合員は主として中・高所得層であり、「エスプリウ博士の保健・医療協同組合主義に基づいて設立された医療機関では、患者があらゆるレベルの医師を選択できて、付き添い人用の調度品が備えられた個室が用意され、支払は協同組合によって給付対象になっている」（日野［1993］、93頁）という報告に照応している。

　もう1つの協同組合化の契機は、医療労働者の自発性・働きがいという文脈に置くことができる性格のものである。ここでは、著者が1993年9月に訪れたスウェーデンの協同組合診療所について述べる。

　スウェーデンで最初の保健・医療協同組合である、アッカ地域診療所協同組合は、ストックホルム市に隣接するヴェストハーニゲ市のアッカ地域にある。診療所へ行く途中、所在を通行人に尋ねても知らないというので、まだ知名度は高くなさそうである。診療所は、地域の福祉事務所や協同組合薬局などと同じ建物に入っている。

　理事長で準看護婦のサラ・ソーダルヴェリーと、経営部長で地区看護婦のアグネータ・カンペルに、現状と協同組合化を行った理由を聴いた。カンペルは、「ここは、1993年4月から正式に協同組合として発足した施設です。かつては県の施設であり、私たちは県の職員でした（現在でも、スウェーデンでは医療

施設は原則として県の管轄下にある）。現在、医師が6人、地区看護婦が6人、看護婦が3人、準看護婦が6人、理学療法士が3人、秘書兼事務員が3人働いています。忙しいときには外部から雇うこともあります。私たちは、地域の住民の診療の他に、学校医としてサービスを供給することもありますし、これからは市の老人サービスセンターやナーシングホームなどにも医療サービスを供給して収入を得るようにしたいと考えていますし、企業からサービスを供給して欲しいという申し込みもあります。ただし今の所は法律的な手続きに習熟していないので、契約は進んでいませんが、仕事を開拓する意志は大いにあります」と説明した。

　まず県の職員から協同組合のメンバーに身分が変わったが、それによってどのような変化が生じたかを尋ねた。

　カンペルは次のように答えた。「かつて県の職員だったときにも現場で働くものとしての立場から、いろいろとやりたいことがありました。しかし、公務員であり、労働協約なども含めて専門職としての働きかたについての思いは相当に抑制されていました。1980年代の後半から90年代初めにかけて、新しい可能性を模索していたのですが、協同組合について勉強するコースが政府によって準備されましたので、そこにも職員を研修に派遣しました。ここで学んだことが、私たち現場の労働者の気持ちとしっくりきたので、協同組合化を真剣に考えることにしました。この研修は、『協同組合開発局』で行われたものです。県当局が年間に100万クローネを予算化して研修コースに派遣できるようにバックアップしてくれました。」

　ここに出てくる「協同組合開発局」はスウェーデン社会民主労働党が1980年代に協同組合を多様な領域にも導入しようとして設立したもので、現在は25の協同組合開発局が存在し、1994年には全国的組織として The Swedish Association of Cooperative Development Agencies（CDA、愛称あるいは通称 Coompanion でコンパニオンと発音している）を創立した。基本事業である協同組合結成に必要な情報提供と助言サービスについては、政府が最大50％までの費用負担をしている（The Swedish Association of Cooperative Development Agencies, 2004）。次いで、協同組合に移管して変化した主なこ

とについて尋ねた。

「いろいろなことがらの決定が患者さんに近いところで早く行われるようになりました。これは、診療所で働いている者にとっては、自分たちが診療所の運営に直接に影響を及ぼすことができている、決定に参加しているという実感となって来ました。また、決定に参加すると言うことは、職員の責任感を大きくしました。県から言われたことをこなしているのではなく、自分たちで決めたことを自分たちが責任をもって実行するという感覚になってきたのです。」

協同組合への移管に伴う諸問題、例えば、協同組合化によって医師の確保に変化が生じたかという問いに対して、カンペルの答えは「スウェーデンでは産別労働組合と国との間に労働協約が締結されていて、県の職員であろうが協同組合の職員であろうが、基本的な待遇は全国的に統一されているので、変わりはありません。しかし、協同組合の方が医師の評判は良いと言えるでしょう。なぜならば、剰余金が生じた場合には、それを新しい設備への投資や、医師の研修に使える可能性があるからです」というものであった。

また、医師を含めた職員の雇用は誰が決めるのかという質問に対しては、「自分たち職員が決定します。職場には雇用委員会があり、そこで面接をして決めています。決定に際しては、その人の医療に対する考え方を重視しています」と答えた。

協同組合の性格に関しては、完全に労働者協同組合であり、組合員になることが出来るのは、職員だけである。このことは定款に定められている。当然ながら住民の参加という問題に関心があるが、この点については、「住民は医療機関を選択することによって、間接的に意志表示をしている」と答えた。つまり、良いサービスを提供しなければ、住民に見放されると言うことであり、住民の支持を得るための競争が、医療機関に対する住民の意思を反映するという考え方であった。また、経営内容の公開についても質問したが、職員に対しては公開するが、住民にはその必要はないということだった。会計監査にも住民は加わっていない。

ところで、世界でも国と自治体の責任による公的な社会福祉が完備していることではトップクラスのスウェーデンで、なぜ協同組合が社会福祉・社会保障

分野に登場しているのか、という疑問が生ずるのは当然であろう。この点については、1992年のＩＣＡ東京大会に参加し、また第１回国際保健・医療協同組合フォーラムにも参加した、スウェーデンのイェテボリ大学のヨブリンとテルネグレンの報告が参考になる。

オヴェ・ヨブリン（Ove Jobring）はイェテボリ大学経済学部助教授であり、エヴァ・テルネグレンは（Eva Ternegren）は「イェテボリ協同組合開発局」のスタッフである。２人はＩＣＡ大会の関連行事として開催された「東京フォーラム」（Jobring, Termegren［1992］）で、「スウェーデンにおける新たな協同組合の展開—児童ケアと保健・医療分野の経験から」と題する報告を行った。その内容にしたがってなぜスウェーデンの医療で協同組合なのかを考えてみたい。

まずスウェーデンの福祉制度は２つの原理に立脚してきた。１つは全ての人が入手できるように、財政を公的な歳入（public revenue）で賄うべきこと。２つは公的に財政が賄われる領域はサービス供給も国や自治体が行うこと。

現在でも第１の原則は全ての政治勢力が支持している。しかし、第２については国と自治体の供給の独占は最近では疑問視されている。特に保守・中道政権が1991年に成立してからは、供給主体の競争と多様性が強調される傾向にある。また供給の効率も問われてきた。多様性と選択性という点では、まず教育の分野から動き出した。特に就学前教育施設で実例が出た。この点では保育労働者も両親も共に自由度の高い、自分たちの意見が直接に反映される施設を求めたのである。保健・医療分野でも同様であり、スウェーデンでは社会サービスの中ではこの２つの領域で協同組合が先行した。念のために強調しておくが、スウェーデンにおける供給面での一種の「民営化」は、公的財政責任を前提として展開されたのである。財政までも、個人や家族の負担に転嫁する我が国の「行革型民営化」とは話が違うのである。

協同組合化の推進力の１つは消費者側、つまり、両親や患者の要求でもあった。消費者側の要望は、かなり以前からのもので、中心は自分たちの意見をもっと公共サービスに反映させたいということである。つまり、大規模化し、人格的なつながりが希薄なサービスではなく、血の通ったキメのこまかなもので

あって欲しいということである。

　一方、供給者側つまり労働者側の要求もまた独自に存在していた。彼らは、歯車の1つとして定められた仕事をこなすという働き方ではなく、もっと自分たちの意見が直接に働く場に反映されることを望んだ。この点は、アッカ診療所協同組合のアグネータの話にも出たところである。こうした要求を満たす組織形態として協同組合が選ばれたのである。この場合の協同組合はサービスの量的不足を補う防衛的協同組合から、労働者の働き方や生き方の質に迫る協同組合へと変化している。もちろん、そこには、供給主体の多様化を通じた競争の組織化、医療費の抑制という、政策目的が含まれていることは否定できない。

　ヨブリン、テルネグレン報告では、興味深い事例を紹介している。スウェーデン南部にあるフストムタルナ就学前学校は、1991年に自治体からそこの労働者に移管された。「自治体に雇用されていた就学前学校の教師たちの多くは、専門的な役割を発展させ拡大し、もっと大きな責任を果たし、仕事の在り方に対する権限を強め、能力を高める機会を持ち、そうしたことによって自分たちの労働の満足度を高めようと思っていた」と述べている。アッカ地域診療所協同組合で聞いた話とよく似ている。

　こうしてみると、スウェーデンの保育や医療の労働者協同組合には、専門職としての自由な発想や責任感を重視した施設にしたいとか、労働の満足という、いわば自己実現に関わる要求が推進力になったものが多いと思われる。国によって協同組合化の推進動機に多様性があることを忘れてはならない。

第5節　住民参加と医療の民主的改革の自覚的追求
　　　　——日本の医療生協

　本章は主として世界の動向を論ずることにしているが、保健・医療分野の協同組合における日本の、特に日本生活協同組合連合会医療部会の経験の重要性を考慮して、協同組合の契機という視点から手短に述べておく（日本の医療生協の全体像については、日野［2009］、序章から6章を参照）。

　スウェーデンの場合の供給主体の多様化は、単純に政治的背景あるいは経済

的・財政的理由から導かれたのではなく、消費者の参加と供給者の自己実現・満足のいく仕事という、いわば一層深いレベルでの人間的欲求を実現するという性格を有する推進動機が強いことを指摘した。医療協同組合の役割も「不足を補う」仕組みから一段と高いものになっている。しかし、この点では「国民皆保険」下の日本で保健・医療協同組合運動が270万世帯を組織して発展しているという、先駆的経験を有している。

つまり、医療サービスの不足を自主的に補うというだけであれば、国民皆医療保険によってその任務は達成されたので保健・医療協同組合は歴史的任務を終えて、歴史の舞台から去って行かざるを得ないという論理になるが、現実には、わが国の保健・医療協同組合は皆保険達成後に大きな発展を示したのである。その理由は、第1回国際保健・医療協同組合フォーラムで日本生活協同組合連合会医療部会の報告が適切にも次のように述べている。

「貧困と病気は非常に密接な関係にあり、くらしを維持する上で健康・医療への庶民の願いは極めて大きなものでした。こうした事情が協同組合による医療事業を日本に根づかせたのだといえます。これらは，1960年代半ばにすべての国民に社会保険制度が適用されるいわゆる『国民皆保険制度』の確立まで続きます。この時代の協同組合の医療事業の主とした役割は、所得の低い人々の医療費問題の軽減と無医地区への医療供給活動でした。」「徐々にくらしが豊かになっていきました。同時に疾病、くらし、地域社会、社会環境等が大きく変化しはじめます。この変化はいまでも続いています。それとともに医療生協の役割も大きく変わり、活動も変化していきました。これまでの日本では伝染性疾患，急性疾患が主な『死に至る病』でした。それが成人病，慢性疾患が主流となりました。成人病には、住民自身の手による日常のくらしや労働のあり方を見直し、不健康な要素をとりのぞく働きが基本となります。医療機関もこうしたくらしの活動の支援までふくめた医療活動が求められてきます。日本の医療制度は、予防と治療は制度としても完全に分離されています。医療機関での健康生活への支援活動は望めません。また長い間医師や医療機関の『管理下』におかれていた日本の患者、国民は医療に主体性を持って臨むという習慣を持ち合わせていませんでした。

医療生協における独創的な保健活動はこうした背景から生まれ、多くのひとびとの要請にこたえるところとなり、医療生協が大きく発展する重要な要因の1つとなっています。

　くらしや社会の変化は，家族や地域社会のあり方に変化をもたらしました。日本特有の『家族制度』は多くの弊害をもち、民主主義社会にそぐわないものです。しかし、『三世代同居』といわれるくらしのあり方の中で、くらしの知恵が祖父母，父母から子や孫へ生活文化として受け継がれていくのには、一定の役割を果たしていました。また家族の病気や育児、老後などに家族が助け合う機能ももちあわせていました。家族の変化は「核家族化」といわれる変化で小さく（一般には夫婦と1人か2人の子供）なると共に，若者世帯と老人世帯とに分離しはじめました。この傾向は一層つよまるでしょう。このなかで、これまで各家庭がもっていた育児や生活、療養などの知識や技能が若い世代に継承されにくくなり、家庭の保健力や育児力、介護力が年ごとに貧しくなっています。当然医療問題としても無視できない状況でもあります。日本の地域社会は『向こう三軒両隣』といわれる近所付き合いを大切にしてきました。農村では農業を維持していくための共同作業の推進力となります。都市部にあっても、『遠くの親戚より近くの他人』といわれるように、この近所付き合いが日常的なくらしの協同、助け合い機能を持っていました。1960年代以降の社会の変化はこの近所付き合いを極めて希薄なものとして、農村でも都市部でもくらしの互助機能は果たしえなくなりました。家族の変化での保健力等の低下を地域社会の互助機能で支えることも難しくなりました。

　保健活動はこうした家族や地域社会の変化の中で、くらしの場で組合員の協同の努力をつくりだし支える組織が必要となりました。日本の生協運動が創造した班活動は医療生協においても非常に大切な役割をはたしているのです。班とその活動が医療生協発展のもうひとつの重要な要素であります。1960年代、日本の政府をはじめ多くのひとから、国民皆保険制度のもとでは医療費対策として機能してきた医療生協の必要性が無くなるだろうと指摘されていました。しかし、事実はそのころから普及しだし、大きな組織として発展しはじめました。それは家族や社会や疾病の変化に対応しうる活動の展開があったからであ

ります。」（日野［1993］、46-47 頁）

　以上、保健・医療分野において国際的に急速に進展しつつある協同組合が、主としていかなる契機によって設立・発展してきたのかを、とりあえず情報提供的な文章にまとめた。しかし、この分野の情報収集は極めて不十分であり、これからの調査によって輪郭が明らかになるであろう。そのための取り組みも、地域規模、世界的規模で進みだしている。

第6節　生産者協同組合の重要性の再認識

　協同組合史的に考えると、ロッチデール公正先駆者協同組合が消費協同組合の原型とされ、そこでは利用高に応じた配当という原則を採用してきた。これは出資高の多いものが配当の多くを得るという株式会社的偏向を防止するために必要な正しい方針であった。同時に忘れていけないことは、ロッチデールの先駆者たちは、オーエンなどの共同体建設という思想の影響を受けつつ、共同体建設のための共同生産と、共同利用を目的とする土地の取得を目指していて、そのための一歩として、手段として店舗を経営したことである。ところがその後の経過の中で、共同体建設、そのための共同生産という生産者協同組合の展開は困難に出会い放棄されてしまった。そして、商業活動にともなう剰余の配当の原則として利用高に応じた配当が認められるようになった。

　ロバート・オーエンらの共同体建設は、多分に経済学的な根拠を欠く空想的なものであったことは知られている。では、科学的社会主義を唱えるマルクスやエンゲルスの場合には、協同組合にはどのような位置づけがなされたか。1980 年のＩＣＡ大会において、基調報告を行ったレイドロウは、生産者協同組合への注意を喚起したが、その直接のきっかけとなったのはスペインのバスク地方のモンドラゴンの労働者協同組合の展開であった。モンドラゴンの協同組合セクターによる地域おこしの壮大な取り組みを始めたのは、オーエンやマルクスなどの影響を受けたアリスメンディアリエタ神父であった。スペインにある医療協同組合が基本的には生産者協同組合であることも、スペインにおける労働者協同組合の優勢と無関係ではない。　この意味でもマルクス、エンゲル

スの協同組合論の確認は必要な作業であろう（モンドラゴンおよびスペインの協同組合運動については、富沢賢治、佐藤誠、二上護、坂根利幸、石塚秀雄［1988］およびホワイト・ホワイト［1991］参照。また、批判的な研究としてカスミア［2000］がある）。

なお、マルクスとエンゲルスのオーエンにたいする評価は、人々から不用意に思いこまれているような低いものではない。包括的な評価として、1878年に発表されたエンゲルスの『オイゲン・デューリング氏の科学の変革（「反デューリング論」）』、（全集第20巻、272-273頁）の文章を引用しておく。

「だから、その果実もまた労働者階級のものであった。新しい強大な生産力は、これまではただ個々人を富まして大衆を奴隷化するのに役だってきただけであるが、オーエンにとっては、社会改造の基礎を提供したのであり、万人の共有財産として、もっぱら万人の福祉のためにはたらくべきものであった。

こうしてまったく実務的なやり方で、いわば商人的計算の結果として、オーエンの共産主義は生まれた。それは、この実践的なものを目あてとした性格を一貫して保持した。こうして1823年にオーエンは、共産主義的集落によってアイルランドの貧困をとりのぞくことを提案し、建設費や年々の経費や見込収益についての完備した見積書をこれに添えた。こうして、彼の最終的な未来計画のなかでは、平面図、正面図、鳥瞰図をふくむ細目の技術的仕上げが、十分な専門的知識をもっておこなわれているので、オーエンの社会改良の方法をひとたび承認するならば、細目の仕組みにたいしては、専門家の見地からさえもほとんど文句のつけようがないほどであった」

「公的社会から追放され、新聞からは黙殺され、その全財産をささげたアメリカでの共産主義的実験に失敗して貧乏になった彼は、直接に労働者階級に呼びかけ、彼らのあいだでなお30年も活動しつづけた。イギリスで労働者の利益のためにおこなわれた社会運動やほんとうの進歩はすべて、オーエンの名と結びついている。たとえば、彼は1819年に工場における婦人・児童労働を制限する最初の法律を通過させた。たとえば、彼は、イギリス全体の労働組合が単一の大労働組合連合に合同した最初の大会の議長をつとめた。たとえば、彼は、完全な共産主義的社会制度にいたる過渡的方策として、一方では協同組合

(消費協同組合および生産協同組合——エンゲルス)⁽¹⁾を設立したが、これは、それ以来、すくなくとも、商人も工場主もともにまったく無用な人間であるということの実際的な証拠を提供してきた。また他方で彼は、労働市場、すなわち、労働時間を単位とする労働貨幣を用いて労働生産物を交換するための施設を設立した。この施設は、必然的に失敗せざるをえないものであったが、しかしはるか後年のプルードンの交換銀行に完全にさきがけたものであった。とはいえ、それはまさに次の点でプルードンのものとは違っていた。すなわち、それはいっさいの社会的害悪にたいする万能薬ではなくて、さらにずっと徹底的な社会改造への第一歩をなすにすぎないものとされていたという点で。」(全集第20巻、197–198頁)。

■注

(1) エンゲルスが用いた「一方では協同組合」の協同組合にあたるドイツ語は die Kooperativgesellschat であり、(消費協同組合と生産協同組合)での協同組合は Konsumu- und Produktivgenossenschaften である(Karl Marx・Friedrich Engels, 1962, s.246)。しかし、文脈からも理解できるように、二つの表記は同じ事柄をあらわしている。後でみるように、協同組合に対するこれ以外の表記もあるが、そこでも事情は同様である。

　大月書店版の全集第20巻に収められている「反デューリング論」は、ドイツ社会主義統一党中央委員会付属マルクス＝レーニン主義研究所編集『カール・マルクス＝フリードリヒ・エンゲルス全集、第20巻』(Karl Marx・Friedrich Engels: Werke, Band 20, Institute f?r Marxismus=Leninismus beim ZK der SED, Diez Verlag, Berlin, 1962)を底本にしている。この版は、エンゲルスが手を入れた最後の版である1894年刊行の著者再閲増補(第3)版に基づいている。ここで示した、協同組合に対応する原語は、初版から変化していない。

第3章　協同組合論研究の現代的意義

第1節　発達した資本主義諸国における協同組合

　現代の発達した資本主義諸国における協同組合には、多かれ少なかれ多様な分野で、多様な組織的特徴をもった、多様な事業を展開する協同組合が組織されている。根拠法も多様である。しかし、日本や北欧を含む西欧を念頭におくと、協同組合の歴史の流れに即して、協同組合の構成員を包括的に述べるならば、協同組合の組織主体は資本主義社会の中で、必然的に経済的弱者の立場におかれる労働者であり、小商品生産者であり、小資本家であって、自らが労働を行う勤労国民である、と表すことができよう。協同組合は、大資本と対抗して、自らと組合員の生活と営業を守る組織であり、客観的には、大資本との対抗関係にある組織である。

　この間の事情を中林貞夫（日本生活協同組合連合会名誉会長＝当時）は、次のように述べている。「協同組合は事業を行っているのでどうしても事業優先になり、特に資本主義社会では資本の論理の影響を強く受けるが、元来協同組合運動は大資本や権力の横暴に対する弱い消費者や農民の抵抗の運動である。しかも抵抗の原動力は組合員の団結とその民主的運営が基本である」（今井義夫［1988］、序文、2頁）。

　発達した資本主義諸国の協同組合運動は、生産協同組合と消費協同組合のいずれにおいても、多様な展開を示している。この協同組合は、階級闘争の視点からとらえ直せば、生産の拠点・生産分野のみならず、消費を含む多様な生活の分野で、勤労国民によって自主的（資本と国家権力から）に形成された組織、それも事業を営む組織である。こうした国々における階級闘争は、決して生産分野のみを主戦場とするものではあるまい。もちろん、生産点における労働運動が階級闘争において極めて重要な位置を占めることは言うまでもないが、多数者を獲得して権力に接近するという構想を念頭に置くならばなおさらのことに、生活の全面にわたる持続的で多面的な、組織的闘争が階級闘争の総体とし

て理解されるべきであろう。

　権力の移行形態を考えても、相手側の弱点を一気に衝いて、少人数でも権力を奪取できるという、ロシア革命やキューバ革命のような、「機動戦」ではなく、革命的政党が、何回もブルジョア政党や、社会民主主義政党などとの連立を経験したり、社会主義政党の中でも右翼的政党と左翼的政党が連立を組んだり、あるいは農民政党と連立を組んだり、多様な連立政権の経験なども含めて、一連のプロセスとして権力の移行を考えざるを得ない。

　つまり、晩年のエンゲルスが構想し、イタリアのグラムシが独自に展開していた「陣地戦」ともいうべき総合的移行過程になることは、疑いえないところである。経済、政治、文化の多様な戦場で、自らの陣地を築き、相手の陣地を奪っていくような、戦いであろう。陣地を奪い取り、陣地を築くということが戦略的に重要性を増す中で、従来から重視されてきた生産の分野とならんで、とりわけ重要なのは生産以外の生活の問題である（「生活」概念については第3篇第3章参照）。

第2節　社会サービスと協同組合

　現時点で、日本国民の生活問題の一つの中心は、各種の世論調査が示すように、「所得、医療、教育、住宅、そして保育・介護などの社会ケアサービス」を内容とする、社会サービスに他ならないであろう。社会サービスの分野は、階級闘争の主戦場の一つである。また、経済財政諮問会議や各種経済団体も、この領域を構造改革の主な領域の一つと位置づけている[1]。

　胎児から墓場まで生涯にわたる生活が社会化された現代の中で、この社会サービスを、自主的に組織された労働者の協同組合（ＩＣＡには、共済組織も加盟しているが、著者はＩＣＡ加盟組織の範囲を協同組合として理解している）が主に握っていくのか、それとも営利的な株式会社が握っていくのか、あるいは官僚的に支配される官製組織が担っていくのか。ここには大きな違いが出てくるであろう。

　また、労働者が組合員の多くを占める、社会サービスを事業目的とする協同

組合の中で、労働者は社会的連帯を強め、企業運営の方法や技法を身につけ、客観的には資本主義から社会主義への移行期において、大きな推進力を発揮するであろう。

　この文脈では、スウェーデンのペストフの議論が注目されるべきである。社会サービスが、福祉国家を住民参加を軸にバージョン・アップするうえでの主要な舞台になるだろうというのが、ペストフ（2000）の主張である。社会サービスを協同組合的な形態で運営することによって、人々の意識は大きく変わるであろう。そして21世紀の福祉国家は、社会サービスを軸に再編成されて、一人ひとりが参加する福祉国家、すなわちそれはもう国家と言うよりは福祉社会と言うべきものに変わっていくであろう。このような展望をペストフは展開している[2]。

■注
（1）「構造改革」推進勢力も、こうした分野を主戦場と位置づけている。詳しくは日野秀逸編著（2005 b）
（2）著者が、スウェーデンの協同組合とペストフの議論を検討したものとして、日野秀逸（2001）と日野秀逸（2003）がある。

第3節　発展途上国における社会開発と協同組合
　　　　──国連の協同組合政策

　協同組合論研究の重要な領域として、発展途上国における社会開発を担う組織形態としての協同組合という論点がある。ここでいう社会開発は、経済をはじめとする実に多様な社会的活動諸分野で、後進状態を脱する事業という意味である。協同組合と社会開発というテーマでは、1995年に「国連社会開発サミット」と「社会開発NGOフォーラム」とが、同時期にコペンハーゲンで開催された。著者も参加し、幾つかの報告文を書いている（日野秀逸、1995 b、1995 c）。

　国連とICAの共同調査（UN［1997］）でも、発展途上国における社会開

発の中の保健・医療・介護分野で協同組合が積極的役割を果たしていることは、詳細に示されている。また、上記のサミットに提出された「世界サミットの中心問題と協同組合との関連についての国際連合の認識」には次のように記載されている。

「1950年以来、国際社会での最高の政策決定機構である国際連合総会は、国連の目標を達成することと協同組合との関連を認め、その発展を支援し、国際協同組合運動との連帯を呼びかける12の決議を採択している。さらに1951年から1992年の間に経済社会理事会は13の決議を採用し、同様の目的のために4つの決定を行った。

国連の事務総長もまた協同組合の国際連合の目的への貢献を検討した一連の総会、理事会報告を行ってきた。49回総会で通達された最近の報告（A/49/213、1994年7月1日）では、『生産的雇用を創出し、貧困を克服し、社会統合を成し遂げるという課題を、無視し得ないほど多くの人類が自らの手で行う上で、協同組合企業は組織上の方法を与えている』と結論づけた。総会はこの結論が時宜を得たものであることを認め、最近の決議、決議（49/155、1994年12月）で『すべての形態の協同組合の世界サミットの準備とその後の継続的活動への重要な貢献と潜在力』を認めた。そして、『戦略と行動……（中略）……を形成する上で、協同組合の役割と貢献に適切な考慮を行うこと』を提起した。

世界サミットの準備委員会は最終宣言・行動計画案でこの提起に応えた。宣言ではサミットは『社会開発に充当される資源を意味のあるように増加し、また／あるいは、より効率的に用いること』を採択する。それは、『社会開発目標の達成のため、特に、貧困の根絶、完全で生産的な雇用の創出、社会統合の促進のため、協同組合の潜在力と貢献を最大限に利用し発展させること』を提案している」[1]。

国連の協同組合に関する政策は、社会開発サミット後も積極的な展開を示しているが、それについては、日本協同組合学会（2003）にゆずる。

以上、今日の協同組合論研究の意義を、発達した資本主義諸国における社会

変革の視点、特に社会サービス領域の協同組合という視点と、発展途上国における社会開発という視点から、順不同に述べた。もちろん、協同組合論研究の意義は、上記に尽きるものではない。ただ、著者の問題意識である、医療・福祉の視角から見えるものを列記したにすぎない。

■注
（１）「国際協同組合運動と世界社会開発サミット」は、ＩＣＡとＣＯＰＡＣ（Committee for the Promotion and Advancement of Cooperatives）が準備したものである。COPAC は 1971 年に設立された協同組合の振興と発達を目的とする調整機関である。構成は、３つの国連の機関と４つの国際的非政府組織（ＮＧＯ）である。前者に属するのが、国連食糧農業機関（The Food and Agriculture Organization of the United Nations, ＦＡＯ）と国際労働機関（The International Labour Organization, ＩＬＯ）と国際連合（Unite Nations, ＵＮ）である。後者に属するのは、国際協同組合同盟（The International Co-operative Alliance, ＩＣＡ）と国際農業生産者連盟（The International Federation of Agricultural Producers, ＩＦＡＰ）と食料、農業、ホテル、レストラン、給食、タバコおよび関連労働者組織国際同盟（The International Union of Food, Agriculture, Hotel, Restaurant, Catering, Tobacco and Allied Workers' Associations, ＩＵＦ）、そして世界信用組合協議会（The World Council of Credit Unions, ＷＯＣＣＵ）である。

　ＣＯＰＡＣは、発展途上国の協同組合を促進しようという、構成組織の諸活動を調整することを目的にしている。ＣＯＰＡＣの事務局の活動資金は、構成組織からの分担金でまかなわれるが、情報サービスや調査サービスやシンポジウム開催などの費用は、それぞれに関わるさまざまな組織も資金を提供している。資金を提供している主な組織には、カナダ協同組合連合やスウェーデン協同組合センターや国連トラスト基金や国連女性基金さらには産油国国際開発基金などが含まれている。「国際協同組合運動と世界社会開発サミット」関連文書および COPAC については日野秀逸（1995ｂ）参照。

第1篇　近年の保健・医療協同組合の国際的動向

　第1篇では、保健・医療（さらには介護）分野の協同組合が、国内的にも、国際的にも発展している事実が、そして日本やスペインのモンドラゴン地方の医療をふくむ協同組合が、多かれ少なかれマルクス理論を基礎に、運動理論や組織論を形成していること、等々の事実が、マルクス、エンゲルス、レーニンの協同組合論を研究する必要性を提示していることを検証した。

　第2篇では、より具体的な研究動向のレベルで、なぜ、今日、彼らの協同組合論を研究する意義があるのかを確認したうえで、彼らの協同組合に関する言説を立ち入って検討する。特に、彼らの名前と結びついている社会運動の目的が、自由な生産者の結合＝協同社会であることを明らかにする。

第2篇
マルクスとエンゲルスの協同組合論

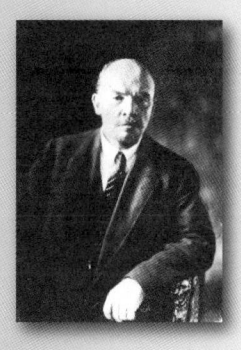

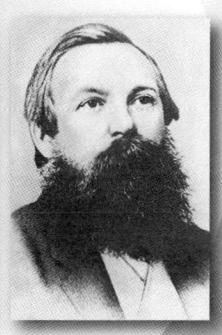

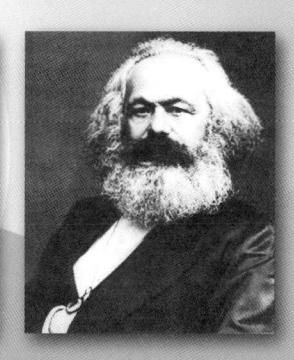

第1章　マルクス、エンゲルス、レーニンを無視する傾向

　既述のように1980年のＩＣＡ大会において基桐告を行ったレイドローは、生産者協同組合への注意を喚起したが、その直接のきっかけとなったのはスペインのバスク地方のモンドラゴンの労働者協同組合の展開であった。モンドラゴンの協同組合セクターによる地域おこしの壮大な取り組みを始めたのは、マルクスの影響を強く受けたアリスメンディアリエタ神父であった。この意味でもマルクス、エンゲルスの協同組合論の全体像の確認は必要な作業であろう。

　さらに言えば、協同組合運動は労組合運動とならんで、近代労働者階級の２大活動領域として登場してきたという経緯がある。つまり、協同組合運動は社会主義運動と、そして社会主義論と不可分の関係にあったし、今もそうである。

　比較的近年に出版された協同組合の思想的・職的系譜に関する著書は、少なからぬスペースを社会主義と協同組合の関係に充てている。しかし、マルクス・エンゲルスの協同組合に関する理論的・政策的考察を独自に系統的にあつかったものは見あたらない。他方で、オーエンやレーニンなどには、独立した章や節が充てられている。私見では、マルクスとエンゲルスの仕事は、社会主義の側からの協同組合論として、独自の意義を有するとともに、言うまでもなくレーニンの協同組合論の基礎をなしており、ソ連邦における、そしてソ連型「社会主義体制」における協同組合のスターリン的偏向、逸脱を測定する定点としても、彼らの協同組合論の全体像を確認することは、少なからぬ意義を有するのである。

　若干の例を示そう。前出の松村善四郎・中川雄一郎（1985）は、「協同組合思想は、一般に、近代資本主義の確立過程で生起した社会経済的・産業的激変——産業革命——が生み出した諸々の事態に対応して形成された社会思想の一つであり、『共同の生活』や『共同の生産』という理念を掲げた労働者階級が協同組合組織を通じて実現しようとした理念である、と言えよう」（中川執筆、

4頁）と規定し、協同組合思想を基本的には労働者階級の理想の一部をなすものと位置づけた上で、叙述している。しかし、目次には、章としても節としても、ベラーズやオーエン、シュルツェ・デーリッツ、ライファイゼン、フーリエ、ルイ・ブランは出てくるが、マルクス・エンゲルスは出ていない。もちろん、資本主義における労働者階級の生活問題発生のメカニズムや、小資本が独占資本の圧迫にさらされ、それへの対抗手段として協同組合を組織する必然性の論証に、マルクス・エンゲルス理論が援用されてはいるが、協同組合論としての独自のあつかいはなされていない。

今井義夫（1988年）では、ゴルバチョフ、オーエン、ゲルツェン、ドブロリューボフ、チェルヌイシェフスキー、レーニン、スターリン、チャヤーノフは取りあげられているが、ここでもマルクス・エンゲルスの協同組合論は、章も節も与えられていない。くりかえすが、資本主義社会、社会主義における協同組合成立の必然性を論証するものとしての、マルクス・エンゲルスの経済理論一般は、各文献で随所に援用されている。しかし、協同組合に関する広範な理論問題や政策問題に取り組んだ彼らの業績の全体像を、独自に扱うという仕事は、なされていないといってよかろう。その理由は、現時点では著者にはつまびらかでない。

しかし、協同組合・協同組合運動が労働者階級そして社会主義思想と深く関わるものであれば、科学的社会主義の礎石を築いたマルクスとエンゲルスの協同組合論に、しかるべき関心が払われてよかろう。

同様の事態は、日本生活協同組合連合会医療部会（1990）の職員を対象とする通信教育テキストにも表れている。外国の協同思想の形成者として取りあげられているのは、レヴュラーズとディガーズの思想、オーエン、ウィリアム・キング、フーリエ、サン・シモン、プルードン、シュルツェ・デーリッチ、ライファイゼン、レーニンである。

第2章　科学的社会主義無視の極み

　鈴木岳（生協総合研究所客員研究員）が「協同思想の源流を探る」と題する文章を3年間にわたって、『生活協同組合研究』に（No.315、2002年4月からNo.341、2005年3月まで）連載した。「協同思想及び協同組合運動の形成（19世紀から20世紀前半ごろ）に大きく貢献した世界的に高名な人物を取り上げ、その生涯を通じた思想と活動を各回で紹介するものです。歴史的文脈から現代の協同のあり方を考える上で、ご高覧頂ければ幸いです」（鈴木2003a、62頁）というのが、連載にあたっての著者の辞であった。

　協同組合に関わる日本の有力な研究組織の理論誌に、3年間という、決して短くない期間連載されたということから判断しても、「協同思想の源流を探る」に取り上げられた人物を、日本の協同組合運動が重用視していると見なしても、不自然ではないであろう。

　具体的に状況を読者に理解してもらうために、第1回から第36回までに取り上げられた人物を列挙しよう。（　）の数字は連載回数である。

　ロバート・オウエン（1）、サン−シモンとシャルル・フーリエ（2）、シュルツェ−デーリッチとライファイゼン（3）、ジョージ・ジェイコブ・ホリヨーク（4）、チェルヌイシェフスキーとバーリン（5）、ルイ・ブランとレオン・ワルラス（6）、ジュゼッペ・マッツィーニとフランチェスコ・ヴィガーノ（7）、ヴィクトール・エメ・フーバーとフェルディナンド・ラサール（8）、ジョン・マルコム・ラドロウとウェッブ夫妻（9）、シャルル・ジード（10）、エデュアルト・アンセーレとルイ・ベルトラン（11）、G. フータルトとシャーンドル・カーロイ（12）、アルフォンス・デジャルダン（13）、ルイージ・ルッツァーティとレイージ・ブフォーリ（14）、ハンス・ミュラーとゴットリープ・ドゥットワイラー（15）、大原幽学（16）、二宮尊徳（17）、ジェイムズ・ピーター・ワーバス（18）、ハインリッヒ・カウフマンとハンス・クリューガー（19）、アンデッス・オーネとアルビン・ヨハンソン（20）、エドヴァルト・アブラモヴスキとロムアルト・ミエルチャルスキ（21）、ベルナール・ラヴェルニュ（22）、アル

ベール・トマ（23）、ハンネス・ゲブハルド（24）、ヘンリー・メイ（25）、ヴァイノ・タンネル（26）、アントーニ・ファブラ・イ・リバス（27）、エミ・フロウントリッヒ（28）、ジョルジュ・フォーケ（29）、ジョージ・ダグラス・ハワード・コール（30）、エドガー・ミロー（31）、トルステン・オーデ（32）、モーリス・コロンバン（33）、パンディト・ジャワハルラル・ネルー（34）、ポール・ランベール（35）、アレクサンダー・フレッサー・レイドロー（36）

　ご覧のように、マルクスもエンゲルスもレーニンも「協同思想及び協同組合運動の形成（19世紀から20世紀前半ごろ）に大きく貢献した世界的に高名な人物」には数えられていない。他方で、大原幽学と二宮尊徳は、「協同思想及び協同組合運動の形成（19世紀から20世紀前半ごろ）に大きく貢献した世界的に高名な人物」として取り上げられている。この扱いは、マルクス・エンゲルス・レーニンたちが及ぼした思想的影響の点からも、実践的影響の点からも、公平とはとうてい言えない。

第3章　国際協同組合運動における旧ソ連の比重

　1917年のロシア革命以前に、ロシアの協同組合運動は、ＩＣＡ（1895年設立）の中央委員を出すほどの発展を示していた。1921年の第10回バーゼル大会で、ソビエト連邦における消費者協同組合「セントロソユース」から中央委員会を出すか否かが問題になった。当時のＩＣＡ書記長メイは、1913年に中央委員会への加入を承認されたロシア時代のセントロソユースについて、1921年時点でも、その自律性の問題はあるにせよ、彼らを拒絶する根拠はないと主張した。翌年、ＩＣＡはメイを団長とする自由通訳付きの使節団を、1カ月間モスクワへ送った。調査の結論は、ソ連の協同組合の指向する方向の共通性とその自律性を認め、ＩＣＡにおけるその地位を確認するものとなった。後の1937年第15回パリ大会でも、その存在の現実を追認する言動を、メイは行った（この項はバーチャル［1999］58-60頁、Watkins[1970]117-120頁およびRhodes[1995]91-126頁）[1][2]。

　確かに、バーチャルが指摘するような問題をソ連の協同組合は含んでいた。しかし、旧ソ連の協同組合は、加入者も多く、また、旧ソ連・東欧圏やアジアの社会主義圏の協同組合への影響も大きく、ＩＣＡの有力な加盟組織であった。1980年にはモスクワでＩＣＡ大会が開催された[3]。

■注
（１）イギリスの協同組合運動に深く関わり、また、国際的協同組合運動の研究者としても知られるジョンストン・バーチャル（1999）は、ソ連の協同組合運動とレーニンについて興味深い記述を行っている。第3篇の背景を理解するために有益なので、引用しておく。

　「ロシア最初の生協大会は1896年まで開かれなかった。連合会も1898年までつくられていない。1905年革命のとき、生協はたった996、組合員はおよそ30万人だった。

この革命が、より良好な法的環境と急激な成長とをもたらしたのである。1913年までに、協同組合はあらゆる種類をあわせて8万6000組合で、これらが900の連合会、そして17の全ロシア協同組合センターに結集していた。1917年までにシベリアの全世帯の半分以上が酪農協同組合、信用協同組合、あるいは生協の組合員となり、1918年までに生協は2万6000組合、組合員約900万人、中部ロシアの食品供給のうち6.5％を占めていた。生協は独自の中央銀行や協同組合大学さえもモスクワに持っており、中央連合会は独自の工場や漁船団を擁していた。1920年には、ロシア全土が協同組合のネットワークで覆われており、組合員でもなく協同組合とのかかわりも何もないという者などほとんどいない、と報告されている。

　問題は、マルクスが協同組合のことを、資本主義と社会主義の間の過渡期の形態であり、それ自体が完全に社会主義なのではなく、社会主義経済を準備する一つの手段だと考えていたことである。レーニンは協同組合を「集合的な資本制施設」と考え、その理事会に、拒否権をもった政府の代表を任命した。そして協同組合人民銀行が国営銀行と合併される。1919年までに、生協、農協、信用協同組合は、その地区のすべての市民から構成される消費者コンミューン〔消費コムーナ〕に改組されていた。つまり生協は主要な配給機構ではあるけれども、完全に自律性を失っていたのである。J. P. ウォーバスが言うように、『世界でもっとも偉大な自発的協同組合運動が、1政治国家によって完全に飲み込まれてしまった。人びとの自主的な運動としては、それは消滅したのである』。しかしながら、レーニンはまもなく、自らが過ちを犯したこと、『協同組合のことを視野に入れていなかった』ために新経済政策（ＮＥＰ）があまりにも行き過ぎてしまったことに気がついた。彼は、社会的所有のもとでは、「協同組合は……ほとんど常に社会主義と完全に利害が一致するものである」と論じはじめる。今しなければならないことは、『国民を協同組合に組織すること』だった。1924年には、1923年12月の政令によって自主的な組合員制度が再建され、出資制度が復活し、再び生協が他から独立した組織となったし、これはより幅広い自律性を生協に許したように思われる。そうはいっても、いったん自律性が破壊されてしまえば、それを再建するのは至難の業だということをレーニンは悟った。晩年に彼は協同組合に帰依するようになったのに、共産党はそれを支配することをやめようとはしなかったのである。1935年にはスターリンが都市部の生協を廃止し、1000万人の組合員に補償をすることもなく、その資産を没収して

しまう。しかし、4300万人の組合員を抱える農村部の生協は、生き延びることができた。

こうした変動する状況に対して、ＩＣＡの対応はどうだったろう？　ツェントロサユースは、1903年に加盟したＩＣＡの古参メンバーだった。しかし1920年までに、ＩＣＡ中央委員会の２人の委員を含む、ツェントロサユースの指導者の何人かが亡命している。理事会は、多目的の消費者コンミューンや政府の代表から構成されるようになってしまったのである。中央委員会は当初、協同組合がもつ民主的自由への権利を力強く擁護しようと対処したけれども、ロシアの中央委員が追放されることはなかった。彼らは、1913年のグラスゴー大会で任命を受けていたからである。そしてロシアの通商使節団がロンドンに到着すると、彼らはＩＣＡが承認した代表に対抗して、自分たちに正当な代表としての資格を与えるよう要求したのである。1921年のバーゼル大会では、執行委員会は新しい代表を受け入れることを望んだが、中央委員会のほうでは、空席のままにすることを望んでいた。

その後、いったいツェントロサユースは会員として留まる権利があるのかどうかということも含めて、議論は広がっていった。エルネスト・ポアソンは、問題を至極単純に整理している。いちばんの問題は、ツェントロサユースは協同組合なのか、そうでないのか、である。協同組合でないならば会員となる権利はないし、協同組合であるならばその権利がある、というのである。しかしこの時代、イギリスの協同組合代表たちはソビエト連邦に対していくらか共感を示していたし、通商関係を発展させることを期待する者たちもいた。また、もしロシアの組合が脱退させられたら、彼らは自分たち自身でＩＣＡに対抗する組織をつくるだろうと懸念する会員組織も多かった。結局、投票により、733対474でロシアはＩＣＡの会員として留まることが認められた」(59–60頁)。バーチャルの議論の中で、マルクスが協同組合を「資本主義と社会主義の間の過渡期の形態」と理解したというのは、誤りである。マルクスとエンゲルスは第２編の以下の章で示すように、協同組合は社会主義においても主要な企業形態の１つであると主張したのである。

（２）Rhodes (1995) は、ＩＣＡの支援の下に、ＩＣＡ幹部でもある著者によって執筆され、当時のＩＣＡ会長 Lars Marcus が序文を書いて、ＩＣＡから出版された。この意味ではＩＣＡ公認の両大戦間ＩＣＡ史ということができよう。この本には第４章に The Response to Communism が置かれ、バーチャル以上に詳細な37頁にわたる記載が

なされている。扱っているのは 1917 年のロシア革命から 1939 年の第 2 次世界大戦開始までである。ＩＣＡ本部は 1982 年にロンドンからジュネーブに移転した。Watikins と Rhodes の刊行地が異なるのはそのためである。

（3）岡田（1998）は、1920 年代からのソ連の協同組合を「ソ連における協同組合の発展と変質」という視点から分析し、さらに 1990 年代半ばまでのロシアの協同組合を跡づけている（169-198 頁）。本書ではレーニンが活動を停止した 1924 年までしか扱っていない。その後のソ連・ロシアの協同組合に対する評価は、岡田に依るところが大きい。

第4章 マルクス、レーニン等の協同組合運動に対する影響

　戦前の日本でも、直接的にはスターリンのプリズムを通したレーニンの協同組合論が、また、レーニンを通して不正確さを残しつつもマルクス・エンゲルスの協同組合論が、少なからぬ影響を協同組合活動家に及ぼした。1934年に刊行されて、多くの協同組合活動家に読まれたカントール（1970）の『協同組合論』は、1970年に再刊された。再刊後も増刷を重ねた。戦前からの協同組合活動家であり、協同組合論に関する著作も多い山本秋は「再刊によせて」で次のように回顧している。

　初版時は、「実践活動のなかでマルクス・レーニン主義的な立場からまともに取組んでいきようもない時代」であった。「こうした時代ながら、多少とも科学的な立場から協同組合に接近し、あるいは接近しようとしていた活動家や研究家の間では、わが国にはじめて紹介されたマルクス・エンゲルス・レーニンなどの協同組合理論の体系的な解説書であり、ロシア革命の各段階——10月以前のロシアから、内線と干渉戦争の時代、戦時共産主義から新経済政策の時代、すなわち復興期から再建期にかけての時代にいたる各段階——における協同組合の実際的発展とそれに対処したレーニン、スターリンなどの協同組合理論の発展を系統的にまとめあげた歴史書であるとともに理論史でもあるこの本を必ず机上にそなえようとしたものである。」（1-2頁）

　医療生協関係者でも、倉敷医療生協の専務理事や理事長を歴任した栗本泰治などは、カントールを読んでいる。彼は、1948年に倉敷にあった大原農業研究所の研究員となり、吉岡金市のもとで農業経済学を学んだ。そのころに、「カントールの『協同組合論』とか近藤康男の『協同組合原論』とかを読んだ記憶があります。ただ、若いので便利に使われて、いろんな資料集めや原稿書きや、そんなことばかりやらされていました」（篠崎次男、1992、53頁）と語っている。自覚的に協同組合論を学ぶのは、「ロッチデールの原則だとか、なんだと

かいうのは初めて文書でハッキリしてきたのは、医療部会が出来て、日本生協連から文書が来るようになってからです」（日野が2004年5月20日に行った聞き取り）。それにしても、カントール『協同組合論』は広く読まれたのである。

マルクス理論の影響についてはどうであろうか。戦後日本の生活協同組合論を史的に跡づけた相馬健次（2002）は、戦後の協同組合論に大きな刺激を及ぼした「近藤理論」を巡る論争が、主にマルクス主義経済学に属する人々によって進められたことを指摘している。1960年代から1970年代半ばまで続いた協同組合原論的論争の主役が、『資本論』に依拠するマルクス経済学者たちであったことは、歴史的事実である（12頁）[1]。

以上の瞥見からしても、マルクス、エンゲルス、レーニンの協同組合に関する理論的・政策的・実務的な著作・発言は、内外の協同組合運動において、少なからぬ現実的な影響力を持っていたことが理解されよう。

また、歴史的に検討した上での話ではあるが、彼らの協同組合理論（特にマルクス、エンゲルスのもの）は、これからの協同組合運動にとって、多くの示唆を与えるものである（この論点については日野秀逸1994a、1995aを参照されたい）。

以上のような研究状況からして、マルクス・エンゲルスの協同組合論を系統的に研究することは、①協同組合思想史・理論史の間隙を埋める意義を持つし、②国際協同組合同盟が西欧での消費協同組合の苦戦に直面し、将来展望を模索した最初の記念碑的な「レイドロー報告」が、マルクス理論の間接的影響の下に展開されたスペインのモンドラゴンの実践に、強い刺激を受けて、消費のみでなく、生産にも労働者協同組合が積極的にとりくむ戦略を定めたという事実に照らしても意義を持ち、③またわが国ではマルクス的協同組合論がもっぱらレーニンをフィルターとして展開され、かつレーニンの協同組合論や政策が、スターリンのそれと明確に区別されて受けとめられたか否かが必ずしも分明ではなく、分明にする基準がマルクス・エンゲルスの協同組合論に求められうるという理由からも、意義を持つ。

いうまでもなく、量的にも質的にも巨大な仕事をなしとげた人物に共通する事情が、ここでとりあげる2人にも関与してくる。それは、理論と思想の発展、

しかも大きな発展という事情である。したがって、ある一時期、とりわけ若い時期の言説をとりだして、これぞマルクス、エンゲルスの真意であるとするわけにはいかないのである。

　科学的社会主義の最も基本的な、かつ体系的な著作として、『資本論』をあげることに異存あるまい。本稿では、彼らの全著作に目を配りつつ、協同組合論の重要な論点について、彼らの見解を経年的に確認する。同時に、見解の発展、つまり経年的な見解の変化が見られる場合には、『資本論』及び1867年の資本論第1部刊行後の見解を重視する。科学的社会主義の最も基本的な、かつ体系的な著作として、『資本論』をあげることが妥当だからである。

■注

（1）　日本の協同組合理論研究は1930年代前半に戦前のピークに達していた。とくに近藤康男『協同組合原論』(1934)は、1970年代半ばまで協同組合理論の枢軸の地位にあった（相馬、10頁）。

　近藤の『協同組合原論』は1934年に初版、1935年5月に増補再版、同年11月に修訂3版、1936年8月に修訂4版が出た。戦後も1947年に増補3版が出され、その後の修訂版を含めて多大な影響を及ぼした。

　近藤（1936）は「協同組合運動は高度の資本主義社会に於いては資本の独占的状態に応ずるところの合理化された流通組織への運動である。それは一方に於いては商業利潤を節約し、他方に於いては農民を彌々多く独立小生産者（商品販売者）とすることによってより大なる規模に於ける資本の拡張再生産を可能にする。即ち農民経済をより多く資本主義化することによって一定の制限の下に於いてではあるが、社会の生産力の発展に寄与する。それは同時に新しい矛盾を生み出すものであることは言うまでもないが、かかるより高い資本主義の段階へ一歩でも近づくための任務を担うところのものとしての協同組合は意義を持つものである。これを解放運動というのはこの運動を農民の側に立って見るが故に過ぎない」（増補修訂4版、2頁）と規定した。

　生産力主義の立場から農業協同組合を流通過程の合理化運動（商業利潤の節約）と把握し、資本主義の拡大に資するものと評価する。この把握は、協同組合が労働者、農民、中小零細商工業者が自らの生活と営業を守るために作った組織であるという組織実

体（本質）を無視し、専ら資本主義社会における協同組合の流通的機能にのみ焦点をあてたものである。当然ながら近藤は、協同組合運動には解放運動の機能は存在しないと言い切っている。

　この「近藤理論」に対して、あるいは「近藤理論」をめぐって、1960年代から70年代にかけて論争が行われ、相馬に依れば、岡野昇一・井上周八（1976）によって一応の終熄を見る。近藤理論批判を担当したのは井上である。「『資本論』に直結した協同組合原論的論争は、井上周八によってひとまず区切りが付けられたといえよう」（相馬、12–13頁）。

第5章　マルクスとエンゲルスは医療事業を含む協同組合設立に関与した

　著者は、医療生協、ＩＨＣＯとの関わりを通じて、国際的な協同組合運動に関心を抱くようになったし、協同組合の思想・理論にも少なからぬ関心を払うに至った。

　また、マルクス、エンゲルスの協同組合に関する論述や態度にも関心を向けていった。こうした関心から得られた興味深い事実は、彼ら自身が20歳代のときから、労働者の窮乏を救うための組織的手段として、協同組合を設立することに関わった経験があるということである。

　ケルンで、健康保険の運営も含む広範な事業を目的として、2人が総合的（生産と消費を含む）協同組合を設立しようとしていたことを示す、マルクス26歳、エンゲルス24歳のときの手紙を出しておく。

　「われわれは今どこでも公開の集会を催して、労働者を向上させるための団体を設立しようとしている。それはゲルマン人のあいだにすばらしい運動を起こして、世間の注意を社会問題に向けさせている。このような集会は、警察に照会することもなく、無造作に開かれる。ケルンでは会則起草委員会の半数をわれわれの仲間で占めた。エルバーフェルトでは少なくとも1人はそのなかにいた。そして、合理主義者たちの助力によって、われわれは2つの集会で信心家どもにひどい痛手を与えた。非常な多数をもっていっさいのキリスト教的なものが会則から追放された（「エンゲルスからマルクスへの1844年11月19日付け手紙」、全集第27巻、9頁）。

　〔ケルンでは1844年11月10日の、500名──工場主と労働者、官吏、手工業者、知識人──が参加した集会で、労働者階級福利協会という名称にたいして論議が行なわれ、公共救済＝教育協会を設立しようとする発議がなされた。この集会には、Ｇ．ベルゲンロート、Ｊ．ビュルガース、ルドルフ・カンプハ

ウゼン、ゲルハルト・ヨーゼフ・コンペス、カール・デスター、ゲオルク・ユング、グスタフ・メヴィセン、ダゴバート・オッペンハイム、フランズ・ラヴォ、ルドルフ・シュラムというような、かつての『ライン新聞』(1842、1843年)の株主や協力者が多数参加した。このうちの数名の協力者やその他の急進的＝民主主義的および社会主義的知識人の代表者は積極的に行動した。

それについてエンゲルスが述べている選出された定款起草委員会は、1844年12月12日の『ケルン新聞』に定款草案を発表した。それはドイツ国内での同じような企てに大きな影響を及ぼした。この草案のなかで公共救済＝教育協会の目的として挙げられたものは、救済および<u>健康保険組合の設立</u>、無宿者および生活困窮者の扶養、組織的な職業紹介、<u>住宅建築＝、消費＝、生産協同組合の設立</u>、<u>手工業者と生産協同組合員のための信用金庫と販売市場の創設</u>、手工業者学校と実業学校の設置ならびに労働者と手工業者のためのよりすぐれた職業教育であった。官憲はこのような定款を承認しなかった。ところが1845年の3月16日、31日、4月13日にひらかれ、1000名以上が出席した協会の総会では、それが満場一致で採択された。そこで州長官は以後集会を開くことを禁止したが、定款の最終的な認可拒否を通告したのはようやく1845年10月になってからであった。

このような対決がつづいているあいだは協会はまだ活動を行なうことができなかったから、しかも1844-1845年の冬にはケルンにおける窮乏はますますふかまり、1845年春にはその極に達したので、委員会のなかのもっとも積極的で果断な代表者は他の数名の共産主義的思想をもった民主主義者たちと共同して、1845年3月に、当面する窮乏打開のための協会をケルンに設立した。そこで指導的な役割をはたしたのはG. ベルゲンロート、C. H. ダーレン、ローラント・ダニエルス、ドクトル・カール・デスター、ゲオルク・ユング、J. A. レルゲン、カール・シュナイダー、ヨーゼフ・ヴァイデマイアーであって、ほとんどすべてがマルクスとエンゲルスの知人ないしは親友であった。1845年3月20日から、当面する窮乏打開のための協会は毎日なん千もの人々に無料で食料を支給し、困窮者収容所をつくり、また医療の世話をした。協会の協力者はこのほかにも1845年の夏まで、ケルンのプロレタリアートの窮状ならび

第5章　マルクスとエンゲルスは医療事業を含む協同組合設立に関与した

に資本家の横暴に関する調査を行なって、新聞、特に『ゲゼルシャッフツシュピーゲル』紙上でその中傷に立ち向かった。526–527頁――ドイツ語版全集編者による注解〕。

　もう1つは、後にも触れることだが、やはり早い時期からプルドンの、小ブルジョア的協同組合主義との闘いを通じて、協同組合に関する深い認識を必要としたし、実際にも身につけていたということである。エンゲルス（1971 d）は1846年に次のようにプルドンの協同組合構想を批判している。

　「プルドンは、グリューンが翻訳している新しい未刊の著書のなかで、貨幣を無からつくりだしてすべての労働者を天国に近づけてやるという一大計画を立てている〔1846年にパリで刊行されたプルドンの『経済的諸矛盾の体系、または、貧困の哲学』を指している――注解〕。――では、この世界救済計画の雄大さを聞こう。要するに、イギリス人にはずっと以前からあって10回も破産したレーバー・バザーまたはレーバー・マーケット〔レーバー・バザーまたはレーバー・マーケットと言っているのは、Equitable Labour Exchange-Bazar（労働生産物の公正な交換のためのバザー）のことで、これはイギリスのいくつかの都市に労働者の協同組合によってもうけられていた。最初の労働バザーはオーエンが1832年9月にロンドンで設立したものである。それは1834年の中ごろまで存続した。これらの労働バザーでは労働生産物が労働紙幣の媒介によって交換され、この紙幣の単位は労働時間だった。このような企図は、資本主義的商品経済の諸関係のもとで無貨幣交換を組織しようとするユートピア的な試みであって、やがて失敗に終わった――注解〕とちっとも変わりはない。すべての部門のすべての手工業者の組合。大きな保管倉庫。組合員から引き渡されるすべての製品は、正確に原料費・プラス・労働によって評価されて、同じように評価される他の組合生産物で支払われる。組合のなかで消費されるよりも多く供給される物は、世界市場で売られることになり、収益は生産者に支払われる。このようにして、ずるいプルドンの思惑では、彼も彼の組合員も中間商人の利潤を回避する。そうすれば彼は彼の組合資本にたいする利潤も回避するのだということ、この資本やこの利潤は、回避される中間商人の資本や利潤と正確に同じ大きさ

79

でなければならないということ、だから彼は左手で得るものを右手で捨てるのだということ、こういうことにはこの精密な頭脳は考えつかなかった。彼の労働者たちは、そうしないでばらばらにでも同様にうまくやって行けるだろうから、必要な資本を出すはずがないということ、組合によって費用の節約ができるかもしれないとしても、大きな危険はそれを帳消しにして余りあるということ、要するにこの話の帰着するところは今の世のなかから利潤は消してしまうが利潤の生産者たちのほうはすべてそのままにしておくということ、それはほんとうの渡り職人小唄で〔渡り職人〔Straubinger〕――ドイツの遍歴手工業職人。マルクスとエンゲルスが渡り職人と呼んでいたのは、古臭い同職組合観念や偏見に支配されていたドイツの手工業者のことであって、彼らは、資本主義的大工業から小規模な手工業に帰ることが可能だという反動的な小ブルジョア的な幻想にとらわれていた。――注解〕、大工業や建築業や農業などをはじめから除外しているものだということ、彼らはブルジョアの利益にはあずからないでただその損失を負担しなければならないだけだということ、すべてこれらのことやその他の無数のわかりきった異論を、彼は、自分のもっともらしい幻想に夢中になって、忘れている」（全集第27巻、39-40頁）。

この文脈でもマルクスとエンゲルスのオーエンによる協同組合の実践にたいする、深い関心が理解できよう。

第6章　資本主義のもとで労働者が組織する協同組合の意義

第1節　協同組合は資本家が不要なことを実証する

　なによりもまず、マルクスとエンゲルスは、労働者が組織する協同組合を、資本家なしで労働者が企業を運営・経営できることを示す実物教育と評価した。この評価は繰り返しなされるが、早いものではマルクス（1966）が1864年に執筆した「国際労働者協会創立宣言」に出てくる。

　「しかし、所有の経済学（ドイツ語テキストでは資本の経済学となっていて、この方が分かりやすい－日野）にたいする労働の経済学のいっそう大きな勝利が、まだそのあとに待ちかまえていた。われわれが言うのは、協同組合運動のこと、とくに少数の大胆な『働き手』が外部の援助をうけずに自力で創立した協同組合工場のことである。これらの偉大な社会的実験の価値は、いくら大きく評価しても評価しすぎることはない。それは、議論ではなくて行為によって、次のことを示した。すなわち、近代科学の要請におうじて大規模にいとなまれる生産は、働き手の階級を雇用する主人の階級がいなくてもやっていけるということ、労働手段は、それが果実を生みだすためには、働く人自身にたいする支配の手段として独占されるにはおよばないということを、賃労働は、奴隷労働と同じように、また農奴の労働とも同じように、一時的な、下級の形態にすぎず、やがては、自発的な手、いそいそとした精神、喜びにみちた心で勤労にしたがう結合労働に席をゆずって消滅すべき運命にあるということ、これである。イギリスで協同組合制度の種子を播いたのは、ロバート・オーエンであった」（9頁）[1]。

　次に、マルクス（1983）『資本論』第1部から引用・確認する。まずは第11章から。

　「イギリスの俗物新聞『スペクティター』1866年5月26日付の報道

によれば、……ロッチデイル協同組合の諸実験（原文では cooperative experiments–日野）の根本的欠陥として、次のような発見をしている——『それらの実験は、労働者の組合が、売店、工場、およびほとんどすべての形態の産業の管理に成功しうることを示したし、また労働者たち自身の状態をいちじるしく改善した。だが、しかし、そのときこれらの実験は、雇い主たちのために明白な席を空けておかなかった』。"なんと恐ろしいことだ！"（577頁）。

同様の論点はマルクス（1987）『資本論』第3部でも表明されている。「資本家が生産の機能者としては余計になったということは協同組合工場（原文では die Kooperativfabrik–日野）がこれを証明している。」（『資本論』第3部、656頁）。

「協同組合工場の場合には、監督労働の対立的性格はなくなる。というのは、管理人は労働者たちによって支払われるのであって、労働者たちに対立しているのではないからである。」（657頁）。

エンゲルスの原注では、「私のよく知っているある場合には、1868年の恐慌後、ある破産した工場主が自分自身の以前の労働者たちから給金をもらう賃労働者になった。すなわち、その工場は破産後、一つの労働者協同組合（原文は die Arbeitergenossenschaft–日野）によって引き継がれ、かつての所有者は管理人として雇われたのである」（657頁）。

上記の論点とも関連して、協同組合工場は利潤が資本家の「管理賃金」すなわち管理が優れていることへの対価だというブルジョアジーの主張が成り立たない証明としても立ち現れてくる。

「労働者の側で協同組合（原文は die Kooperation–日野）が、ブルジョワの側で株式会社が発展するにつれて、企業者利得を管理賃金と混同するための最後の口実もよりどころを奪い去られ、実際的にも、利潤は、理論的に否定しえないもの、すなわち単なる剰余価値、なんの等価物も支払われない価値、実現された不払労働として現れた」（660頁）。

この論点は、資本論第四部と称すべきマルクス（1970）『剰余価値学説史』第22章「ラムジ」のなかで、より詳しく述べられている。

「労働の搾取は労働を必要とする。産業資本家の行なう労働が単に資本と労働との対立によって必要にされているにすぎないかぎり、それは彼の使用する監督係（産業下士官）の費用にはいるもので、すでに賃金の範疇に算入されているようなものである。これらの費用は、商業上の費用の大部分とまったく同様に、資本主義的生産の空費に属する」（全集26巻Ⅲ、463頁）。

「そこで、監督労働として残るのは、ただ、何人かの個人の分業や協業を組織するという一般的な機能だけである。このような労働は比較的大きな資本主義的企業では総支配人の賃金によって完全に代表されている。その最良の実例を与えるものは、イギリスの労働者の協同組合工場である。というのは、これらの工場は、比較的高い利子を支払っているにもかかわらず、平均よりも大きな利潤を与えているからである。たとえ、総支配人の賃金、それはもちろんこの種の労働の市場価格によって規定されているのではあるが、この賃金は引き去られているにしても、である」（同前、463-464頁）。

■注
（1）協同組合についてマルクスが最初に整理された記述を行ったのは国際労働者協会に関わって、1867年に発表した「個々の問題についての暫定中央評議会代議員への指示」である。ここで著者が引用した「国際労働者協会創立宣言」で示されているマルクスの協同組合把握が、より系統的に、また、労働運動との関係で一層具体的に展開されている（本篇第6章参照）。

第2節　資本主義的工場制度が協同組合の出発点
　　　　──資本主義の歴史的意義の承認

　工場制との関わりでは、マルクス（1983）は、『資本論第1部』において、オーエンの協同組合が、資本主義社会全体の改造と離れた、孤立的な営みであったことを指摘しつつも、オーエンがプルードンなどの「協同組合主義」とは異なって、工場制度が労働者階級を訓練・結合させることの歴史的な進歩的意義を理解して協同組合工場と協同組合売店を試みたと指摘している。

まずマルクスは、工場立法の一般化が持つ個々の作業場における改善的効果を承認したうえで、それが全体としての資本主義的生産における資本の専制を促進することを指摘する。

「労働者階級の肉体的および精神的な保護手段として工場立法の一般化が不可避的になると、他方では、それは、すでに示唆したように、矮小な規模の分散した労働過程から大きな社会的規模での結合された労働過程への転化を、したがって資本の集中と工場体制の専制とを、一般化し、かつ促進する。工場立法の一般化は、資本の支配をなお部分的に背後におおい隠しているすべての古い諸形態および過渡的諸形態を破壊して、資本の直接的なむき出しの支配をもってこれに代える。したがってそれは、資本の支配にたいする直接的な闘争をも一般化する。工場立法の一般化は、個々の作業場においては、斉一性、規則正しさ、秩序、および節約を強要するが、他方では、労働日の制限と規制が技術に押しつける強大な刺激によって、全体としての資本主義的生産の無政府性と破局、労働の強度、そして機械と労働者の競争を増大させる。工場立法の一般化は、小経営および家内労働の領域とともに、『過剰人口』の最後の避難所を、そしてそれとともに全社会機構の従来の安全弁を破壊する。工場立法の一般化は、生産過程の物質的諸条件および社会的結合とともに、生産過程の資本主義的形態の諸矛盾と諸敵対とを、それゆえ同時に、新しい社会の形成要素と古い社会の変革契機とを成熟させる」（864頁）。この文章に付けた注においてマルクスは、オーエンが他の凡百の経済学者とは異なって、工場制度を社会変革の出発点と把握したことを高く評価している。

「ロバート・オーエンは協同組合工場と協同組合売店（原文は Kooperativfabriken und -boutiquen）の父であるが、それでも、すでに述べたように、この孤立的な転換要素の意義について彼の追随者たちがもっていた幻想など決してもっていなかったのであって、彼は自分の試みにおいて実際に工場制度から出発しただけでなく、理論的にも工場制度を社会革命の出発点であると宣言した。」（第1部第13章「機械設備と大工場」、864-865頁）。

第3節　マルクスが示したロッチデールへの深い関心

　マルクスとエンゲルスは1850年代以来、ロッチデールで試みられた様々な協同組合活動に深い関心を払っていた。特にマルクス（1964）が1860年に書いた「イギリス工場制工業の状態」の文章は、このことを如実に示している。
　「アレグザンダー・レッドグレーヴ氏とサー・ジョン・キンケードの報告書でなによりもきわだって興味ある部分は、ランカシャと、そしてある程度まではヨークシャとにおける工場の設立と運営とを目的とする協同組合の発展と拡張とにかんするところである。これらの協同組合は、有限責任会社法の通過後に増加したものであるが、ふつう労働者からなりたっている。各組合は1万ポンド以上の資本を持ち、資本は5ポンドと10ポンドの株に分割されており、組合は応募資本にたいする一定の比率で借入れする権限をもっている。借入金は労働者やそれと同じような階級の人たちの小口資本からなりたっている。たとえばベリでは、そこで建設ずみの、およびなお建設中の協同組合工場を操業させるためには、30万ポンド以上が必要とされるであろう。紡績工場では、紡績工や〔そこで〕雇われている人人が、しばしばその同じ工場の株主であり、賃金のために働き、また自分の株にたいする利息を受け取っている。綿織物工場ではしばしば組合員が織機を賃借りして、それをはたらかせている。自分で企業を始めるのにたいした資本を必要としないためにこれは労働者にとっては魅力がある。彼らは織機にすぐかけられる紡糸を買い入れて、布を織る。これで製造の作業は完了する。さもなければ、彼らは取引相手のいずれかの工場主から紡糸を受け取り、織布を彼にかえすのである。しかしこの協同組合制度は綿紡績と綿織布にかぎられるものではない。この制度は、小麦粉、食料品類、反物などのようなさまざまな消費物資の商業にもおよぼされている」（全集第15巻、77ページ）。
　さらにマルクスは、この文章のあとに、以下の長い引用を行っている。
「1860年5月16日
ロッチデールには約12年間も『ニュー・ベーカップ・アンド・ウォードル

商事会社』という商号の協同組合会社が存続してきている。同社は株式会社法にしたがって設立され、有限責任会社である。同社は、ロッチデール近郊のウォードルのクラフ・ハウス工場で操業を開始し、〔一株——訳補〕12 ポンド・10 シリングの株で 10 万ポンドの資本を募集する権限をもち、このうち 2 万ポンドは払い込まれた。同社はそれから〔払い込み資本を〕3 万ポンドにふやし、5 年ほどまえにはクラフ・ハウス工場のほかに、スタックステッド近郊に 100 馬力の蒸気力を有するファー・ホーム工場という大工場を建設し、昨年 10 月に終わる半年間に同社は払い込み資本にたいして 4 割 4 分の割合で配当を支払った。』(パトリック氏の 6 月 11 日の報告によれば、ニュー・ベーカップ・アンド・ウォードル商事会社は、『ベーカップ、ファー・ホーム工場』の名で、払い込み資本にたいしてさらに 4 割 8 分の配当を支払うことをちょうど発表したところである。——マルクス)

そして現在では同社は資本を 6 万ポンドの額にふやしており、当地に近いスタックステッド近郊のファー・ホーム工場を大拡張したが、そのためには各 40 馬力の〔蒸気〕機関がもう 2 台必要で、いまそれを据え付けようとしているところである。株主の大部分はその工場で働いている労働者であるが、労働者として賃金を受け取っており、経営委員会の年次選挙に投票するほかには経営には関係していない。私は今朝ファー・ホーム工場を視察してきたが、工場法にかんするかぎりは、私の担当地区のどの工場にもおとらずうまくいとなまれていると報告することができる。私は、会社には質問してみなかったが、同社は 5 分の利子で金を借りたと思う。

ベーカップ近郊にはもう 1 つの協同組合会社が『ロッセンデール工業組合』という商号で事業をして、およそ 6 年間も存続してきている。

この組合は工場を建設したが、聞くところでは、じゅうぶん資金がないために繁昌しなかった。現在この会社は『ロッセンデール工業組合』に改組され、有限責任会社法にしたがって登記され、20 万ポンドの資本を募集する権限をもっている。一株 10 ポンドで 4 万ポンドが徴収され、約 4000 ポンドを借り入れている。この 4000 ポンドは小資本家から、150 ポンドから 10 ポンドにいたるまでの額で無抵当で借りたものである。最初この協同組合会社が発足し

たときには、株主はみな労働者であった。ロッセンデール工業組合が建設したといわれるウィア工場にくわえて、同社は、こんどB〔・アンド・T〕・マム兄弟商会からベーカップにあるアーウェル工場を買収して、この二つの工場を経営している。

ニュー・ベーカップ・アンド・ウォードル商事会社の繁栄と成功が、いま私のすぐ近くで設立されて事業遂行のため大工場を整備中である新しい諸会社の設立の動機になったように思われる。その一つは『ニュー・チャーチ綿紡績会社』で、有限責任会社法にしたがって設立され、10ポンド株で10万ポンドを募集する権限をもっている。このうち4万ポンドがすでに払い込まれており、そして同社は抵当つき5分の利子で5000ポンドを借り入れた。この会社は、ニュー・チャーチのヴェール工場という40馬力の休止工場を手に入れて、すでに発足しており、いま100馬力の〔蒸気〕機関を必要とする『ヴィクトリア工場』を建設中である。これは、同社の希望では来年2月に完成するはずで、そのときには会社は450人を雇う予定でいる。

もう一つの会社は『ローテンストール綿業会社』で、やはり有限会社で、5万ポンド株で5万ポンドの名目資本を有し、1万ポンドの限度まで借り入れる権限を有している。すでにおよそ2万ポンドが払い込まれ、同社はヘアホームに70馬力の機関を必要とする工場を建設中である。聞くところでは、このどちらの工場でも、株主の10分の9は労働者階級に属するということである。

最近6カ月のうちに出現した協同組合会社がいま一つある。『オールド・クラッフ綿業会社』は、B・アンド・T・マム兄弟商会からアーウェル・スプリングズという名前の古い2つの工場を買い取ったもので、他の会社と同じ原則にもとづいているが、私は同地には行くことができなかったので、本日はこの会社についての詳細をのこらず報告することはできない。しかし、〔同社からの〕報告によれば、動力は13馬力で、雇われている労働者数は76人であった。株主はすべて労働者階級に属する人々であると私は思う。

工場の一部分を、事情しだいで1部屋とか2部屋とか借りている人々も幾人かいる。またある場合には1部屋の1部分だけのことさえある。それどもこの場合には彼らは、自分の使っている労働者といっしょに同じように働いている

とはいえ、やはりその部分の主人であり、他のどんな工場主とも同じように人を雇い賃金を支払っているのであり、雇われた労働者は事業に出資していないのである。ベーカップには、以前にはこういう工場主が現在よりももっとたくさんいた。そのうちのあるものは事業を放棄したし、また他のあるものは成功して、自力で工場を建設するとか、あるいは大きな建物を賃借するとかしたのである。ロッチデールには、私の担当地区内の他のどこよりも、この種の工場主がたくさんいる。」(77-79頁)。

ロッチデールで展開された協同組合工場に関して、マルクスは興味深い論点を示している。それは、協同組合が労働者の積極的労働をうみ出すという論点である。実はこの論点は、すでに引用したマルクス（1966）の「国際労働者協会創立宣言」にも示されていた。「賃労働は、奴隷労働と同じように、また農奴の労働とも同じように、一時的な、下級の形態にすぎず、やがては、自発的な手、いそいそとした精神、喜びにみちた心で勤労にしたがう結合労働に席をゆずって消滅すべき運命にある」(9頁）である。

マルクス（1986）は、『資本論第3部』で、労働者が自分とは関係のないところで決められた労働目的や規律のもとでは、労働に対して消極的態度しかもてないのに対して、自らが所有する工場ならば自分の労働に積極的にとりくむと述べ、労働者が所有する工場の例としてロッチデールをあげている。労働疎外の克服という課題における協同組合の優位性である。まずマルクスは資本主義的労働が、労働者には無関係な関心を惹かない他人事として現れることを示す。

「先に見たように、労働者は実際に、彼の労働の社会的性格、すなわち共通の目的のための他人の労働との彼の労働の結合にたいして、自分にとって縁のない力にたいするものとして関係する。この結合の実現諸条件は、彼にとっては他人の所有物であり、その浪費は、もし彼がそれの節約を強制されないとすれば、彼にとってはまったくどうでもよいことであろう（145頁)」。

ところが、「労働者たち自身の所有する工場、たとえばロッチデイルの工場では、このことはまったく異なっている」（同前）のである。

第4節　1850年代から60年代の
　　　イギリスの協同組合運動（文献紹介）

　第3節で見たようにマルクスもエンゲルスも協同組合運動に関心を持っていた。ところで、彼らが資本論を準備し、反デューリング論を準備する頃のイギリスでは、協同組合運動はどのような状況だったのであろうか。この点について、簡単にでも目配りをしておくべきであろう。しかし、このテーマは協同組合研究者にとっては自明のことであり、長々と記載する必要はない。

　科学的社会主義の理論を学ぶ視点からマルクスやエンゲルスに接近する人びとにとっては、当時のイギリスにおける協同組合運動の詳細は、必ずしも関心の対象にはならないであろう。本書の目的である「マルクスとエンゲルスと協同組合」というテーマからすれば、ロッチデールを中心とする若干の事例の提示と、読者が詳しく調べるための文献紹介に記述を限定するのが適切であろう。

　まず、ロッチデール公正先駆者協同組合が設立された1844年以前にも、イギリス（英国）には多くの協同組合が組織されていた。Cole（1944）にはCo-operation before the Rochdale Pioneers と題する英国地図が紹介されているが、そこにはイングランドとスコットランドに230以上の協同組合がプロットされている（友定安太郎［1994］、7頁に収録）。なお、Cole（1951）にはフェビアン協会の委嘱で執筆した著書もある。こちらは主に20世紀前半のイギリス協同組合運動の全体像を示している。

　フェビアン協会といえば、その創設者の1人であるベアトリス・ポッター（1891）が『The Co-operative Movement in Britain』を出している。これは久留間鮫造の訳で大原社会問題研究所から刊行された。邦訳書のタイトルは『消費組合発達史論』であり1920年刊行である。内容は19世紀後半の、生産協同組合を含むイギリスの協同組合全体の運動史であり、協同組合カテゴリー別の統計表も含まれている。

　ポッターとCole（1951）があつかった時期をすべてカバーしているのが、Bonner（1970）である。オーエン時代から稿を起こし、ロッチデール以前、

1844年のロッチデール公正先駆者協同組合の形成と発展、1852年のイギリス協同組合連合会（Co-operative Union）設立期までに86頁を費やしている。Bonnerはロッチデールの近くで生まれ、両親は公正先駆者協同組合のメンバーと親交があった。技術者からスタートし、協同組合連合会から奨学金を得てオックスフォード大学ラスキン校に入学し、そこでColeのゼミに参加した。その後、協同組合大学（The Co-operative College）講師になり、本書を準備した。イギリス協同組合運動に関わった人びとの略歴や各種の歴史的資料を付録に収録していることも含めて、550頁におよぶBonnerの著書は、イギリス協同組合運動を知る上での正史といえよう。

彼に依れば、1851年段階で少なくとも130の協同組合が英国で活動していたという。ロッチデール公正先駆者協同組合が「巨人」の地位を占め、組合員700人、週の取引高400ポンドであった。マルクスが言及しているベーカップ（Bacup）の協同組合は組合員400人、週取引高250ポンドであった（59頁）。

Bonnerの著書は初版が1961年に出版された。彼は1961年に死去したが、後輩にあたる協同組合大学講師Brian Roseによって改訂版が1970年に出されている。著者が用いたのは改訂版である。

Bonnerの後に登場する通史がBirchall（1994）である。この本は大判で図や写真が多く含まれ、一般読者向けの読みやすい内容である。18世紀後半の協同組合運動の起源から、1990年代前半までのイギリス協同組合運動を包括的に記述している。また、最後の2章を国際協同組合運動に充てている（国際協同組合運動はバーチャル［1999］が専ら対象としている）。217頁と分量も手頃であり、現段階で入手しやすいイギリス協同組合および国際的協同組合の入門書となっている。邦訳（1997）もあり、後述するホリヨークの著書と並んで、まず最初に読まれるべきものであろう。

さて「最初の実際に成功したモデルがロッチデールで確立される前に華やかに展開されて、やがて消えていった」（バーチャル［1997］、13頁）多くの協同組合があり、「ロッチデール先駆者組合は、最初の実際に成功した協同組合なのであり、したがって、ロッチデール先駆者協同組合が、世界のいたる所に現存する協同組合運動のモデルと見なされ、起点と見なされるのは正当なこと

なのである」(同前、13 頁)。

　このロッチデール公正先駆者協同組合の活動を知るための、日本語で読むことのできる文献としては、まず、友定 (1994) を挙げるべきであろう。A 4 判 31 頁で当時を髣髴させる図表の多い、親しみやすい本であるが、同時に最新の研究を踏まえた内容的に信頼できるものである。続いて推薦されるのが、ホリヨーク (1968 = 1993) である。1840 年代の準備期から 1892 までを扱っている。1857 年に開始された『デイリー・ニュース』での連載がもとになっている。いささか複雑な経緯を経て、原著は 1892 年に単行書として刊行された。日本では 1936 年に産業組合中央会によって訳書が刊行された。戦後、1968 年に新訳が刊行され、それに対する若干の改訂を加えた新版が 1993 年に刊行された。

　バーチャル (1997) もホリヨーク (1993) も、公正先駆者協同組合を中心としつつも、ランカシャー州ロッチデール市周辺で展開された多様な協同組合の歩みを記載している。

　イギリスにおける協同組合運動の中心がランカシャー州 [1] であったことは周知のとおりである。この地は産業革命のリーディング・インダストリーである繊維産業の中心地であった。ランカシャーの中心都市がマンチェスターでありロッチデールである [1]。ランカシャーを中心とするイギリス北西部の労働運動や社会運動を研究する地方史研究会が北西労働運動史研究会 (North West Labour History Group) であり、著者も会員である。本部は現在はマンチェスター市に属するソルフォード (Salford) にある。この研究会からは、19 世紀のランカシャー州の労働条件や労働組合や労働運動や協同組合運動などの研究成果を掲載する Journal of the North West Labour History が不定期で刊行されている。その No. 9 (1994/95) は、マンチェスター、リヴァプール、ロッチデールなどを含む地域の協同組合運動と労働運動の関わりに焦点を当てた特集を組んでいる。19 世紀半ばから 20 世紀半ばまでの労働者階級の生活実態や労働組合の協同組合に関する方針などが、新資料に依拠して検討されている。

　協同組合大学 (The Co-operative College) [2] から Lancaster・Mauguie (1996) がでている。序文を元労働党党首のトニー・ベンが書いている。編者

たちの基調論文 The Co-operative Movement in Historical Perspective がこの本の特徴を表している。ランカシャーをはじめロンドンなどのイギリス各地の協同組合運動を扱っている。

　ロッチデール公正先駆者協同組合の創立に参加した人物については論争がある。初代の役員たちは 13 人であるが、旧来言われていたように 28 名の貧しい労働者たちが創立者ではなく、1844 年 12 月 21 日の協同組合店舗開業までに出資金を納入したのは 51 人である。ところが、51 人中から 13 人のフランネル織布労働者が、開店までに姿を消している。Cole（1944）は脱退したと推定している（友貞［1994］、28-31 頁）。結局残った 38 名のうちで職業が分かっているのは 29 人、そのうち繊維関係者は 20 人である。しかも、労働者よりも自営業がはるかに多い。繊維産業労働者は 6 人に過ぎない。

　ホリヨーク（1993）はランカシャーの三流都市にすぎないロッチデールの「織物工の夢」が協同組合運動をもたらした（151 頁）と書いているが、「夢を織る者たち」（Weavers of Dreams）という本がロッチデール公正先駆者協同組合創立 150 周年を記念してアメリカで刊行された。それが Thompson（1994）である。

　イギリスの協同組合運動はランカシャー州を中心とするイングランドであるが、スコットランドでも比較早い時期（1868 年）から協同組合が作られた。アイルランドでは 20 世紀まで協同組合は活動していない。Lawson（1968）がスコットランドの協同組合運動略史を書いている。

　なお、マルクスやエンゲルスたちが、ロンドンとマンチェスターで実践活動や研究活動を行っていた頃に見聞きしたイギリスの協同組合運動へ影響を及ぼした人物たちの思想・理論については、中川（1984）の先駆的な研究を参照すべきである。具体的にはロバート・オーエン、ウィリアム・トンプソン、ウィリアム・キングが取り上げられている。

■注
（1）ランカシャー州は 1974 年にプレストンを州都とするランカシャー州と新カンブリア州とグレーター・マンチェスター州に再編された。ロッチデールはグレーター・マンチェ

スター州に属する。ソルフォードも同様。
（2）協同組合大学は 1919 年に、協同組合運動に関わる成人教育・職員教育の拠点としてマンチェスターのホリヨーク・ハウス（イギリス協同組合連合会ビル）で開校した。その後、ホリヨーク・ハウスを第二次世界大戦のドイツ軍による空襲で失い、1946 年にはレスターシャーに移転したが、2001 年には、すでに再建されていたマンチェスターのイギリス協同組合連合会ビルに戻った。

第 5 節　資本主義から社会主義への過渡期における協同組合企業

　以上のようにマルクスは、協同組合工場を労働者が資本主義のもとで積極的に企業経営に参加する形態として位置づけた。マルクスおよびエンゲルスの協同組合企業にたいする深い関心は、資本主義から社会主義・共産主義への展望における経済主体の探求と結びついていた。そして、協同組合を資本主義を突破する最初の企業形態であるとした。マルクス（1987）『資本論第 3 部』の記述を見よう。

　「古い形態の内部では、労働者たち自身の協同組合工場（原文は Kooperativfabriken der Arbeiter selbst）は、古い形態の最初の突破である。──それらはもちろん、どこでも、それらの現実の組織においては、既存の体制のあらゆる欠陥を再生産し、また再生産せざるをえないのであるが。しかし、これらの協同組合工場の内部では、資本と労働との対立は止揚されている──たとえ最初には、組合としての労働者たちが彼ら自身の資本家であるという、すなわち、生産諸手段を彼ら自身の労働の価値増殖に使用するという、形態においてにすぎないとしても。これらの工場は、物質的生産諸力の、およびこれに照応する社会的生産諸形態の一定の発展段階においては、いかにしてある生産様式からある新たな生産様式が自然に発展し形成されるかを示す。<u>資本主義的生産様式から発生する工場制度がなければ、協同組合工場は発展しえなかったであろう</u>。<u>信用制度は、資本主義的私企業が資本主義的株式会社に漸次的に転化するための主要な基盤をなすのと同じように、多かれ少なかれ国民的規模で</u>

の協同組合企業（原文は Kooperativunternehmung）の漸次的拡大のための手段を提供する。資本主義的株式企業は、協同組合工場と同様に、資本主義的生産様式から結合的生産様式（原文は die assoziierte ［Produkutionsweise—原文では省略されている］）への過渡形態とみなされるべきであるが、ただ対立が、<u>前者では消極的に止揚され、後者では積極的に止揚されるのである</u>（下線は日野）」（第3部、763-764頁）。

　このように、マルクスは協同組合企業を資本主義の内部で発生し、資本主義を止揚する新たな生産の担い手になりうるものと評価している。マルクスは消費（協同）組合についても言及しているが、それは資本論執筆よりも前の段階であり、また量も少ない。マルクスの場合には協同組合の意義は主として生産協同組合、協同組合工場に置かれている。しかし、協同組合企業を資本主義に代わりうる企業形態としている点は、生産協同組合にも消費協同組合にも当てはまる論点である。この点では、すでに引用したエンゲルスの「反デューリング論」におけるオーエン評価の箇所が参考になる。ここでは、わざわざ「協同組合（消費協同組合および生産協同組合）」という表記をしているのである。

第6節　協同組合は労働者間競争を克服する組織である

　なお、労働者階級が資本から独立して工場をはじめ社会的生産と分配を、自らの手で実施すること、つまり社会を統治する能力を、ほかならぬ資本主義社会が労働者階級を訓練して、身につけさせる、という論点に関わって、マルクス・エンゲルスは、早い時期から、資本によって強制される労働者間の競争を克服する課題を戦略的なものと位置づけ、そのための主要な手段として、労働者の組合を位置づけていた。エンゲルス（1960）の1845年の「イギリスにおける労働者階級の状態」（全集第2巻）では、「競争」という項目をたててこう述べている。

　「競争は、近代ブルジョア社会において支配的な万人の万人にたいするたたかいのもっとも完全な表現である。このたたかい、生活のための、生存のための、あらゆるもののためのたたかい、したがってまたいざとなれば生死

をかけるたたかいは、ただ社会のいろいろな階級のあいだでおこなわれているだけでなく、これらの階級のひとりひとりの成員のあいだでもおこなわれている。どの成員もみな他の成員のじゃまになる。そこで、どの成員もまた、自分のじゃまになるすべてのものを押しのけて、自分がそれに代わろうとする。ブルジョアがたがいに競争するように、労働者もたがいに競争する。機械織布工は手織工と競争し、失業した、あるいは賃金の低い手織工は、仕事をもつあるいは賃金の高い手織工と競争して、これを押しのけようとする。ところが、この労働者相互間の競争こそ、現在路がおかれている状態のなかでもっともわるい面であり、ブルジョアジーのもっているプロレタリアートにたいするもっとも鋭い武器なのである。だからこそ労働者は、組合（アソシエーション―エンゲルス、原文はAssoziation）をつくってこの競争を排除しようとつとめるのであり、だからこそブルジョアジーはこの組合にたいして憤激し、この組合が敗北を喫するごとに勝利の凱歌をあげるのである」（306頁）。

支配の道具としての競争と、それとの戦いの手段としての組合が明確に提起されている。ただし、ここでの組合は、労働組合である。

続いて「労働運動」という項目では、労働者は非人間的な状態と闘うときに人間的である。まずは、犯罪という未熟で無益な反抗。そして機械に対する暴力的反抗（ラダイト運動）。そして秘密の組合という組織での抵抗を行ったと述べ、「なるほど、すでにこれまでにも、労働者のあいだにはつねに秘密の団体があるにはあったが、それは決して大きな成果をあげることはできなかった」（449頁）。「ところが、労働者が1824年に自由な結社の権利をえたときには、これらの組合はたちまちのうちに全イギリスにひろがり、強力となった。すべての労働部門に、このような労働組合（trades unions―エンゲルス）が、ひとりひとりの労働者をブルジョアジーの暴虐と無視からまもる、というはっきりとした意図をもって結成された。これらの組合の目的はこうであった。すなわち、賃金を規制すること、集団をつくり、力として雇い主と交渉すること、雇い主の利益に応じて賃金を規制すること、適当な時期がくれば賃金をあげること、そして、一つの職業における賃金は、すべて

どこでも同じ高さに保つこと、であった」(450頁)。
　かくしてエンゲルスが提起したのは労働組合であった。しかし、資本によって強制され組織される労働者どうしの競争を克服するという視点に立てば、協同組合もその機能を十分にもちうるのである。
　エンゲルスは、組合の歴史は労働者のながい敗北の連続であり、時に勝利することもある程度だった、またストライキにしても、「労働市場を変化させるような比較的重要な原因に対しては、組合は無力である」(452頁)と、リアルな認識を持ちつつも、では、なぜ労働者はストライキをやるのか、闘うのかと自問する。
　「それはまったく労働者が、賃金の引下げ、およびこのような引下げの必要性そのものにたいして、抗議しなければならないからである。労働者が沈黙していれば、自分たちが人間として環境に順応するのではなく、環境のほうが自分たち人間にしたがうべきである、と宣言しなければならないからである。——労働者は、まだあらゆる人間的感情を喪失してしまっていないかぎり、このようなことにたいして抗議しなければならない。」「この抗議は、ブルジョアジーの金銭欲を一定の限界内に抑制し、有産階級の社会的・政治的全能の力にたいする労働者の反対を活発にするとともに、一方、たしかにこの抗議はまた、ブルジョアジーの支配をうちやぶるためには、労働組合やストライキ以上のなにかが必要であるということを、労働者にむりやりに承認させる。しかし、これらの組合と、これらの組合からおこってくるストライキとにたいして独自の重要性をあたえるものは、それが、競争を廃止してしまおうとする労働者の最初の試みである、ということである」(453頁)
と述べ、ストライキの意義を、競争の廃止という長期的な戦略の中に位置づけている。
　マルクス(1960)も1847年に「哲学の貧困」の中で、この問題を考察している。
　「イギリスでは、当面のストライキのみを目的とし、そしてそのストライキとともに消滅する部分的団結だけに、とどまらなかった。
　労働者と企業家の闘争において労働者たちの城砦として役立つ恒久的団結が、労働組合 (trades unions—マルクス) が結成された。そして現在

ではそれらの地方的労働組合のすべては全国労働組合連合会（National Association of United Trades—マルクス）に一つの結集点を見いだし、そして協会の中央委員会はロンドンにあり、協会所属員数はすでに8万に達している。

　それらのストライキ、団結、労働組合の形成は、チャーティストという名のもとにいまや一大政党を構成している労働者たちの政治闘争と時を同じくして進行した。相互に結集するための労働者たちの最初の試みは、つねに、団結という形でおこなわれる。大産業が、たがいに一面識もない多数の人間の群を一ヶ所によせあつめる。競争が、彼らの利害関係において彼らを分裂させるが、しかし賃金の維持が、雇い主たちに対抗して彼らのもつこの共通な利害関係が、抵抗という一個同一の思想において、彼らを結集させる、——それが団結である。だから団結は、つねに二重の意味を有している。すなわち労働者間の競争を中止させ、そうすることによって、資本家にたいする労働者全体の競争をなしとげうるようにするという目的をもつ。たとえ最初の抵抗目的が賃金の維持にすぎなかったにしても、次に資本家のほうが抑圧という思想で結集するにつれて、最初は孤立していた諸団体が集団を形成する。

　そして、つねに結合している資本に対決するとき、彼らにとっては組合の維持のほうが賃金の維持よりも必要不可欠になる。このことはまったく真実であって、イギリスの経済学者たちは、彼ら経済学者たちから見れば賃金のために設立されているにすぎない組合のために、労働者たちがその賃金のかなりの部分を犠牲にするのをみて唖然としているほどなのである。この競争——これこそ正真正銘の内乱——においてこそ、来るべき戦闘に必要なすべての要素が結合し発展する。ひとたびこの程度に達するやいなや、組合は政治的性格を帯びるようになる」（188–189頁）。

　協同組合（上記論文ではassociationは労働組合の意味に用いられているが、この用語は文脈によっては協同組合とも訳される。もともとの意味は、「共通の目的をもって組織された」人間集団のことであり、会、協会、組合、結社、

会社等々に訳される)は、労働者間の競争を廃止する機能あるいは可能性を内包しているし、この点もマルクス・エンゲルスの協同組合論の無視できない論点であろう。

第7章　プチ・ブルジョア的協同組合論批判

　既にふれたように、マルクスとエンゲルスはプルードンやラサールなどの、プチ・ブルジョア的協同組合論にたいして厳しい批判を加え、協同組合は労働者階級の解放の手段であって、協同組合を自己目的化してはならないという見地を堅持した。この例は多数あげるこができるが、典型的なものとして、1867年にマルクス（1966ｂ）が執筆した国際労働者協会（第一インタナショナル）の「個々の問題についての暫定中央評議会代議員への指示」がある。ただし、この文書全体は、協同組合労働・運動を積極的に評価するものである。そのうえで、「国家権力を、資本家と地主の手から生産者自身の手に移す」ことを抜きにしては、「自由で平等な生産者の連合社会」を実現できないことに注意を喚起しているのである。

　「5　協同組合労働（原文は Kooperativarbeit）
　　国際労働者協会の任務は、労働者階級の<u>自然発生的な</u>運動を結合し、普遍化することであって、なんであろうと、空論的な学説を運動に指示したり押しつけたりすることではない。したがって、大会は<u>特殊な協同組合制度</u>（原文は System der Kooperation）を唱道すべきではなく、若干の一般的原理を明らかにするだけにとどめるべきである。
（イ）われわれは、協同組合運動（原文は Kooperativbewegung）が、階級敵対に基礎をおく現在の社会を改造する諸力の一つであることを認める。<u>この運動の大きな功績は、資本にたいする労働の隷属にもとづく、窮乏を生みだす現在の専制的制度を、自由で平等な生産者の連合社会</u>（原文は Assoziation von freien und gleichen Produzenten）<u>という、福祉をもたらす共和的制度とおきかえることが可能だということを、実地に証明する点にある。</u>
（ロ）しかし、協同組合制度（原文は Kooperativsystem）が、個々の賃金奴

隷の個人的な努力に限られるかぎり、それは資本主義社会を改造することはけっしてできないであろう。<u>社会的生産を自由な協同組合労働（原文はKooperativarbeit）の巨大な、調和ある一体系に転化するためには、全般的な社会的変化、社会の全般的条件の変化</u>が必要である。この変化は、社会の組織された力、すなわち国家権力を、資本家と地主の手から生産者自身の手に移す以外の方法では、けっして実現することはできない。

（ハ）われわれは労働者に、<u>協同組合商店（原文は Konsumgenossenschaft)</u>よりは、むしろ<u>協同組合生産（原文は Produktivgenossenshaft)</u>にたずさわることを勧める。前者は現在の経済制度の表面にふれるだけであるが、後者はこの制度の土台を攻撃するのである。

（ニ）われわれは、実例と教導との双方によって、言いかえれば、新しい協同組合工場（原文は Produkutivgenossenscaft）の設立を促進することと、また説明し説教することとの双方によって、協同組合（原文はKooperativgesellscaft）の原理を宣伝するために、すべての協同組合がその共同収入の一部をさいて基金をつくることを勧告する。

（ホ）協同組合がふつうの中間階級的株式会社（原文は Aktien-gesellscaft、マルクス自身が société paractions と括弧書きしている）に堕落するのを防ぐため、協同組合に働くすべての労働者は、株主であってもなくても、平等の分けまえを受け取らなければならない。たんに一時的な便法として、低い率の利子を株主に払うことには、われわれも同意する」（全集第16巻、194–195頁）。

これほど系統的ではないが、マルクス（1962）の別の批判も紹介しておこう。この「ルイ・ボナパルトのブリュメール18日」は1852年に発表された。

「人間は、自分で自分の歴史をつくる。しかし、人間は、自由自在に、自分で勝手に選んだ事情のもとで歴史をつくるのではなくて、あるがままの、与えられた、過去からうけついだ事情のもとでつくるのである」（全集第8巻、107頁）。

「ルイーフィリップの<u>ブルジョア君主制</u>のあとにつづくことができるのは、

ブルジョア共和制だけである。すなわち、これまでは王の名でブルジョアジーのごく一部が支配してきたのだが、今後は人民の名においてブルジョアジーの全体が支配することになる。パリのプロレタリアートの要求はユートピア的なたわごとであり、こんなものはもうやめさせなければならない。憲法制定国民議会がこのように声明したのにたいして、パリのプロレタリアートは、ヨーロッパの内乱史上もっとも巨大な事件である6月反乱でこたえた。ブルジョア共和制が勝利を得た。ブルジョア共和制の側には、金融貴族、産業ブルジョアジー、中間層、小ブルジョア、軍隊、誘導警備軍として組織されたルンペン・プロレタリアート、知識分子、坊主、農村住民が味方した。パリのプロレタリアートの側には、彼ら自身のほかにはだれもいなかった。勝利のあとで、3000人以上の反乱者が虐殺され、1万5000人が判決もなしに流刑に処せられた。この敗北とともに、プロレタリアートは革命の舞台の後景にひっこんでしまう。その後も、運動があらたにたかまりそうに見えるたびに、すぐさまプロレタリアートはふたたび前面に進出しようと試みるが、その発揮する力はしだいに弱くなる一方であり、その成果も貧弱となるばかりである。自分より上の社会層の一つが革命的激動に陥るやいなや、プロレタリアートはそれと連合を結び、そのため、いろいろな党派がつぎつぎにこうむる敗北のすべてを共にすることになる。しかし、これらの追加の打撃は、打撃のおよぶ範囲がますます社会の全面にひろがるにつれて、ますます弱くなる。議会や新聞界におけるプロレタリアートの有力な指導者は、つぎつぎに裁判の犠牲になって、ますますいかがわしい人物がプロレタリアートの先頭に立つようになる。プロレタリアートの一部は、交換銀行や労働者協同組合のような、空論的実験に熱中する。つまり、古い世界自身のもっている巨大な手段をすべて使って、この古い世界を変革することをあきらめて、むしろ社会のうしろで、個人的に、プロレタリアートの限られた生存条件の範囲内で、プロレタリアートの救いをなしとげようとする運動、したがってかならず失敗するにきまっている運動に、熱中する」(114-115頁)。

マルクス (1968) は「ゴータ綱領批判」として知られる「ドイツ労働者党綱

領評注」においても協同組合主義を批判している。

「『ドイツ労働者党は、社会問題解決の道をひらくために、国家の補助を受け、勤労人民の民主的統制のもとにおかれる生産協同組合（原文はProduktivgenossenschaft）の設立を要求する。これらの生産協同組合は、この生産協同組合から総労働者の社会主義的組織が発生しうるほどの規模で、工業と農業のために設立さるべきである。』（ドイツ労働者党綱領からのマルクスによる引用—日野）

ラサールの『賃金鉄則』のあとに、予言者の救世策が現われる！　現存する階級闘争のかわりに『社会問題』という新聞記者の常套語が現われ、その『解決』の『道がひらかれる』。『総労働の社会主義組織』は、社会の革命的な転化過程から『発生する』のではなく、国家が生産協同組合にあたえる『国家補助』から『発生』し、この生産協同組合は、労働者ではなく、国家が『設立する』。新しい鉄道のように国債で新しい社会を建設できるというのは、ラサールの空想にふさわしいことだ！」（全集第19巻、26–27頁）。

「労働者が協同組合生産（原文は genossenschaftliche Produkution）の諸条件を社会的な規模で、まず最初は自国に国民的規模でつくりだそうとするのは、現在の生産諸条件の変革のために努力するということにほかならず、国家の補助による協同組合（原文は Kooperativgenossenschaft）の設立とはなんのかかわりもないものである！　また、今日の協同組合についていえば、それは政府からもブルジョアからも保護を受けずに労働者が自主的につくりだしたものであるときに、はじめて価値をもっている。」（27頁）。

この文書の執筆から4年前の1871年に、マルクス（1966）は『ザ・ワールド』紙通信員とのインタビューで、国際労働者協会の目的を「政治権力の獲得によって労働者階級を経済的に解放すること」（全集第17巻、610頁）としたうえで、各国の運動は「その国の労働者階級の問題」であるという見地を示し、同時に協同組合は労働者組織の上記の一般的目的の手段であることを明言している。

「以上のすべてを一言で要約しましょう。労働者階級は富の増加のただなかで貧困のままでおり、奢の増加のただなかで悲惨なままでいるのです。彼

らの物質的窮乏は肉体的にも道徳的にも彼らを不具にします。彼らは他人の救済にたよることはできません。そこで彼らにとっては、自分自身の問題を自分の手にとりあげることが絶対に必要になったのです。<u>彼らは、彼ら自身と資本家と地主とのあいだの関係を変えなければならないのであり、これは、彼らが社会を変革することを意味するのです。これが世に知られたあらゆる労働者組織の一般的目的で、土地労働連盟、労働組合と共済組合、協同組合商業と協同組合生産はそのための手段にすぎないのです。</u>これらの諸組織間の完全な連帯を確立することが国際〔労働者〕協会の仕事です」(全集第17巻、612頁)。

1891年にエンゲルス(1971)は、「カール・マルクス『フランスにおける内乱』(1891年版)への序文」で、次の補足を行った。ここでも、プチブルジョア的協同組合論を厳しく批判している。

「コミューンの議員は、ブランキ主義者——彼らは国民軍中央委員会でも牛耳っていた——からなる多数派と、プルードンの社会主義学派の追随者を主とする国際労働者協会の会員たちからなる少数派とに分かれていた」(全集第22巻、201頁)。

「コミューンの経済上の政令については、そのほめるべき面もほめられない面もあわせて、まず第一にプルードン主義者の責任があり、そしてコミューンの政治上の行動や怠慢についてはブランキ主義者に責任があることは、いうまでもない。」(202頁)。

「小農民と手工業親方との社会主義者であるプルードンは、組合〔Assoziation〕を断然にくんでいた。彼は組合についてこう言っていた。組合にはよいことよりも悪いことのほうが多くふくまれている。組合は、労働者の自由を束縛する枷の一つであるから、もともと不毛であり、有害でさえある。組合はまったくの独断であり、不生産的で、わずらわしく、労働者の自由とも労働者の節約ともあい反するものである。雲あいの利点よりは不利な点のほうが早く増大する。組合にくらべて、競争、分業、私的所有は経済的な力である。たとえば鉄道のように、大工業や大経営体の——プルードン

のいうところでは——例外的な場合にだけ、労働者の組合は適当である、と。(『〔19 世紀における〕革命の一般的な理念』第3研究を参照。)

　1871 年には、工芸手工業の中心地であるパリでさえ、大工業はすでに例外的な場合ではまったくなくなっていて、コミューンのとりわけ重要な一政令は、大工業や、さらにはマニュファクチュアまでもの組織化を命じていたほどである。その組織化は、各工場における労働者の〔協同〕(〔協同〕はエンゲルスによる-日野) 組合を基礎としていたばかりか、これらの協同組合の全部を一大連合体に統合するはずであった。要するに、マルクスが『内乱』でまったく正しく言っているように、この組織化の終局の結果は、共産主義に、したがってプルードンの学説とは正反対のものに、ならざるをえなかった。だから、コミューンはまたプルードン派の社会主義の墓場ともなったのである。今日ではこの学派は、フランスの労働者の間から姿を消している」(202 頁)。

第8章　ブルジョアジー、権力による協同組合への介入、支配に対する批判

　マルクスとエンゲルスは協同組合を重視するとともに、協同組合が少なからぬ成功を収めた後では、ブルジョアジー自身が協同組合を利用するようになった事情を考慮して、慎重に問題を分析した。
　1864年の「国際労働者協会創立宣言」でマルクス（1966 a）は、まとまった形で、この問題に言及した。

　「それと同時に、1848年から1864年にいたる期間の経験は（「共産党宣言」から「国際労働者協会創立宣言」までの間－日野）、次のことを疑う余地のないまでに証明した。（ドイツ語のテキストでは、このあとに次の文字が挿入されている「それはまた労働者階級の最も聡明な指導者たちが、すでに1851年と1852年とにイギリスの協同組合運動家にむかって主張したことであった」）すなわち、協同労働は、原則においてどんなにすぐれていようと、また実践においてどんなに有益であろうと、もしそれが個々の労働者の時おりの努力という狭い範囲にとどまるならば、独占の幾何級数的な成長をおさえることも、大衆を解放することもけっしてできないし、大衆の貧困の負担を目立って軽減することもできないということである」（全集第16巻、10頁）。

　ここまでは協同組合運動だけで労働者が資本主義の搾取から解放されることはなく、労働（組合）運動や政治権力の奪取を目指す運動と結合してはじめて大きな成果を上げることができるという主張である。この論点は整理された形で国際労働者協会に関するマルクスの「個々の問題についての暫定中央評議会代議員への指示」に引き継がれるが、この文献については第9節で扱う。

本節に直接関わるのは上記の引用部分に続く以下の記述である。

「貴族やプチブルジョアジーや資本主義擁護の経済学者が、かつては協同組合を『夢想家のユートピア』だとか『社会主義者の聖物冒涜』などと散々にこき下ろして、協同労働の制度を若芽のうちにつみとろうとしてさんざんむだぼねをおったのに、いま彼らが突然に、その同じ協同労働の制度に胸のわるくなるようなお世辞をならべたてているのは、おそらく、まさにこの理由によるものだと思われる。勤労大衆を救うためには、協同労働を全国的規模で発展させる必要があり、したがって国民の資金（ラサールやルイ・ブランは国家と資本家と貴族の資金で協同組合を発展させようとした−日野）でそれを助成しなければならない。しかし、土地の貴族と資本の貴族は、彼らの経済的独占を守り永久化するために、彼らの政治的特権を利用することを常とする。今後も彼らは、労働の解放を促すことはおろか、労働の解放の道にあらゆる障害をよこたえることをやめないであろう」（全集第16巻、10頁）。

マルクス（1983）は資本論第1部のオーエンに関説した箇所で、協同組合が反動派の仮面として利用されることに警鐘を鳴らしている。

「今世紀の最初の10年間が過ぎるとまもなく、ロバート・オーエンが、労働日の制限の必要性を理論的に主張しただけでなく、10時間労働日をニュー・ラナークの彼の工場で現実に実施したとき、それは共産主義的空想であると嘲笑された——彼の『生産的労働と児童の教育との結合』とまったく同じように、また彼によって創設された労働者の協同組合（原文はKooperationsgeschäfte der Arbeiter）とまったく同じように。こんにちでは、右の第一の空想は工場法となっており、第二の空想はすべての『工場法』において正式の用語として用いられており、第三の空想は、それどころかすでに反動的なぺてんの仮面として役立っている」（520頁）。

もう一つの留意事項は、国家権力による協同組合への介入にたいする態度で

第8章　ブルジョアジー、権力による協同組合への介入、支配に対する批判

ある。マルクス（1973）からエンゲルスにあてた1865年2月18日付け手紙に、協同組合運動の自主性に関わる論評が見られる。マルクスは、エンゲルスに、シュヴァイツァーに宛てた自分の手紙——この手紙は1865年2月13日付けで、全集第31巻、373–374頁にある——の写しを送っているが、そのなかに次の指摘が出てくる。

「私は、貴紙から、内閣が団結禁止法の廃止について曖昧に、そして時をかせぎながら意見を述べている、ということを知っています。これに反して、『タイムズ』の一電報は、内閣は予想されていた国家による協同組合援助にかんして保護者的なことばをもらした、と報じています」（62頁）。

「団結は、そこから成長する労働組合とともに、ブルジョアジーとの闘争のための労働者階級の組織の手段として極度の重要性をもっているだけではなく——この重要性は、なかんずく、合衆国の労働者でさえ、選挙権と共和制とがあるにもかかわらず、それを欠くことはできないということに現われている——、プロイセンおよび全ドイツにおいては団結権はさらに警察支配や官僚制度の打破であり、僕婢条例や農村における貴族経営を粉砕し、要するに、それは『臣民』が成人になるための方策であり、この方策は、進歩党でも、すなわちプロイセンにおけるどのブルジョア的野党でも、気が違っていないかぎり、プロイセン政府よりも、ましてやビスマルクごときの政府よりも、百倍も早く承認できるはずのものなのです！　これに反して、他方では、王国プロイセン政府の協同組合援助は——そしてプロイセンの事情を知っている人ならばだれでもはじめから必然的な矮小規模をも知っているでしょう——経済的方策としてはゼロですが、同時にこれによって後見制度が拡大され、労働者階級の一部が買収され、運動が無力化されるのです」（同前、63頁）。

エンゲルス（1975）は、アウグスト・ベーベルに宛てた1884年12月30日付けの手紙で、協同組合の自主性と関わって、労働者階級が政府に要求すべき内容を次のように提示した。

「労働者の零細な金をこんな風にブルジョアジーにくれてやること〔1884年末に生じた、政府による海外定期汽船航路の開設とそれへの資金供与問題。これに賛成するということはドイツ大ブルジョアジーの植民地的膨張を支持することであった。注解〕に無条件で賛成投票するなどということは、もちろん、僕は断じて考えることができなかった。」

「労働者とブルジョアジーを平等の立場で扱いたまえ。——そこで、たとえば次のように要求する。
（一）労働者協同組合に補助金や貸付金を供与すること。これは、新しい事業をおこすためではなく（そういうことは、ラサールの提案を、そのあらゆる欠陥ともどもむしかえすことにしかならないであろう）。それよりもむしろ次の目的のためである。
　（a）国有地（あるいはまたその他の領地）を賃借し、協同組合の手で経営すること。
　（b）恐慌時や、あるいはまた破産にためにその持ち主が操業を停止したり、その他の理由で売りにだされている工場等々を、自己の勘定か、または国の負担で買い取って、協同組合の手で経営し、こうして全生産をしだいに協同組合的生産に移行させる手はじめとすること。
（二）すべての公共的な請負事業にさいし、同一の条件で協同組合を資本家やその連合体よりも優先させること。したがって、一般原則として、すべての公共事業をできるだけ協同組合に請負わせること。
（三）自由な協同組合の活動を今なお妨げているいっさいの法律上の障害や束縛を一掃すること。したがって、なによりもまず社会主義者取締法——いうまでもなく、いっさいの労働組合や協同組合を破壊しているこの法律——を廃止することによって、労働者階級にたいして普通法——どんなに貧弱なものにもせよ——の保護を回復させること。
（四）労働組合（Trade Unions）に完全な自由をあたえ、これを完全な権利をもつ法人として承認すること」（全集第36巻、238頁）。

マルクスもエンゲルスも、協同組合が一定の地歩を占めた場合に想定される資本家や国家からの干渉に対して、早くから注意を喚起していたし、そうした干渉に対する妥協的態度を厳しくいましめていた。

第9章 資本主義に代わる社会において協同組合が果たす役割

次に資本主義的生産様式に代わる共産主義的生産様式において、すなわち共産主義経済において協同組合が果たす役割についての、マルクスとエンゲルスの見解を確認しよう。

すでに見てきたところでも、「この運動の大きな功績は、資本にたいする労働の隷属にもとづく、窮乏を生みだす現在の専制的制度を、自由で平等な生産者の連合社会という、福祉をもたらす共和的制度とおきかえることが可能だということを、実地に証明する点にある」とか、「社会的生産を自由な協同組合労働の巨大な、調和ある一体系に転化する」(マルクス、国際労働者協会の「個々の問題についての暫定中央評議会代議員への指示」) とか、「資本主義的生産様式から発生する工場制度がなければ、協同組合工場は発展しえなかったであろう。信用制度は、資本主義的私企業が資本主義的株式会社に漸次的に転化するための主要な基盤をなすのと同じように、多かれ少なかれ国民的規模での協同組合企業の漸次的拡大のための手段を提供する。資本主義的株式企業は、協同組合工場と同様に、資本主義的生産様式から結合的生産手段への過渡形態とみなされるべきであるが、ただ対立が、前者では消極的に止揚され、後者では積極的に止揚されるのである」(マルクス、「資本論第３部」) という指摘からも読みとれるように、マルクスとエンゲルスは、資本主義社会、過渡期、そして将来の社会における協同組合の重要な役割と意義を強調していた[1]。

エンゲルス (1968) は、国家が生産手段を所有するのは過渡的な方策であることを繰り替えし述べているが。例えば『反デューリング論』においても、明快に説いている。

「生産力の国家的所有は衝突の解決ではないが、しかし、そのなかには、解決の形式的な手段、手がかりが隠されている」(全集第20巻、288頁)。

「プロレタリアートは国家権力を掌握し、生産手段をまずはじめには国家

的所有に転化する。だが、そうすることで、プロレタリアートは、プロレタリアートとしての自分自身を揚棄し、そうすることであらゆる階級区別と階級対立を揚棄し、そうすることでまた国家としての国家をも揚棄する」(同前、289頁)。

エンゲルス(1975 a)はマルクス没後の1886年にアウグスト・ベーベルに宛てた手紙のなかで、生産手段の国有が過渡的性質のものであることを次のように述べている。

「パリ・コミューンが要求したように、労働者は工場主たちが休止させている工場を、協同組合的に経営しなければならない。これは大きい違いだ。そして完全な共産主義経済への移行にあたって、中間段階として、われわれが協同組合的経営を広範囲に応用しなければならないであろうということ、このことについてはマルクスも僕も疑問をもったことはなかった。ただ、問題は次のように取り計らなければならない。すなわち、社会が、したがってまずは国家が、生産手段を所有し、そうすることによって協同組合の特殊利益が社会全体に対立して設定されることのないようにしなければならない」(全集第36巻、373–374頁)。

みられるように、生産手段の国家的所有は過渡的措置と位置づけられている。では、生産手段の本格的な、過渡的ではない所有形態は何か。ここに協同組合的所有が登場するのである。資本主義的生産様式の矛盾とその克服の展望という、大きな視野から協同組合的所有を位置づけたのが、エンゲルス(1968)である。

「社会的に作用する諸力は、自然力とまったく同じように作用する。すなわち、われわれがそれを認識せず、考慮に入れないあいだは、盲目的に、暴力的に、破壊的に作用する。しかし、いったんわれわれがそれを認識し、その活動、その方向、その結果を認識し、その活動、その方向、その結果を把握したなら、それらをますますわれわれの意志に従わせ、それらを手段としてわれわれの目的を達成することは、まったくわれわれにかかることになる。

そして、これは、今日の巨大な生産力にとくによくあてはまることである」「だが、いったんその本性を把握すれば、協同社会に結合した生産者たちの手（原文は Händen der assoziierten Produzenten）で、これらの生産力を悪魔的な支配者から従順な召使に変えることができる。それは、雷雨のさいの稲妻における電気の破壊力と、電信やアーク灯の手なずけられた電気との違い、火災と人間の用をつとめる火との違いである。このように、今日の生産力をそれのついに認識された本性におうじて取り扱うようになれば、社会的な生産の無政府状態に代わって、全社会および各個人の欲望に応じての、生産の計画的な社会的規制が現れてくる」（288–289 頁）[2]。

同様の認識は、マルクス（1967）によって、彼が自らの力で『資本論』第1部を完成させた1867年から5年後の1872年に、「土地の国有化について」という草稿の中で次のように述べられている。なおこの論文は生前には未発表に終わった。

「私は反対に次のように言う。土地は全国民だけが所有できるという決定を、未来はくだすであろう、と。協同組合に結合した農業労働者（原文は assoziierte Landarbeiter）の手に土地を渡すということは、生産者のうちのただひとつの階級だけに全社会を引き渡すことにほかならないであろう。土地の国有化は、労資の関係に完全な変化をひきおこすであろうし、結局は、工業であろうと農業であろうと、資本主義的生産を完全に廃止するであろう。そうなったときはじめて、階級差異と特権とは、それを生みだした経済的土台といっしょに消滅し、社会は一つの自由な『生産者』の協同組合（原文は eine Assoziation freier "Produzenten"）に変わるであろう。他人の労働で暮らしていくようなことは、過去の事柄となるであろう！ そこには、社会そのものと区別された政府も国家も、もはや存在しないであろう！

農業、鉱業、製造業、一言でいえばすべての生産部門は、しだい最も効果的な形態に組織されていくであろう。生産手段の国民的集中は、合理的な共同計画に従って意識的に行動する、自由で平等な生産者たちの諸協同組

合からなる一社会（原文は eine Gesellscaft…, die sich aus Assoziationen freier und gleichgestellter, nach einem gemeinsamen und rationellen Plan bewußt tätiger Produzenten zusammensetzt）の自然的基礎となるであろう。これこそ、19世紀の偉大な経済的運動がめざしている目標である」（全集第18巻、55頁）。

エンゲルス（1975ｂ）はその晩年に、労働者が社会を統治する能力に欠けているのではないか、というオット・フォン・ベーニクからの質問にたいして、「エンゲルスからオット・フォン・ベーニクへの1890年8月21日付けの手紙」において、協同組合こそが労働者の統治能力を実証していると答えた。

「いわゆる『社会主義社会』は、私の考えでは、いっぺんに出来あがってしまうものではなく、他のすべての社会状態と同様、たえず変化し改造されつづけるものとしてとらえなければならないと思います。現在の状態との重大な相違は、もちろん、さしあたって国民がすべての生産手段を共有することを基礎とした生産の組織にあります。この変革をあすのうちにも実施する——これは段階的に、ということです——のに、私はなんの支障もないと思います。わが国の労働者がそれだけの能力をもっていること、これは彼らの生産協同組合・配給協同組合（原文は viele Produktiv- und Distributivgenossenschafte）がたくさんあって、警察のために意図的に破産させられないかぎりでは、ブルジョアの株式会社とまったく同じようにりっぱに、しかもそれよりはるかに誠実に運営されたところからも明らかです。わが国の労働者が社会主義者取締法にたいしてみごとにたたかいぬいて、政治的な成熟をみごとに証明してみせたいま、どうしてあなたがドイツにおける大衆の教養のなさなどとおっしゃるのか、私には合点がいきません。わが国のいわゆる教養ある人々の、学者ぶった、思いあがったうぬぼれこそはるかに大きな障害となろう、と私には思われます」（全集第37巻、387頁）。

以上の引用から明らかなように、マルクスとエンゲルスという科学的社会主

義の創始者たちが、資本主義社会から次の社会（経済的社会構成体）への発展の過渡期（過渡期には２種類ある。資本主義からの過渡期と、次の社会におけるより高次な段階への過渡期である。著者は社会主義と共産主義を原理的に区分する立場を取らない。同義と捉える。その内部で低次と高次の区分はなされる）において、協同組合的所有および協同組合的所有に基づく協同組合的企業を、資本主義経済の中でも労働者の自主的な企業形態として重視し、共産主義経済の中の過渡期における、国有企業と並ぶ主要な企業形態の一つとして位置づけていたのであり、本来の共産主義社会（国家が死滅した社会）における主要な企業形態と位置づけていたのである。

著者にとっての今日的問題は、現在の世界において、また日本において、そして保健・医療・福祉という分野で、マルクスたちの観点をどのように展開するかである。このテーマについては、初歩的ではあるが『地域から健康をつくる−医療生協という挑戦』（新日本出版社、2009）で取り組んでみた。

■注
（１）大内力（1993）は「いずれにせよ、エンゲルスによって資本主義の基本的矛盾がこのように定式化されたことは、その後の社会主義運動に大きな影響を及ぼした。社会主義とは、今や生産力に対応し得なくなった『領有の私的性格』を除去するために、生産手段をすべて国有化しそのもとで全面的な計画経済化によって無政府性を克服することであるといったテーゼがここから導き出されたのは、ある意味で自然の勢いであった。しかもここでは、エンゲルスの理解にもとづいて、計画経済化は『生産の社会的性格』の発展の結果としてすでに実現している工場ないし企業内の計画経済をそのまま全社会的に拡大することだ、という理解が強くもたれることになった。その結果、誰が何をどういう手段で計画化するのかという問題への取りくみはすっぽり抜け落ちてしまったのである。」(38頁)とエンゲルスを批判している。エンゲルスが「生産手段をすべて国有化」するとしたことが、マルクス理論の平板化や俗流化を招いたという不当な論難である。エンゲルスは社会主義社会で「生産手段をすべて国有化」するとは言わなかった。本文中で引用したエンゲルス（1975ａ）が1886年にアウグスト・ベーベルに宛てた手紙で

の記載や、同じくエンゲルス（1968）の「反デューリング論」からの引用でも明白である。

また、大内が問題にしている、個々の工場・企業における計画性と社会全体としての無政府性、そして後者の無政府性が資本主義社会の変革要因を成熟させるという論点は、エンゲルス固有のものではなく、マルクスと共通するものである。すでに引用しているが、マルクス（1987）は「工場法の一般化は、小経営および家内労働の領域とともに、『過剰人口』の最後の避難所を、そしてそれとともに全社会的機構の従来の安全弁を破壊する。工場法の一般化は、生産過程の物質的諸条件および社会的結合とともに、生産過程の資本主義的形態の諸矛盾と諸敵対とを、それゆえ同時に、新しい社会の形成要素と古い社会の変革契機とを成熟させる」（864頁）と明快にエンゲルスと同じ理解を提示している。

念のためにマルクス（1989）「資本論」の実質的な最終章である第3部第51章「諸収入とその源泉」から、いわば資本主義的生産の分析の総括的記述にあたるところの一部を引用しておく。

「資本主義的生産の基盤の上では、直接的生産者の大衆にたいして、彼らの生産の社会的性格が、厳格に規制する権威と、労働過程の、完全な階層制度として編成された、社会的な一機構との形態で相対している。──ところがこの権威の担い手たち、商品所有者としてのみ相対する資本家たち自身のあいだでは、もっとも完全な無政府性、その内部では生産の社会的連関が、個人的恣意にたいして圧倒的な自然法則としてのみ顕現する無政府性が支配する」（1542頁）。

以上のしだいで、資本主義の基本矛盾の定式化に、マルクスとエンゲルスの不一致ないしはエンゲルスによるマルクスの平板化を見つけることはできない。

（2）『反デューリング論』初版（1878年）では下線部は書かれていない。関係箇所は次の通りである。つまり、引用文「社会的に作用する諸力は、自然力とまったく同じように作用する。……」以下の文章はなく、改行なしに「社会的な生産の無政府状態に代わって、全社会および各個人の欲望に応じての、生産の計画的な社会的規制が現れてくる」に直接つながっている。

第2版（1886）では改行の上「社会的に作用する諸力は、自然力とまったく同じように作用する。……」から、「このように、今日の生産力をそれのついに認識された本性におうじて取り扱うようになれば、」までが補足として書かれた（MEGA 。-27 Apparat, ss. 1110-1111, 1988 b)。

　第3版（1894）では、補足が本文に組み込まれた（MEGA27 Text, s. 534, 1988 a）。「だが、いったんその本性を把握すれば、協同社会に結合した生産者たちの手（原文はHänden der assoziierten Produzenten）で、これらの生産力を悪魔的な支配者から従順な召使に変えることができる」というエンゲルスの定式は、協同組合運動に携わり、資本主義社会の変革を目指す者に対して、大きな激励を与えるものである。さらに付言すれば、エンゲルスは1895年に没している。したがって1894年の第3版は、改訂版ではあれ、彼が大きな著作を世に問うた最後のものなのである。上記の定式が、マルクス理論の最も成熟した段階（1894年）に、エンゲルス自身によって確定されたことは記憶されて良い事実である。

第10章 協同組合社会はマルクス・エンゲルスの初期から一貫した運動目標

　続いて、用語は多様であるが生産者（＝労働者）の結合した組織が社会的生産力を握る社会を、マルクス（1967）が「19世紀の偉大な経済的運動がめざしている目標である」（55頁）と述べたのは1872年のことであるが、同趣旨のことはマルクス・エンゲルスの初期段階から明言していたことを確認しよう。

　両者の協力による労働者に向けた最初の本格的著作がマルクス・エンゲルス（1960）「共産党宣言」であることは大方の認めるところであろう。共産党宣言は1848年に発表された。この第2節「プロレタリアと共産主義者」の最後の箇所で、資本主義に代わる社会を展望した重要な記載が出てくる。「19世紀の偉大な経済的運動がめざしている目標」を具体的に表現したものと言えよう。

　「発展がすすむなかで階級差別が消滅し、結合社会をつくった諸個人の手に（原文は Händen der assoziierten Individuen）全生産が集中されたとき、公的権力はその政治的性格を失う。本来の意味の政治権力は、他の階級を抑圧するための強力である。プロレタリアートは、ブルジョアジーにたいする闘争のなかで必然的に結合して階級をつくり、革命をつうじてみずから支配階級となり、そして支配階級として古い生産諸関係を強力的に廃止するとしても、他方では、彼らは、この古い生産諸関係とともに階級対立の存立条件、階級一般の存立条件を廃止し、それによってまた階級としての自分自身の支配をも廃止する。

　階級と階級対立のうえに立つ旧ブルジョア社会に代わって、各人の自由な発展が万人の自由な発展の条件であるような一つの結合社会（原文は eine Assoziation）が現われる」（全集第4巻、495–496頁）。

形容詞 assoziierte および名詞 Assoziation は、協力（的）とも協同（的）とも訳される（第6章第5節参照）。マルクス＝レーニン主義研究所訳『共産党宣言・共産主義の原理』（国民文庫、1952）では、対応する箇所は「協同した諸個人の手」および「一つの協同社会」と訳されている。また大内兵衛・向坂逸郎訳の『共産党宣言』（岩波文庫、1951）では「結合された個人の手」および「一つの協力體」と訳されている。

日本における最初の『共産党宣言』の日本語訳を行った堺利彦は、eine Assoziation を協力社会と訳した (1)。

「共産党宣言」の準備作業と見なされるエンゲルス(1960)の「共産主義の原理」(1847)では、一問一答形式で書かれているが、その問14「この新しい社会秩序は、どんな種類のものでなければならないだろうか」に対する答として、「それは、なによりもまず、工業および一般にあらゆる生産部門の経営をたがいに競争する個人の手からとりあげ、そのかわりに、すべてこれらの生産部門を、全社会によって、すなわち共同の計算で、共同の計画にしたがって、また社会の全員を参加させて、経営されるようにしなければならないであろう。こうしてそれは、競争を廃止し、そのかわりに、共同社会（アソツィアツィオン－エンゲルス）をもってくるであろう」（全集第4巻、387-388頁）。

同じ箇所がマルクス＝レーニン主義研究所訳では「競争を廃止し、そのかわりに、協同社会をもってくるであろう」（国民文庫、88頁）となっている。共同も協同も同じ意味である。マルクスとエンゲルスの社会的呼びかけの初期段階における協同組合に関わる言説を確認した。

次に、『資本論』第1部が刊行された1867年から8年後の1875年に、マルクス（1968）が書いた『ゴータ綱領批判』では、共産主義の高い段階における協同組合の意義が、ラサールに対する批判をつうじて解明されている。

「共産主義社会のより高度な段階で、すなわち個人が分業に奴隷的に従属することがなくなり、それとともに精神労働と肉体労働との対立がなくなったのち、労働がたんに生活のための手段であるだけでなく、労働そのものが第一の生命欲求となったのち、個人の全面的な発展にともなって、またその

生産力も増大し、協同組合的富のあらゆる泉（原文は alle Springquwellen des genossenschaftlichen Reichtumus）がいっそう豊かに湧きでるようになったのち―そのときはじめてブルジョア的権利の狭い範囲を完全に踏みこえることができ、社会はその旗の上にこう書くことができる―各人はその能力におうじて、各人にはその必要に応じて！」（全集第19巻、21頁）。

このような社会としてマルクスは協同組合的社会を想定する。そして「生産手段の共有を土台とする協同組合的社会の内部では（原文は Innerhalb der genossenschaftlichen, auf Gemeingut an den Produktionsmitteln gegründeten Gesellschaft）、生産者はその生産物を交換しない。同様にここでは、生産物に支出された労働がこの生産物の価値として、すなわちその生産物にそなわった物的特性として現れることはない。なぜなら、いまでは資本主義社会と違って、個々の労働者は、もはや間接にではなく直接に総労働の構成部分として存在しているからである」（同前、19頁）。

次は、最後の段階の言説の確認である。ここでは、彼らの最も体系的な著作であるマルクス（1989）「資本論」の第3部の最終篇である「第7篇　諸収入とその源泉」から引用する。

「自由の王国は、事実、窮迫と外的な目的への適合性とによって規定される労働が存在しなくなるところで、はじめて始まる。したがってそれは、当然に、本来の物質的生産の領域の彼岸にある。野蛮人が、自分の諸欲求を満たすために、自分の生活を維持し再生産するために、自然と格闘しなければならないように、文明人もそうしなければならず、しかも、すべての社会諸形態において、ありうべきすべての生産諸形態のもとで、彼（人）は、そうした格闘をしなければならない。彼の発達とともに、諸欲求が拡大するため、自然的必然性のこの王国が拡大する。しかし同時に、この諸欲求を満たす生産諸力も拡大する。この領域における自由は、ただ、社会化された人間、結合された生産者たち（原文では assoziierte Produzenten）が、自分たちと

自然との物質代謝によって―盲目的な支配力としてのそれによって―支配されるのではなく、この自然との物質代謝を合理的に規制し、自分たちの共同の管理のもとにおくこと、すなわち、最小の支出で、みずからの人間性にもっともふさわしい、もっとも適合した諸条件のもとでこの物質代謝を行うこと、この点だけにありうる。しかしそれでも、これはまだ依然として必然性の王国である。この王国の彼岸において、それ自体が目的であるとされる人間の力の発達が、真の自由の王国が―といっても、それはただ、自己の基礎としての右の必然の王国の上にのみ開花しうるのであるが―始まる。労働日の短縮が根本条件である」(1434–1435頁)。

マルクスとエンゲルスが研究して到達した、人類社会が必然の王国から自由の王国へ発展する道筋の最後の言葉は、「結合した」あるいは「協同した」「生産者たち」が、社会的生産手段をその手に握ることである。

再度確認するが、マルクスとエンゲルスは協同組合を（偉大な空想的社会主義者としての）オーエンやイギリスの先進的労働者たちが、資本家なしで経済社会を運営できることを示す先駆的取り組みと評価し、工業、農業、商業、金融という経済活動の主要な領域で、事業を具体的に展開したことに注意を払った。

しかし、空想的社会主義者と異なって、マルクスとエンゲルスは、この協同組合が、大工業から、つまり資本主義の発展が、必然的に生みだした人類史的所産であり、資本主義から労働者階級を解放するには、協同組合運動だけでは不可能であって、労働者階級による国家権力の奪取が不可欠であることを認識していた。

マルクスとエンゲルスという科学的社会主義の創始者たちは、資本主義社会から次の社会（経済的社会構成体）への発展の過渡期において、協同組合的所有および協同組合的所有に基づく協同組合的企業を、資本主義経済の中でも労働者の自主的な企業形態として重視したし、共産主義経済の中の過渡期における、国有企業と並ぶ主要な企業形態の一つとして位置づけていたのであり、本来の共産主義社会（国家が死滅した社会）における主要な企業形態と位置づけ

ていたのである。

　共産主義社会に与えた基本的スケッチは、「土地の国有化は、労資の関係に完全な変化をひきおこすであろうし、結局は、工業であろうと農業であろうと、資本主義的生産を完全に廃止するであろう。そうなったときはじめて、階級差異と特権とは、それを生みだした経済的土台といっしょに消滅し、社会は一つの自由な『生産者』の協同組合に変わるであろう」というものであり、「すべての生産部門は、しだいに最も効果的な形態に組織されていくであろう。生産手段の国民的集中は、合理的な共同計画に従って意識的に行動する、自由で平等な生産者たちの諸協同組合からなる一社会の自然的基礎となるであろう。これこそ、19世紀の偉大な経済的運動がめざしている目標である」というものであった(2)。

■注
（1）日本で最初に翻訳した堺利彦は英訳から日本語に訳した。英文では、associationである。なお、『共産党宣言』の翻訳史については大村（2006 a、2006 b、2009）等の詳細な研究がある。
（2）マルクスとエンゲルスの協同組合論を岡田（1998）は以下のようにまとめているが、著者の結論と同様である。
　　「マルクスやエンゲルスは、オーエンら『偉大な空想的社会主義者』の構想を継承して、社会主義を自由な生産者たちの諸協同組合から成る一社会」、『協同組合の連合体』、『自由な協同組合労働の調和ある一体系』とみなした。そして事実上そこで資本＝賃労働関係が止揚されているこの協同組合は、すでに資本主義のもとで、工場制度や信用制度にもとづいて実際に発展し、拡大しているとした。彼らと空想的社会主義者との相違は、こうした『過渡的形態』の出現が、偶然的で個々の個人の主観的な努力によるものではなく、大工業の発展によって客観的に必然化されること、また既存の資本主義的形態による障害を排除してこの形態を全国家的規模で一つの連合体として編成するためには、労働者階級による権力奪取が必要であることを認めるか否かという点にあった」（151-152頁）。

第11章 マルクス・エンゲルスの協同組合に関する用語について

　本章の最後に、マルクスとエンゲルスが協同組合に関して使用した用語について付言しておく。まず、初期の『共産党宣言』から『ゴータ綱領批判』『反デューリング論』『資本論』までの用例を確認しよう。

◎マルクス・エンゲルス『共産党宣言』（1848年）
　　「結合社会をつくった諸個人の手に」（原文は Händen der assoziierten Individuen）
　　「1つの結合社会」（原文は eine Assoziation）

◎マルクス「個々の問題についての暫定中央評議会代議員への指示」（1867年）
　　協同組合労働（原文は Kooperativarbeit）
　　協同組合制度（原文は System der Kooperation）
　　協同組合運動（原文は Kooperativbewegung）
　　自由で平等な生産者の連合社会（原文は Assoziation von freien und gleichen Produzentent）
　　協同組合商店（原文は Konsumgenossenschaft）
　　協同組合生産（原文は Produkutivgenossenshaft）
　　協同組合工場（原文は Produkutivgenossenscaft）
　　協同組合（原文は Kooperativgesellscaft）

◎マルクス『土地の国有化について』（1872年）
　　「協同組合に結合した農業労働者」（原文は assoziierte Landarbeiter）
　　「社会は1つの自由な『生産者』の協同組合」（原义は eine Assoziation freier "Produzenten"）

「合理的な共同計画に従って意識的に行動する、自由で平等な生産者たちの諸協同組合からなる１社会」（原文は eine Gesellscaft…, die sich aus Assoziationen freier und gleichgestellter, nach einem gemeinsamen und rationellen Plan bewußt tätiger Produzenten zusammensetzt）

◎『ゴータ綱領批判』（1875 年）
「生産協同組合」（原文は Produktivgenossenschaft）
「協同組合生産」（原文は genossenschaftliche Produktion）
「協同組合」（原文は Kooperativgenossenschaft）
「生産手段の共有を土台とする協同組合的社会」（原文は Innerhalb der genossenschaftlichen, auf Gemeingut an den Produktionsmitteln gegründeten Gesellschaft）
「協同組合的富のあらゆる泉」（原文は alle Springquwellen des genossenschaftlichen Reichtumus）

◎マルクス『反デューリング論』（第 3 版 1894 年）
「協同組合【消費協同組合および生産協同組合】」（die Kooperativgesellschat【Konsumu- und Produktivgenossenschaften】）
「協同社会に結合した生産者たちの手」（原文は Händen der assoziierten Produzenten）

◎『資本論』（1867 年、1894 年——エンゲルス編集）
「労働者の協同組合」（原文は Kooperationsgeschäft der Arbeiter）
「協同組合の諸実験」（原文では cooperative experiments）
「協同組合工場」（原文では die Kooperativfabrik）
「労働者協同組合」（原文は die Arbeitergenossenschaft）
「協同組合工場と協同組合売店」（原文は（原文は Kooperativfabriken und -boutiquen）
「協同組合」（原文は die Kooperation）

「協同組合企業」（原文は Kooperativunternehmung）
「労働者の協同組合」（原文は Kooperationsgeschäfte der Arbeiter）
「結合された生産者たち」（原文では assoziierte Produzenten）

　マルクスとエンゲルスの、協同組合に関わる用語の使用例は、基本的には上記で尽きている。まずは、初期から後期まで一貫していることが理解できよう。また、使用例は多様でも、表されている内容は同じである。
最も重要で基礎的な用語である協同組合という日本語訳を例にしても、ドイツ語では以下の5つの表記が使用されている。それぞれが使われている文脈を考慮しても、Gesccäft が商店、事務所という消費的ニュアンスを持つ以外は、特段の違いは認められない。

　　Assoziation
　　Kooperativgesellscaft
　　Kooperativgenossenschaft
　　Kooperationsgeschäft
　　Kooperation

　そもそも、マルクス理論における商品、価値、資本、労働力、労働手段、生産力等々のカテゴリーが、極めて厳密に定義されているのと比べると、「協同組合」「協同」については厳密な定義は与えられていない。むしろ当時の社会における日常用語をそのまま記述に用いているのである。
　したがって、個々の箇所における原語や訳語の違いを取り上げて、マルクスやエンゲルスが、現在われわれが理解している協同組合・協同組合運動・協同組合企業などと異なる何か別の事柄を論じていると主張するならば、それは深読みにすぎるのみ取り眼の誤りと言わざるを得ない。

第3篇
レーニンと協同組合

レーニンの協同組合論の歴史的展開を鳥瞰するのが本篇の目的である。その協同組合論の骨格は、マルクス、エンゲルスの協同組合論の基本的見地を引き継ぎつつも、レーニンが直面したロシア革命の実践の中で、歴史とともに振幅の大きな変化を遂げている。本稿の主眼は、その過程を歴史的文献の中でたどりながら、レーニンの協同組合論から現代に生かすべき理論を汲み出すことである。

第1章　マルクス、レーニン等の協同組合運動に対する影響

　直接的にはスターリンのプリズムを通したレーニンの協同組合論が、また、レーニンを通して不正確さを残しつつもマルクス・エンゲルスの協同組合論が、戦前の日本でも、少なからぬ影響を協同組合活動家に及ぼした。
　1934年に刊行されて、多くの協同組合活動家に読まれたカントール（1970）の『協同組合論』日本語訳は、1970年に再刊された。再刊後も増刷を重ねた。戦前からの協同組合活動家であり、協同組合論に関する著作も多い山本秋は「再刊によせて」で次のように回顧している。
　初版時は、「実践活動のなかでマルクス・レーニン主義的な立場からまともに取組んでいきようもない時代」であった。「こうした時代ながら、多少とも科学的な立場から協同組合に接近し、あるいは接近しようとしていた活動家や研究家の間では、わが国にはじめて紹介されたマルクス・エンゲルス・レーニンなどの協同組合理論の体系的な解説書であり、ロシア革命の各段階――10月革命以前のロシアから、内戦と干渉戦争の時代、戦時共産主義から新経済政策の時代、すなわち復興期から再建期にかけての時代にいたる各段階――における協同組合の実際的発展とそれに対処したレーニン、スターリンなどの協同組合理論の発展を系統的にまとめあげた歴史書であるとともに理論史でもあるこの本を必ず机上にそなえようとしたものである」（1−2頁）。
　医療生協関係者でも、倉敷医療生協の専務理事や理事長を歴任した栗本泰治

などは、カントールを読んでいる。彼は、1948年に倉敷にあった大原農業研究所の研究員となり、吉岡金市のもとで農業経済学を学んだ。そのころに、「カントールの『協同組合論』とか近藤康男の『協同組合原論』とかを読んだ記憶があります。ただ、若いので便利に使われて、いろんな資料集めや原稿書きや、そんなことばかりやらされていました」（篠崎次男、1992、53ページ）と語っている。自覚的に協同組合論を学ぶのは医療部会創設以降である。「ロッチデールの原則だとか、なんだとかいうのは初めて文書でハッキリしてきたのは、医療部会が出来て、日本生協連から文書が来るようになってからです」（日野が2002年5月20日に行った聞き取り）。それにしても、カントール『協同組合論』は広く読まれたのである。

　マルクス理論の影響についてはどうであろうか。戦後日本の生活協同組合論を論争史的に跡づけた相馬健次（2002）は、戦後の生協論に大きな刺激を及ぼした「近藤理論」を巡る論争が、主にマルクス主義経済学に属する人々によって進められたことを指摘している（12頁）。

　以上の瞥見からしても、マルクス、エンゲルス、レーニンの協同組合に関する理論的・政策的・実務的な著作・発言は、内外の協同組合運動において、少なからぬ現実的な影響力を持っていたことが理解されよう。

　また、歴史的に検討した上での話ではあるが、彼らの協同組合理論（特にマルクス、エンゲルスのもの）は、これからの協同組合運動にとって、多くの示唆を与えるものである（この論点については日野秀逸1994a、1995aおよび本書第2章を参照されたい）。

第2章　レーニン協同組合論の非歴史的扱い──過大評価の例

第1節　レーニンの晩年の理論的到達点を非歴史的に絶対化する

　第1篇で検討した、マルクス、エンゲルス、レーニンの協同組合論に対する無視は、問題を非歴史的に扱ったものでもある。本稿のテーマに引きつけていえば、レーニンの協同組合論を過大評価するのも非歴史的接近によるのである。その例がカントールの『協同組合論』である。

　カントールの『協同組合論』を通してもたらされたものは、山本も指摘しているように、実はスターリンのフィルターを通して語られるレーニンの議論であり、レーニンからの引用に次ぐのがスターリンからの引用である。ここでは、カントールの『協同組合論』を全面的に批判するのではなく、カントールが、レーニンの協同組合論を過大評価する論法、したがってレーニンに指導されたソ連の協同組合の組織と活動を過大評価する論法を確認するにとどめる。

　カントールは、レーニンの「協同組合計画」をこの上なく高く評価する。

　「レーニンの協同組合計画の根本的エレメントは明瞭である。それは二、三手当り次第にとり上げられた文書にもとづいて解明さるべき性質のものではない。レーニンの協同組合計画は、マルクス主義＝レーニン主義のあらゆる学説と同様に、ドグマではなく、それは行動のための指針である。レーニンの協同組合の計画の遂行は厳格な合則性をもって実現され、それはソヴェト経済の一般的発展条件に依存して幾多の段階を経過し、また協同組合化の一定形態および協同組合組織の機能的経済的活動の一定方法によって特徴づけられている」(157頁)。

　そして、レーニンの協同組合計画は、レーニンの全理論・政策活動の集大成であり、ロシアにおける革命の基本問題を解決したものだと位置づける。

「レーニンの協同組合計画はレーニン主義の全教説より生まれたものであることを断乎として規定して、われわれはこれによりこの計画の原則的および政治的意義をとくに強調するのである」(195頁)。「レーニンの協同組合計画の本質は小農民経営を大規模社会主義的農業に改造する点にあるのであるから、計画の遂行はプロレタリア革命の基本的なもっとも困難な問題を事実上解決したことを意味する」(同前)。

カントールに限らず、レーニンの協同組合論を過大評価する論者たちは、レーニンの協同組合に関する政策を、協同組合計画に集約・代表させることが多い。ここで、多くの「社会主義経済学」のテキストを比較検討することは省くが、2、3の例を提示しておく。

ソ連以外の国の教科書として、旧東ドイツのドイツ社会主義統一党中央委員会政治局が委任し、ギュンター・ミッターク(1972)を中心に執筆された『社会主義経済学——ドイツ民主共和国における理論と実践』では次のように記載している。

「統一的な社会主義国民経済の創造は、工業についで国民経済のもっとも重要な部門である農業の社会主義的改造を必須たらしめる。だがこの課題はどのように解決せらるべきか。この問いにたいする理論的および実践的回答は、資本主義から社会主義への移行期のもっとも複雑な諸問題のひとつである。マルクス、エンゲルス、とくにまたレーニンは、将来の発展を予見しながら徹底的にこの問題にとり組んだ。かれらの学説は、とくにレーニンの協同組合計画に集約されており(下線は日野)、それはDDRの農業政策の基礎ともなっている」(106頁)。

ここでは、マルクス、エンゲルスの協同組合論をも集約した成果として、レーニンの協同組合計画が評価されている。

上島武(1974)は、レーニンがエンゲルスの「フランスとドイツの農業問題」を受けついだ足跡を次のように評価する。「ロシアの農民を社会主義に導く具体的な構想を展開した。まず、革命時に没収された国有地、貴族・教会地に模範農場としてのソフホーズ(国営農場)を建設する。他方、個人農民を流通領域でのさまざまな協同組合に吸引する。協同組合活動に農民が習熟し、その有

利さを自覚してゆく過程で、また、国家がこれらの協同組合にできるだけ多くの物質的援助を与えてゆく中で、しだいに農民が生産過程そのものの協同化を自発的にめざすようになる。ここで社会主義工業が、社会主義的大農業の建設に必要な大量の農業生産手段を提供することが決定的な役割をはたす。以上が、いわゆる『レーニンの協同化計画』と呼ばれるもののあらましである」(30頁)。

協同組合計画が、農民の集団化や住民の消費協同組合への組織等々を、自主性に基づいて、自覚に基づいて進めることを包含した方針だとすれば、それを否定する必要はまったく存在しない。問題は、実際に行われた事実である。この点では、本書第2章第3節で既に引用したが、バーチャル（1999）が、「そうはいっても、いったん自律性が破壊されてしまえば、それを再建するのは至難の業だということをレーニンは悟った。晩年に彼は協同組合に帰依するようになったのに共産党はそれを支配することをやめようとはしなかったのである。1935年にはスターリンが都市部の生協を廃止し、1000万人の組合員に補償をすることもなく、その資産を没収してしまう。しかし、4300万人の組合員を抱える農村部の生協は、生き延びることができた」(60頁) と述べていることを再度紹介しておこう。

本稿の主題との関係で言えば、カントール等が高く評価する「協同組合計画」は、レーニンが最晩年に到達した主として農業協同組合に関する理解であったことを忘れてはならない。レーニンの協同組合に関する理論、政策を、時期と分野を問わず、すべて「協同組合計画」と同じ質のものとして扱うのは、まさに非歴史的態度に他ならない[1]。

■注

（1）今井義夫（1988）は、レーニンの協同組合計画がゴルバチョフらによっても高く評価されていること、そしてソ連科学アカデミー編の1965年版歴史学辞典の「レーニンの協同組合計画」を紹介したあとで、「しかし、レーニンの協同組合に関する思想をその初期からたどってみると、右のような思想は彼の到達点であって、はじめからそのようなものであったわけではないことがすぐに明らかになる。

　レーニンの思想もロシア革命の諸段階で内容的に幾多の変遷を重ねている。その各段

階の経験の蓄積と外的条件の変化が、彼の晩年の『協同組合について』(1922) において結実しているのである。厳密にレーニン的協同組合原則、または協同組合計画という言葉を使う時には、それがどの時期のものであるかを明らかにしなければならない」(316頁) と注意している。正しい指摘である。

第2節　レーニンの弱点を過大評価したカントール

カントールは、レーニンの協同組合論を特徴づける際に、今日的には弱点とみなされるレーニンの所論を、一面的にかつ過大に評価している。レーニンの協同組合論が、カントールのプリズムを通して紹介された気味のあるわが国の場合、この問題は十分に押さえておくべきであろう。

まずカントールは、資本主義のもとでの協同組合を過小評価する。カントールは、生産組合は資本主義的性質を帯びやすいし、消費協同組合はたいしたことができないと主張している。

「協同組合は、自分のなかで発生し、生存し、活動するところの資本主義の諸条件から超越することができないばかりでなく、なおこれら諸条件の影響を自らの上に反映する。この点では生産組合がとくに特徴的である。それはとくに容易に純資本主義的企業に転化するのである」(34頁)。

「消費組合は労働者のために、たんにはなはだ少額の収入の補助的源泉として、資本との補助的な闘争手段として役立つにすぎない」(同前。下線は著者による)。

カントールの主張は、資本主義のもとでの協同組合の軽視と言わざるを得ないし、既出「コペンハーゲン大会のロシア社会民主党代表団の協同組合についての決議」に見られるレーニンの論点をさらに一面的に拡大したものである。また、なぜ生産組合の方が消費組合よりも容易に純資本主義的企業に転化するのかは、説得的には説明されていない。なお消費協同組合を過度に重視するのは、後で詳しく見るように、「記帳と統制」論と結合したレーニン協同組合論の特徴であり、弱点でもある。

ところが、社会主義（労働者階級が権力を把握した社会）では、消費協同組

合は極度に重視されることになる。その理由は、ネップ後期以前のレーニンによれば、配給組織として恰好の存在だという、いささか便宜的、道具主義的傾斜からの協同組合把握である。

カントールは、資本主義のもとでの協同組合は批判・暴露の対象にすぎないと主張する。前述のように、カントールは、資本主義のもとでの協同組合の意義を極めて限定的に過小評価する。例えば、今日の協同組合運営の基本的な原則を生み出したと評価されているロッチデール公正先駆者協同組合についても、「ロッチデール主義は事実上、商業資本の搾取からの消費者の経済的擁護というわずかに若干の覇気をもつ任意な資本主義的経営の規範であった。だがこの小さい覇気すら今日では協同組合的改良主義者の精神によって踏み倒されている」(69頁) とほぼ全面否定している。

その上で、労働者階級が資本主義のもとで協同組合に対して取るべき態度は、批判・暴露だと主張する。つまり、「労働者階級の任務は協同組合員大衆の前でブルジョアジーおよび改良主義者の真の意図を暴露することにある」(70頁) というのだ。

確かに、協同組合運動には大資本の影響も持ち込まれるし、改良主義に親和性を示す傾向もある。しかし、協同組合運動は、大衆的自主的組織・運動として、労働者・勤労者の生活と営業を大資本の支配から守る事業を、実際に展開してきたことは事実である。また、たとえそれが、ソ連共産党の路線とは別のものであっても、ＩＣＡやヨーロッパの少なからぬ協同組合組織が、ファシズムに抵抗し、平和を要求して戦ったことも事実である (バーチャル、1999、53-58頁)。

本書第2編第6章で詳細に検討したように、マルクスとエンゲルスは、資本主義の下での協同組合の役割を高く評価したし、ロッチデールの協同組合群に強い関心を払っていた。また、協同組合主義については厳しく批判し、さらには、協同組合運動が一定の成功を収めた場合に予想される資本・国家権力からの弾圧や懐柔策についても、十分に考察していた。

マルクス・エンゲルスの到達点と比べた場合に、むしろレーニンの弱点とみなされる緒論点をカントールが過大課題したことは、少なくとも戦後のある時期まで、左翼の運動が、スターリンの影響下におかれた日本においては、協同

組合運動に対してマイナスの要因となった。

第3章 生活の意味について

　本書のなかに生活という表現はたびたび登場する。生活協同組合自身が生活を含んだ概念である。ところで本書では、「生活」については、特段の定義をせずに、人間活動の全領域という程度の意味で用いているが、著者の生活についての理解は上田耕一郎（1963–1973）に依拠している。長くなるが重要な論点なので引用する。

　「それは第1に、いっさいの人間的諸活動を個人の場で切りとったもの、すなわち、1人ひとりの人間にとっての1個の小宇宙を意味している。人間の尊厳も栄光も、その創造性も未来もすべて生活のなかにはらまれ、はぐくまれる。『1個の生命は地球よりも重い』といわれるのと同じように、1人ひとりの生活はなにものにもまして貴重であり、1人ひとりの、自己の生命と生活のかけがえのない貴重さにたいする誠実な態度が、すべての人類の生命と生活の尊重につながるものである。自分の生活を大切にすることなくして、他人の生活を尊重することはできないし、他人の生活を犠牲にして自己の生活を人間的に生きることはできない。人間の進歩が、人間全体の物質的・精神的生活の成長と向上にあるとすれば、すべての富、すべての科学技術、あるいは芸術、理論、あるいは組織や制度もまた、結局はその社会の成員のゆたかで幸福な生活のためにあるものでなければならず、この意味では、私たちの生活とは、これらすべてのものの価値を測る究極の基準にほかならない。『生活』という言葉には、私たちのすべての希望と理想とが託されている。

　しかし第2に、生活という言葉は、こうした希望や理想を裏切るきびしい現実として、生活にこめた希望や理想が高ければ高いほど、それをかちとるための毎日のたたかいとして私たちに意識される。物質的生活に思いわずらうことのない、きわめて少数の人々をのぞいて、現代に生きる私たち大多数の人間にとっては、生活とは直接的にはまず家庭の生存の維持であり、社会的体面を失わない程度の物質的条件の獲得であり、そのための苦しい労働の連続であり、

その労働につくための職を得る格闘を意味している。生活のための格闘に敗北した人は、時には生存を放棄することさえある。日本の自殺率は世界でも有数の高位に属しているが、そのなかには生活苦、事業の失敗、将来への不安と絶望、病苦など、生活問題に関連する原因がかなりのパーセンテージを占めている。死を選ばないまでも、それを下回ると貧血状態や知能の低下などの危機的症状が生まれるという生存線ぎりぎりの「最低生存費」以下の水準で生活している人々の数は、都市の労務者世帯で20％から30％に達している。生活保護世帯水準またはそれ以下の生活をしている「ボーダーライン層」は、おそらくもっとも実数に近いと思われる最初の『厚生白書』（昭和31年度）によれば、日本全国で約200万世帯1000万人の多数にのぼり、昭和37年の東京都『都民生活白書』によれば、東京では人口の約30％300万人にのぼっている。こうした現実を離れて、生活ついて語ることはできない」。

このように、生活の意味を広く深く捉えて、上田は、生活を豊かなものにするための総合的で持続的な営み、闘いが、人間の生活を尊重するような社会へと根本的に変えるための、基本的道筋であることを、解明している。著者は、高校3年生の時に上田論文と出会った。日本をどのように変えれば、悲惨な貧困から脱却できるのかという問題意識を持っていた当時であり、一読して、目から鱗が落ちる思いで、大きな衝撃を受けたということもあり、また、極めて優れた現代革命論であるということもあって、長い引用をした。著者が協同組合を見る視点も、このような生活という問題意識の延長上にある。

第4章　発達した資本主義諸国における革命と協同組合

　なお、協同組合が現代の発達した資本主義諸国における革命のなかで、どのような意義を持つのか、という論点については多くの文献が言及している。協同組合自体が、大資本に対する抵抗の組織であるという事情からも、資本主義社会を変革する契機として協同組合を位置づけるのは、いわば伝統的な観点でもある。例として生協総合研究所編（1993）をあげておく。

　社会主義経済学の側から先進資本主義諸国における社会変革と協同組合の意義をまとめたものとしては、荒木武司（木原正雄・長砂實編、1976）が「先進国革命と協同組合の意義」という項において、資本主義を社会主義的に変革するうえでの協同組合の役割・意義を歴史的に検討している。つまり、「マルクス＝エンゲルスにおいては生産部面の協同組合化が強調されていたのに対して、レーニンは生産部面よりはむしろ消費部面の協同組合化に現実的有効性を認めている。またレーニンの定式化においては、現在さしせまった生活苦・搾取との防衛的闘争、さらに将来社会のための管理・運営の訓練、いわば『共産主義の学校』としての意義が鮮明にされている」（97–98頁）ことを、第1に資本主義経済の発展段階、第2にプロレタリアートの階級闘争の発展段階の差異を踏まえて理解している。

　さらに荒木は、マルクスやレーニンの時代以降の資本主義の展開に目配りをしつつ、協同組合運動が「総じて反独占民主主義的な性格をもった広範な住民による活動の諸分野をきりひらき、しかもそれらの諸活動は、今日すでに生活防衛的な効果を現実にあげつつあるといえる」（98–99頁）と総括している。また、荒木は、引用文に示される諸活動に広範な住民が参加し、そのなかで、住民自身が管理と記録の訓練を身につけ、協同組合の意志決定や各種政策実現機関（行政機構などを含む）に参加し、「政治的・経済的民主主義の広大な基盤を形成する」側面にも着目している。荒木は、協同組合運動が持つ住民の統

治能力の訓練・形成という側面を重視し、「この側面は、先進国革命・社会主義建設にとって最大の試金石の一つとなるであろう個性ゆたかな書庫人の欲望と消費の多面性、およびその背景たる高度の民主主義と自由の建設という歴史的諸課題を実現していくうえで、大きな意義をもつことになろう」(99頁)と結論づけている。まったく、適切な指摘と言えよう。

　本節の最後に、荒木が先進国革命における協同組合の意義を考察した1970年代半ば以降の協同組合運動の発展について、注意を向けておこう。70年代以降、先進資本主義諸国では、社会サービス領域の協同組合が発展している。この意義は本書第1章第7節で、ペストフにも言及しつつ取り上げておいた。また、生産部面でも、イタリアのボローニャやフィレンツェ、スペインのバスク地方にあるモンドラゴンの協同組合群による総合的な地域経済・地域生活の再建・発展など、注目すべき実践例が生まれている。本稿の課題を超えるが、改めて、現代先進国革命における協同組合の意義が提起されていることは間違いない。

第5章 レーニン協同組合論の基本的性格

第1節 歴史的文脈で理解する──レーニンの理論を検討する上での問題意識

　マルクスとエンゲルスの場合と同様に、レーニンもその決して長くはない生涯（1870〜1924）の間に、理論と実践の両面で、巨大な仕事をなしとげた。協同組合の理論だけをとっても、ロシアでは資本主義が未発達で、そのことが社会の進歩を妨げている段階には、資本主義を進めるのではなく遅らせようとする、反動的な小商品生産者の協同組合（アルテリ等）を批判した。これは、アルテリなどに、ロシアにおける資本主義を通らずして社会主義に向かう現実的根拠を求めたナロードニキとの激しい論争を意味する。

　また、資本主義の下での労働者の協同組合については、その積極性を支持しつつも、社会民主主義や小ブルジョアジーの影響下にある場合の弊害について率直に批判した。また、1917年に労働者階級が権力を掌握してからは、この新しい条件のもとで、社会主義を目指す経済制度を建設する上で、労働者や農民や住民各層の協同組合が、どのような役割を果たすことができるかを模索した。

　国際的・国内的反革命包囲網に攻撃されている時期の「戦時共産主義」下の協同組合、新経済政策（ネップ）体制下の協同組合、等々とロシア、ソ連が直面した課題との関係で、協同組合政策を具体的に探求した。この過程で少なからぬ誤り、あるいは深刻な誤りも犯したが、最終的には、自主性を基礎とする協同組合の在り方を擁護するに至った。死の半年前のことである。

　したがって、マルクスやエンゲルスに対するのと同様に、レーニンの協同組合論に対しても、その理論・主張がなされた歴史的文脈に即して理解し、検討しなければならない。

　さらに、レーニンは、ロシアという、遅れた、しかも一種の原始共産制をも少なからず併せ持った特殊な資本主義国で、革命運動を理論的、実践的に指導

した。しかも、権力を奪取し、政府の責任者としての政治的決定を行った。こうした事情は、レーニンの協同組合論に対して、普遍的な内容と共に、特殊ロシア的制約も与えることになった。

　レーニンが行った協同組合に関する探求は、基本的にはマルクスやエンゲルスに通じる骨格があった。それは、協同組合を決まり切った「教条」、「協同組合教」として扱うのでもなく、経済問題に対する「万能薬」として扱うのでもなく、経済、政治全体の進歩的変革という大道の中において具体的に検討する態度である。また、協同組合の研究を、社会科学とりわけ経済学と結びつけて研究する姿勢である。

　同時に、レーニンは協同組合の原則（とりわけ自主的組織であるという大原則）に反する大きな誤りも犯している。この誤りは、情勢による一時的誤りというわけにはいかない、レーニンの革命論の基本と結びついた根深い性格の誤りであった（特に貨幣と市場の軽視・無視と不可分の、消費組合を全国民強制加入の物資配給組織とみなす誤り）。

　上記の問題意識を念頭に置きつつ、ここでは、レーニンの協同組合論の骨格を押さえておく。

第2節　自主的大衆的協同組合は資本主義が生み出した文化的遺産

　レーニン（1957 ⅰ）は、イギリスとフランスが干渉戦争に乗り出した直後の1918年11月26～27日に開かれたモスクワ中央労働者協同組合代表者会議で演説を行い、かなり総括的に、協同組合に関する考えを示した。協同組合とソヴェト権力との関係も検討されている。

　「われわれは人民委員会議でなんども、とくに最近、協同組合とそれにたいする労農権力の態度とに関する諸問題を審議する機会があった。
　この方向で思いおこす必要があるのは、資本家階級との経済闘争という原則のもとに打ちたてられた協同組合の役割が、かつて資本主義権力の時代に

どんなに重要であったか、ということである。

なるほど、協同組合は、それなりに分配という実際の仕事を手がけるにあたって、しばしば資本主義と商業利潤を分けあうという志向にしたがって、人民の利益を個々のグループの利益に変えてしまったことも非常にしばしばあった。協同組合活動家たちは、純然たる商業上の利益をめざして、彼らにはまだあまりにも遠くて到達しがたいものにおもわれた社会主義体制のことをしばしばわすれたのである。

協同組合はしばしば、主として小ブルジョア分子を、すなわち協同組合運動内の志向については自分の小ブルジョア的利益にしたがっていた中農を、統合していた。けれどもこれらの協同組合は、疑いもなく大衆の自主活動を発展させる仕事をした。そしてこの点に協同組合の大きな功績がある。協同組合は実際に、大衆の自主活動を基礎にして大きな経済組織を打ちたてた。——そしてこの点で、それが大きな役割を演じたことを、われわれは否定しようとはおもわない（下線は著者、以下同様）。

これらの経済組織は、あるばあいには、資本主義的機構に取ってかわりそれを補足しうる組織に発展した、——このことをわれわれはみとめなければならない。ところで都市プロレタリアートは資本主義的大工業の組織のなかへ強く引きいれられ、その結果、彼らは、地主と資本家の階級を打倒し、資本主義的機構全体を利用するのに十分なほど強力になった。

都市プロレタリアートは、帝国主義戦争がつくりだしたあの荒廃のなかでは供給の機構を整備する必要があることを十分に理解した。そしてそのために、彼らはなによりもまず大規模な資本主義的機構を利用したのである。

われわれはこのことを十分に理解しなければならない。協同組合は、高く評価して利用すべききわめて大きな文化的遺産である。

だから、われわれが人民委員会議で協同組合の役割の問題を取りあつかわなければならなくなったとき、われわれは、このりっぱに整備された経済機構全体を完全に利用することがきわめて重要なことをよくよく理解して、この問題を非常に用心ぶかく取りあつかったのである」（全集第28巻、204頁）。

ここでレーニンは、協同組合が、特に労働者協同組合が、大衆的自主性を発揮して大きな経済機構をつくりあげたこと、そしてそれらが労働者階級の基本的利益——搾取を無くし、労働者と農民などの政治的同盟が政治権力を獲得するという路線——から離れた、あれこれの政治勢力の影響を受けることも多かったが、それにしても協同組合は資本主義が生んだ自主的経済的組織であり、高く評価して受け継ぐべき文化遺産である、と主張している。ここで示されたレーニンの見方は、マルクス、エンゲルスの見解を受けつぐものであり、大衆的自主性を発揮することを重視するなど、協同組合に対する基本的見方として妥当なものと評価してよかろう。

第3節　協同組合組織網は社会主義経済を組織するうえで不可欠

　さらに、同じ報告では「協同組合組織の網がなければ、社会主義経済を組織することは不可能であり、しかもこんにちまでこの点ではまちがったことがたくさんやられてきたからである。個々の協同組合が閉鎖され、国有化されたが、それなのにソヴェトは、分配をうまくやれなかったし、ソヴェト商店を組織することをうまくやれなかった」（同前、208頁）と概括している。社会主義経済における協同組合の極めて重要な役割を再確認、これに照らして、実際にはソヴェトが多くの誤りを犯したことを自認し、この誤りを是正するために新たな法令が出されたことを説明している。
　誤りの第1は国有化である。
　「そこでこの法令に従えば、協同組合から取りあげられたものはみな、それらすべての協同組合に返還されなければならない。
　協同組合は国有化を解かれ、復興されなければならない」（同前）。
　次いで、レーニンは、協同組合が大きな仕事をするには、大衆の自主的活動が、総じて協同組合の自主性が発揮されなければならないこと、この点での誤りが第2の誤りであることを指摘する。
　「……大衆の自主活動にもとづく機構をわれわれがもっているかぎり、わ

れわれはそれを、これらの任務（生産物の供給と分配の仕事—日野）の実現の方向に向けなければならない。これらの組織をつくりだした大衆の自主活動を、まさにこの点で活用することが重要である。供給の仕事には最下層の大衆が引きいれられることが必要である。そしてわれわれは、これを、協同組合の、またほかならぬ労働者協同組合の主要な課題として立てなければならない。

　供給の仕事、生産物の分配の仕事は、各人が理解できるものである。帳簿に苦労したことのない人間でも理解できる。だがロシアでは、住民の大部分がまだ無知蒙昧である。なぜなら、労働者と被抑圧大衆に教育を与えないでおくように、あらゆる手が打たれていたからである。

　しかし、大衆のなかには、予想しうる以上のすばらしい才能を発揮できる人がいくらもいる。<u>だから労働者協同組合の任務は、これらの人々を引きいれ、彼らを発見し、彼らに、生産物の供給と分配の直接の仕事を与えることである。社会主義社会は単一な協同組合なのである</u>」（同前、208 頁）。

革命直後に、協同組合を性急に国有化して、上からの指令で生産物の供給と分配を行おうとしたが、それは誤りであって、自発性を根底に置く大衆的基盤を持つ協同組合こそが、その任務にふさわしいという考えをレーニンがこの文章で示している。

第4節　社会主義は単一の協同組合

　引用部分の最後に出てくる「社会主義は単一な協同組合なのである」という構想は、サン・シモンやオーエンから、マルクス・エンゲルスそしてレーニンたちに至るまで、形の上では共通している。資本主義に代わるべき新たな社会が、フーリエなどの空想的社会主義者からマルクス、エンゲルス、レーニンまで形式的には、「ファランジェ、協同組合の村」、「自由な生産者の協同組合の連合」という構想で共通している[1]。

　問題は、この構想が空想から科学へと発展したことである。フーリエ、オーエンたちの、経済学的基盤を欠いた、また、資本主義社会全体の変革に不可欠

な政治的権力の奪取と、国家の改造という2つの重要な契機を欠如した、空想的な協同組合の社会は、マルクス、エンゲルスさらにはレーニンによって、科学的根拠をもち、近代的労働者階級という推進力をもつ、「生産手段の共有を土台とする協同組合的社会」（マルクス、「ゴータ綱領批判」、全集第19巻、19ページ）へと発展した。

ただし、1918年11月の時点でレーニンが、商業に代わる組織として（消費）協同組合を位置づけ、「記帳と統制」[2]路線の中で協同組合を位置づけていることを見落としてはならない。

■注

（1）協同組合と社会主義思想の関わりについては松村善四郎、中川雄一郎（1985）、とりわけ「第3章 フランス協同組合思想の形成と展開」を参照されたい。

（2）岡田進から著者への私信（2007年2月12日）による教示では、「記帳と統制」は「記録と監督」と訳す方が良いという。

第6章　自主性に関する政策と実際

第1節　協同組合論としては自主性を擁護

　レーニンは様々な時期に、様々な種類の協同組合に対して、様々なテーマに関して、積極的に議論を展開した。それらを通じて、協同組合の最大の役割、あるいは優位点とみなしているのが、自主性である。

　以下は、すでに引用した「モスクワ中央労働者協同組合代表者会議」での演説の再録だが、自主性が協同組合にとってきわめて重要なことをレーニンがよく理解していたことが分かる。

　「けれどもこれらの協同組合は、疑いもなく大衆の自主活動を発展させる仕事をした。そしてこの点に協同組合の大きな功績がある。協同組合は実際に、大衆の自主活動を基礎にして大きな経済組織を打ちたてた。——そしてこの点で、それが大きな役割を演じたことを、われわれは否定しようとはおもわない」（前出、203-204頁）。

　「……大衆の自主活動にもとづく機構をわれわれがもっているかぎり、われわれはそれを、これらの任務（生産物の供給と分配の仕事——日野）の実現の方向に向けなければならない。これらの組織をつくりだした大衆の自主活動を、まさにこの点で活用することが重要である」（同前、207頁）。

　最後にもう一つの引用を提示しよう。労働者、農民、兵士によって権力を獲得したあと、そして世界中の資本主義大国の干渉をうけ、国内では反革命派との内乱が続いていた頃に、ソ連は「戦時共産主義」と称する非常事態体制を作り上げ、革命政権を守ろうとした。1919年にはすべての協同組合が単一の消費コミューンに合同させられ、全住民が消費コンミューンに強制的に加入させられることになった。

　このような時でも、レーニンは、自治的な協同組合の本来的重要性を忘れはしなかった。レーニン（1958 h）は1919年3月19日に行った「ロシア共産党（ボ）第8回大会における中央委員会の報告・党綱領についての報告」で、

この問題を取り上げている。

「われわれの法令は、消費コンミューンを創設する方向に一歩をすすめるもので、ロシア全土にわたってあらゆる種類の協同組合の合同をさだめている。しかし、この法令によっても、たとえそれが完全に実行されたとしても、未来の消費コンミューンの内部に、労働者協同組合という自治的な部分がのこることになろう。なぜなら、この問題について実践的な知識をもっている労働者協同組合の代表者たちがわれわれにかたり、また証明したところによれば、労働者協同組合の活動は必要に応じて生まれているものであって、それらは、より高度に発展した組織として保存されなければならないからである」（全集第29巻、166頁）。

第２節　実践的には自主性への抑圧も

問題は、レーニンが示す原則的立場は、干渉戦争や経済的窮迫等々の極めて困難な情勢の中で、必ずしも首尾一貫して実践的に貫かれたわけではない、という事実である。

協同組合の自主性がソ連において存在しているか否かは、ＩＣＡにおいても論議の対象になった。国際協同組合運動に深く関わり、イギリス協同組合研究協会機関誌 Journal of Co-operative Studies の編集担当者でもあるバーチャル（1999）の記述を引いておく。この記述は本書第２章第３節で既に引用した箇所の後に位置する記述である。

「レーニンは協同組合を『集合的な資本制施設』と考え、その理事会に、拒否権をもった政府の代表を任命した。そして協同組合人民銀行が国営銀行と合併される。1919年までに、生協、農協、信用協同組合は、その地区のすべての市民から構成される消費者コンミューン〔消費コムーナ〕に改組されていた。つまり生協は主要な配給機構ではあるけれども、完全に自律性を失っていたのである。Ｊ．Ｐ．ウォーバスが言うように、『世界でもっとも偉大な自発的協同組合運動が、……政治国家によって完全に飲み込まれてしまった。人びとの自主的な運動としては、それは消滅したのである』。しかしながら、

第6章 自主性に関する政策と実際

レーニンはまもなく、自らが過ちを犯したこと、『協同組合のことを視野に入れていなかった』ために新経済政策（NEP）があまりにも行き過ぎてしまったことに気がついた。彼は、社会的所有のもとでは、『協同組合は……ほとんど常に社会主義と完全に利害が一致するものである』と論じはじめる。今しなければならないことは、『国民を協同組合に組織すること』だった。1924年には1923年12月の政令によって自主的な組合員制度が再建され、出資制度が復活し、再び生協が他から独立した組織となったし、これはより幅広い自律性を生協に許したように思われる」（59-60頁）。

バーチャルが指摘するように、協同組合の生命とも言うべき自主性に関して、ソ連の協同組合には深刻な疑問が国際協同組合運動から投げかけられていたのである。

さらに、バーチャルの記述に関して指摘すべきは、「協同組合のことを視野に入れていなかった」段階のネップから、「視野に入れた」段階へのネップへという時期区分が、暗に示唆されていることである。

著者（日野）がレーニンの協同組合論に関する時期区分として、ネップ前期とネップ後期に分けているのと共通の問題意識をバーチャルが持っていると言えよう。

もちろん、レーニンは、ネップの全期間を通じて、あるいはその活動の全期間を通じて、協同組合を視野に入れなかったことはない。バーチャルが言っているのは、協同組合に然るべき、または本来的（＝自主性を保障した）活動の場・余地を与えていたか否か、という事柄である。

現実には、旧ソ連圏諸国でみられたような、協同組合を事実上国家機構の一部に組み込んでしまったり、共産党政権が政策を実施するうえでの「道具」あるいは「ベルト」と位置づけたりしたことがある。また、ICAもソ連圏諸国の協同組合をICA加盟組織として承認した経緯もある。

現在でも、発展途上国を含めて、類似の現象は存在している。しかし、発達した資本主義諸国においては、協同組合が労働者、農民、各種自営業者等の自主的組織（入退会の自由）であり、組合員の意志決定によって運営される自律

的組織であることについては、ほぼ疑問の余地はない。

第3節　スターリンによる自主性の軽視と道具視

　スターリンと協同組合というテーマでは、1928年以降、劇的に展開された上からの強制的農業協同化がもっとも重要であろう。しかし、この論点は本稿の範囲を超えるので、立ち入ることはしない。また、渓内謙（2004）や藤田勇（2007）の詳細な研究がある[1]。

　レーニン死去までのスターリンの協同組合に関する発言には、特段の独自性や体系性は認められない。むしろ、ロシア共産党（ボ）に一般的にみられた協同組合への過小評価や、党の道具と見る傾向などを共有しているに過ぎない。

　過小評価の例をあげよう。スターリン（1952ａ）は1901年に発表した「ロシア社会民主党とその当面の任務」のなかで、経済主義の傾斜をもつ組織・運動として協同組合を捕えている。ただし、こうしたとらえ方は、レーニンにもみられ、いわば当時のロシア社会主義運動が持つ、時代の雰囲気でもあった。スターリンはこう述べる。

　　「彼ら［ロシア社会民主主義者の一部——日野］の西ヨーロッパの思想的同志（いわゆるベルンシュタイン派）と同様に、彼らは『われわれにとっては運動がすべてで最後の目標は無である』と言った。労働者階級の斗争の目標は、彼らの関心をまったくひかなかった——ただ闘争そのものがありさえすればよかった。いわゆる安価な政策が発展した」

　　……（中略）……

　　「一部の社会民主主義者の意見では、社会主義にとっては革命的闘争はなにも必要ではなく、必要なのは経済闘争——ストライキだけであって、労働組合、消費組合と生産組合があれば——それでもう社会主義の準備はできているというのである。彼らは、政治権力がプロレタリアートの手にうつること（プロレタリアートの独裁）がないかぎりは、現存機構の変革は不可能で、また労働者の完全な解放は不可能であるということを証明している、旧来の国際社会民主主義の学説を誤りであると考えた。彼らの意見では、社会主義

そのものはなにも新しいものではなく、もともと現存の資本主義機構とちがったものでない。社会主義は現存の機構のなかへもたやすくおさめることができる、どの労働組合も、いな消費組合の小店や生産組合でさえ、すでに『社会主義の一部分』である——と彼らは言った」（全集第1巻、38-39頁）。

協同組合を党の道具とみなす議論の例も枚挙にいとまがないほど頻出する。典型的例として1926年1月に発表された「レーニン主義の基礎について」における記述を示そう。スターリン（1952c）は、プロレタリアート独裁（執権）の体系内には、路線を「方向ずける力」としての党、党を援助する「てこ」「ベルト」が必要であり、これらなしにはプロレタリアート独裁（執権）を実現できない、と規定する。「てこ」「ベルト」の具体的な組織として、労働組合、ソヴェト、協同組合、青年同盟があげられる。

協同組合については、こう述べている。

「第3に、それはあらゆる枝をもつ、あらゆる種類の**協同組合**［太字はスターリン］である。それは勤労者と農民の大衆組織であり、党外の組織であり、そして、勤労者をまず第1には消費者として、また時のたつにつれて生産者としても結合する組織である（農業協同組合）。それは、プロレタリアートの独裁がうちかためられたのち、広範な建設の時期には、特別の意義をもつようになる。それは、プロレタリアートの前衛と農民大衆との結びつきを容易にし、農民大衆を社会主義の軌道にひきいれる可能性をつくりだす」（全集第8巻、53頁）。

青年同盟に関してではあるが、「道具主義」のより端的な表現は1924年4月に発表された「共産主義青年同盟内の矛盾について」に見られる。スターリン（1952b）は、青年同盟を「党の道具としての同盟」（全集第6巻、80頁）と規定したり、「同盟は党の道具であり、党の補助手段だといえるだろう」（81頁）と述べている。

協同組合の自主性に関わる議論の終わりに、マルクス、エンゲルスの議論を思い起こそう（本書第2編第8章）。彼らは、協同組合が自主性を守ることを重視していた。マルクスとエンゲルスは協同組合を重視するとともに、協同組

合が少なからぬ成功を収めた後では、ブルジョアジー自身が協同組合を利用するようになった歴史的事実を考慮して、慎重に問題を分析した。

■注
（1）藤田（2007）は、1917年から1991年までのソ連を対象にした浩瀚な研究である。特に第2章「一国社会主義とネップのディレンマ―ネップ期社会のプルーラルな構造と一党制統治の構造―」は、著者が第3編で取り組んだ課題と深く関わる部分で、社会主義制度や社会主義経済やソ連政治史等の研究には全く疎い著者にとっては教えられることが極めて多かった。ただし、本書の第3編は2006年6月から2007年3月（2007年1月を除く）に、雑誌連載を行ったものであり、2007年11月に刊行された藤田の著書を参照することはできなかった。

協同組合にとっては自主性の抹殺を主たる内容とするソビエト型社会の形成について、藤田は第3章「『ソビエト型社会＝政治体制』の原型成立」――その1『大転換』」と第4章「『ソビエト型社会＝政治体制』の原型成立」――その2『体制』の原型（30年代体制）の構造」の2つの章を充てている。この2つの章で約260頁を費やす詳細な研究である。ソビエト型社会の原型の成立を1930年代と認定している。

第4節　「みじめな一片」論に関して

レーニンは協同組合を余り重視していなかったという、いわば「左」からの協同組合（特に消費生活協同組合）批判の「根拠」として、つまりは協同組合の自主性を無視することに行き着く議論の変形として、ときに次の文章が引用される[1]。これは、レーニン（1955ｂ）が1905年に書いた「『イスクラ的』戦術の最後の言葉」という論文に出てくる。

「日和見主義者は消費組合というスローガンを主要な地位におき、革命家はプロレタリアートによる政治権力の獲得というスローガンを主要な位置におく、としよう。日和見主義者は論ずる。消費組合は、プロレタリアの現実の力であり、現実の経済的地位の獲得であり、社会主義のまごうかたない一片である。諸君革命家は、弁証法的発展を、資本主義が社会主義へとこのよ

うに成長移行することを、資本主義そのものの内部へ社会主義の細胞がこのように浸透していくことを、新しい社会主義的内容によって資本主義がこのように掘りうがたれることを、理解していないので、と。

　いかにも、と革命家はこたえる。われわれは、消費組合が、ある意味では社会主義の一片であることに同意する。第1に、社会主義とは、消費のために生産を計画的に組織する、一大消費組合である。第2に、社会主義は、強力な、多面的な労働運動なしには実現できないが、消費組合は、かならず、これらの多くの側面の1つである。だが、問題はそんなことにあるのではない。権力がブルジョアジーの手中にのこっているあいだは、消費組合はみじめな一片であって、何ら重大な転換を保障せず、何ら決定的変化をもたらさず、ときには変革のための真剣な闘争から脇道へそらせさえする」(『全集第9巻』、393-394頁)。

　ここでレーニンがおこなっている議論には、大前提がある。引用した直前には「われわれの考えをもっと一目瞭然とならせるために、例をとってみよう。問題になっているのが民主主義的変革ではなくて、社会主義的変革であると、仮定しよう。危機は成熟しつつあり、プロレタリアートの執権の時期は近づきつつある、としよう。そういうときに日和見主義者は消費組合というスローガンを主要な位置におく、としよう。革命家はプロレタリアートによる政治的権力の獲得というスローガンを主要な地位におく、としよう」。ここまでの文章に続くのが、先に引用した部分なのである。

　つまり、資本家階級から労働者階級とその政治的同盟勢力が、政治的権力を奪取すべき社会主義革命の時期ならば、正しいスローガンは「プロレタリアートによる政治権力の獲得」であり、日和見主義者はあれこれの口実を設けて権力獲得から労働者に目をそらそうとする誤りをおかすが、その誤りの1つに労働者の消費協同組合(レーニンは労働者の消費協同組合を重視し、労働者の生産協同組合は軽視というよりむしろ無視した)を拡充しようというスローガンなのだ、という一種のシミュレーションなのである。

　したがって、当時の歴史的文脈や、レーニンの議論の前提を落として、「消費組合はみじめな一片」にすぎないという言葉を一人歩きさせるのは、非歴史

的な誤りと言わざるを得ない。

■注
（1）「資本主義のみじめな一片」論は、医療領域における協同組合（＝医療生協）を否定ないしは、過小評価する議論の際に持ち出された「論拠」でもある。著者も、何度か直接耳にしたことがある。しかし、文章になっているケースは極めて少ない。

第7章 レーニン協同組合論とマルクス・エンゲルス

第1節 資本主義が生み出した文化的遺産

　前章では、レーニンの協同組合論の基本的見地について、とりわけ協同組合の自主性をめぐるレーニンの動揺を検証した。本節では、レーニンがマルクスやエンゲルスから、協同組合の分野で何を引き継いだのかを考察する。

　レーニンは一般的には、協同組合をマルクス・エンゲルスにならって、資本主義が生みだした大衆組織として、人類の文化的遺産として受け止めた。

　しかし、現実のロシアでは、消費協同組合の多くは、金持ち、貴族、インテリゲンツィアが指導的立場にあり、政党としては、メンシェビキやエス・エル（社会革命党）の影響が強かった。また、農業協同組合では、富農、中農の影響が強かった。

　上記の２つの立場（引き継ぐべき遺産としての協同組合と、清算すべき負の遺産としての協同組合）が、複雑に交差するのが、レーニンの協同組合論、協同組合政策の特徴である。

　すでに引用した1918年11月26日に行われた「モスクワ中央労働者協同組合代表者会議での演説」には、この間の事情が反映されている。まずレーニンは、協同組合を人類の文化的遺産として高く評価する。

　「<u>協同組合はしばしば、小ブルジョア分子を、すなわち協同組合運動内の志向については自分の小ブルジョア的利益にしたがっていた中農を、統合していた。けれどもこれらの協同組合は、疑いもなく大衆の自主活動を発展させる仕事をした。</u>そしてこの点に協同組合の大きな功績がある。協同組合は、実際に、大衆の自主活動を基礎にして大きな経済的組織を打ちたてた。――そしてこの点で、それが大きな役割を演じたことを、われわれは否定しようとはおもわない。……

われわれはこのことを理解しなければならない。協同組合は、高く評価して利用すべききわめて大きな文化的遺産である。

だから、われわれが人民委員会議で協同組合の役割に問題をあつかわなければならなくなったとき、われわれは、このりっぱに整備された経済機構全体を完全に利用することがきわめて重要なことをよくよく理解して、この問題を非常に用心ぶかくあつかったのである」（全集第28巻、204頁）。

他方で、レーニンはロシアにおける現実の協同組合運動が、メンシェヴィキの影響下にあることを直視しつつ、次のような注意を与えている。

「それとともにわれわれは、協同組合建設の分野での主要な働き手が、メンシェヴィキ、エス・エル右派その他の協調主義的・小ブルジョア的諸党であることを、わすれるわけにはいかなかった。これらの政治的グループがチェコスロヴァキア軍団を援助するためにさえ、協同組合を利用していたあいだは、われわれはこのことをわすれるわけにはいかなかった。そうだ、われわれの手もとにはこういった情報があったのである。けれどもそれはどこでもあったことではなく、協同組合がわれわれといっしょに活動する意志があったばあいには、協同組合をわれわれとの共同活動に引きいれたこともしばしばあった」（同前）。

第2節　消費協同組合重視と生産協同組合軽視

レーニンにおいては、工業の協同組合は問題にならない。それは国有化によって解決される課題とされている。この点は、最後まで変わらなかった。

手工業は、アルテリ⁽¹⁾の伝統もあり、生産協同組合として、過渡期の企業形態とみなされた。レーニン（1956 b）が革命前に協同組合に関する見解を系統的に提示した「コペンハーゲン大会のロシア社会民主党代表団の協同組合についての決議」（1910年）では、次のような見解が示された。一つはプロレタリア的階級闘争の方針であり、協同組合はこの闘争の道具であり、この闘争の補助手段の一つであるという、見解である。しかし、労働者階級が権力を獲得する以前には、協同組合が果たす役割は極めて狭く限定された。

「大会はつぎのことをみとめる。

　（一）プロレタリア協同組合は、中間搾取をへらし、商品供給者のもとでの労働条件に影響を与え、職員の状態を改善する等々によって、労働者階級がその状態を改善することを可能にする。

　（二）プロレタリア協同組合は、ストライキ、ロックアウト、迫害その他のさいに援助を与えることによって、大衆的な経済闘争と政治闘争においてますます重要な意義をもつようになっている。

　（三）プロレタリア協同組合は、それが労働者階級の大衆を組織するときは、労働者階級に事業を自主的に運営し消費することをおしえ、将来の社会主義社会で経済生活の組織者の役割をはたせるように、この分野で労働者階級を訓練する。

大会は、他方ではつぎのことをみとめる。

　（一）<u>その収奪が社会主義の重要目標である当の階級の手中に生産手段と交換手段がのこっているあいだは、協同組合の達成しうる改善は、きわめて狭い範囲にかぎられている。……生産協同組合が労働者階級の闘争にとって意義をもつのは、それが消費組合の構成部分である場合にかぎられる</u>」（全集第16巻、284頁）。

なお、ここでいう生産協同組合は工業の協同組合である。レーニンの規定は、当時の資本主義社会における階級闘争の現実を反映したものであり、現代の観点から裁断することはできない。しかし、マルクスやエンゲルスが、生産協同組合に重きを置きつつも、ロッチデール公正先駆者協同組合への言及など、消費協同組合への目配りも行いつつ、総合的に協同組合を評価したのと比べると、レーニンの場合は、消費協同組合への傾斜が大きいことは事実である[2]。

発達した資本主義諸国では、大資本との間で矛盾を抱える階級・階層は大きく成らざるをえない。そして、生産と消費の両面で、各種の協同組合が、大資本から、こうした広範な階級・階層の利益を守るうえで、少なからぬ実績をあげているのである。

■注
（1）アルテリとは、17 世紀からロシアで知られていた制度であるが、その規約が成文化されることは稀であった。法律的に規定されたのはかなり遅く、1799 年 11 月 12 日付の同業者組合関連の法令においてであった。そこではアルテリは「なんらかの産業経営における、または個人の力ではできない生産労働のために協同して働くことを同意した人々の間の平等な組合」と規定されていた（今井［1988］、268 頁）。つまり、農業に限らず、各種の生産協同組合の総称であった。
（2）マルクス（1966 c）は 1871 年に行われた『ザ・ワールド』紙通信員とのインタビューにおいて、国際労働者協会の目的を「政治権力の獲得によって労働者階級を経済的に解放すること」（全集第 17 巻、610 頁）としたうえで、協同組合について次のように言及している。

「以上のすべてを一言で要約しましょう。労働者階級は富の増加のただなかで貧困のままでおり、奢の増加のただなかで悲惨なままでいるのです。彼らの物質的窮乏は肉体的にも道徳的にも彼らを不具にします。彼らは他人の救済にたよることはできません。そこで彼らにとっては、自分自身の問題を自分の手にとりあげることが絶対に必要になったのです。彼らは、彼ら自身と資本家と地主とのあいだの関係を変えなければならないのであり、これは、彼らが社会を変革することを意味するのです。これが世に知られたあらゆる労働者組織の一般的目的で、土地労働連盟、労働組合と共済組合、協同組合商業と協同組合生産はそのための手段にすぎないのです。これらの諸組織間の完全な連帯を確立することが国際〔労働者〕協会の仕事です」（611–612 頁）。マルクスは、労働組合や協同組合などの組織が、単独で社会変革を行うという労働組合主義や協同組合主義を批判し、政治権力を獲得することが労働者解放の基本的道筋であり、労働者が参加する各種の組織は、そのために共同・連帯することが必要だと主張しているが、このなかで、協同組合商業と協同組合生産のいずれにも言及している。

第3節　農業分野の協同組合は重視する
　　　──エンゲルス「フランスとドイツにおける農民問題」から学ぶ

　農業分野ではレーニンは小農、中農の協同組合化を戦略とした。この分野では、エンゲルスの教えを継承した。エンゲルス（1971ａ）は、1894年に執筆した「フランスとドイツにおける農業問題」において、フランス労働党の農業綱領に見られる理論的、政治的曖昧さと小ブルジョア的動揺を批判し、科学的社会主義の農業綱領の基本的見地を対置している。その中では協同組合の役割が重要な位置を占めている。

　まず、社会主義政党の農村における階級的基盤を論ずる。

　「私は、どんな国であろうと、社会主義労働党が、農村プロレタリアートや小農以外に、中農や大農をも、それどころか大領地の借地農や資本主義的牧畜業者やその他の国民の土地の資本主義的利用者たちまでも、自分のふところにだきとる任務をもっているなどということを、きっぱり否認する。彼らのすべてにたいして、封建的土地所有が共通の敵として現れる場合はあるだろう。われわれがなにかの問題で彼らと提携し、特定の目的のためにしばらく彼らと肩を並べてたたかうことのできる場合もあるだろう。しかし、わが党には、どんな社会階級出身の個人でもいれてよいとはいえ、資本家の利益集団や中ブルジョアあるいは中農の利益集団をいれることは、断じてできないのである」（全集第22巻、490頁）

　続いて、小農に対する態度を明らかにする。

　「それでは、小農にたいするわれわれの態度はどういうものか？　また、国家権力がわれわれの手にはいったとき、われわれは小農をどのように取り扱うべきであろうか？

　第1に、フランスの綱領の命題、われわれは小農の没落が避けられないことを予見しはするが、われわれの介入によってこの没落を速めることはけっしてわれわれの使命ではない、という命題は、無条件に正しい。

また、第2に、われわれが国家権力をにぎったときに、大土地所有者にたいしてやらなければならないように、小農をも力づくで収奪する（有償か無償かは、どちらでもよい）などということは、とうてい考えられないことも、同様にはっきりしている。<u>小農にたいするわれわれの任務は、なによりも、力づくではなく、実例とそのための社会的援助の提供とによって、小農の私的経営と私的所有を協同組合的（原文は genossenschaftlich）なものに移行させることである</u>」(494頁)
　次に、エンゲルスはデンマークの実例を挙げて論証する。
　「デンマークでは、小土地所有は副次的な役割しか演じていない。しかし、この考えを分割地の地域に応用して、いくつもの分割地をいっしょに合わせ、それの総面積にたいして大規模耕作をおこなうなら、これまでの就業労働力の一部があまってくることがわかるだろう。この労働の節約こそ、まさに大規模耕作のおもな利点の1つである。これらのあまった労働力にたいしては、2つのやり方で仕事を見つけることができる。すなわち、隣接の大農場からとってきた追加の地所をこの農民協同組合の使用にゆだねるか、さもなければ、なるべくまた主として自家消費を目あてとする工業的副業のための資金と便宜を彼らに提供するかである。どちらの場合にも、かれらの経済状態は改善されるし、それと同時に<u>社会の総指導部には、農民協同組合（原文は die Bauerngenossenschaft）をしだいにより高い形態に移行させ、その協同組合（原文は Genossenschaft）全体および各組合員の権利義務を、大共同社会（原文は die große Gemeinschaft）のその他の諸部門のそれと均等化させるのに必要な影響力が確保される</u>。これを個々に、それぞれの特定の場合にどう実現するかは、その場合の状況によって、またわれわれがどういう状況のもとで公権力を掌握するかによってきまるであろう。たとえば、われわれはたぶんこれらの協同組合にもっとそれ以上の便益を提供することもできるだろう。すなわち、協同組合の抵当債務をそっくり国立銀行に肩代わりさせて利子を大幅に引き下げるとか、大経営の設立のために公共の資金から前貸しするとか（前貸しはかならずしも貨幣で、またはおもに貨幣でおこなわれるのでなく、必要な生産物そのもの、つまり機械や人造肥料、等々のか

たちでもおこなわれる)、のそのほかの便益である。
　この場合に肝心なことは、農民の家と畑の所有を救うには、それを維持するには、それを協同組合的（原文は genossenscaftlich）な所有と経営に転化させること以外には道がないことを、農民にわからせることであり、今後もそうであろう。農民を没落にむかって追いたてているものは、まさに個別的所有にもとづく個人経営なのだ」（495 頁）
さらに、大農・中農と協同組合の関連を明らかにする。
　「大農と中農も、やはり資本主義的経営や海外の安い穀物生産との競争にかならず敗れるのは、経済学上確かなことであって、これらの農民もますます負債におちいって、どこでも目に見えて衰退していることがその証明である。この衰退を防ぐためにわれわれにできることは、ここでもその農場をいっしょにまとめて協同組合経営（原文は genossenscaftlicher Betrieb）にするように勧めることだけである。そうした経営では、賃労働の搾取をしだいに廃止し、経営をしだいに全国的な一大生産協同組合（原文は große nationale Produktionsgenossenscaft）の、平等な権利と義務をもった部門に転化させることができる」（498 頁）
エンゲルスは大土地所有に対しては、その土地の没収と協同組合化を提起する。
　「大土地所有の場合だけは、事態はまったく単純である。これは、あからさまな資本主義的経営であって、そこではどんな遠慮も必要でない。ここでわれわれが当面するのは、農村プロレタリアの大衆であって、われわれの任務は明瞭である。わが党が国家権力をにぎるやいなや、党は大土地所有者をあっさりと収奪しなければならないのは、工業における工場主の場合とまったく同じである。——このようにして全社会に返還された大農場は、現在すでにそれを耕している農業労働者を協同組合（原文は Genossenschaft）に組織したうえ、彼らに引き渡して、全社会の管理のもとで用益させなければならないだろう。この引き渡しがどういう条件でなされるかについては、いままだなにもはっきりしたことは言えない。いずれにせよ、資本主義的経営を社会的経営に転化することは、ここではすでに完全に準備がととのっていて、

一夜で実行できることであって、その点では、たとえばクルップ氏やフォン・シュトゥンム氏の工場の場合とまったく同じである。そして、これらの農耕協同組合（原文は Ackerbaugenossenschaft）の模範は、よしんば反抗的な分割地農民がまだあったとしてさえ、彼らの最後の一人にまで、それからおそらく多くの大農にも、協同組合的大経営（原文は genossenschaftlcher Großbetrieb）の有利さを納得させるだろう。」（499 頁）

エンゲルスはこの論文で、農業における協同組合の意義と役割を、農民諸階層に目を配りながら、丁寧に、かつ詳細・明快に解明した。特に、「小農の協同組合化は実例と社会的援助によって行われる」ことを強調した。

次にレーニン（1957 a）の 1914 年の論文「カール・マルクス」におけるエンゲルスの引用を見よう。

「収奪者が収奪される時期にも小農民はひきつづいてのこるであろうが、その小農民にたいするマルクスの社会主義の態度の問題については、マルクスの思想を言いあらわしているエンゲルスのつぎの言明を指摘しなければならない。『われわれが国家権力をにぎったときには、大土地所有者を暴力的に収奪するほかはないが、小農をも同じように暴力的に収奪する（有償であろうと無償であろうと同じことである）というようなことを考えるわけにはいかない。……小農にたいするわれわれの任務は、なによりも、力づくではなく、実例とそのための社会的援助の提供とによって、小農の私的経営と私的所有とを協同組合的なものにうつしかえることである。そして、それが有利だということを小農にしめす手段を、われわれはたしかに十分にもちあわせている。この有利さは、すでに今日でも小農に理解されるにちがいない』（エンゲルス『西欧の農業問題』、アレクセーエヴァの版、17 ページ。後略）」（全集第 21 巻、62 頁）。

レーニンがエンゲルスの『西欧の農業問題』として引用しているものが「フランスとドイツにおける農業問題」であることは言うまでもない。

上記の引用からも明らかなように、レーニンは農業協同組合にかんしては、力づくではない、説得、実例、援助の道を通じた、協同組合化という方針を早期から理解していた。干渉戦争中でも、農業協同組合においては、自主性を考

慮した対応も、いち早く復活させた。レーニンは、農業協同組合の政策においては、基本的にエンゲルスの指針を守ったと言えよう。

第4節　農業協同組合の自主性は擁護する

　また、レーニン（1957 1）は、農業協同組合の自主性尊重を語る点ではほぼ一貫していた。干渉戦争後の1918年12月11日になされた「土地管理部、貧農委員会、コミューン第1回全ロシア大会での演説」では、中農に対する協同組合化、共同体化は、実例によって、漸進的に、長期的に、説得することが繰り返し、強調されている。

　「中農にたいしては、われわれの政策はつねに彼らとの同盟であった。彼らは、けっしてソヴェト機関の敵でもなければ、プロレタリアートの敵でもなく、社会主義の敵でもない。もちろん、彼らは動揺するであろうし、彼らが社会主義への移行に同意するのは、この移行が必要なことをしめす、しっかりした、実地に模範的な例を見るときだけである。もちろん、理論的な論議または煽動文句によっては、この中農を説得することはできない――そんなことを、われわれは当てにしていない。しかし、実例と農民の勤労者部分の団結とによって、彼らは説得されるであろう。この勤労農民とプロレタリアートとの同盟によって、彼らは説得されるであろう。ここではわれわれが期待しているのは、長期の、漸進的な説得であり、過渡的な措置であって、これが、住民のなかのプロレタリア的・社会主義的な部分の同意、あらゆる戦線で資本との決戦をおこなっている共産主義者の同意、彼らと中農との同意を実現するのである」（全集第28巻、370頁）。

　さらに、レーニンは、こうした漸進的な説得の一例として、土地社会化法をとりあげて説明している。

　「そこで、この事情を考慮し、われわれが農村で比類なく困難な課題と取りくんでいることを考慮して、われわれは問題を、土地社会化法のなかで提起されているように提起する。ご承知のように、そこでは土地私有の廃止が宣言され、土地の均分が宣言されている。またご承知のように、このように

してこの法律の実施がはじめられ、われわれはこれを大部分の農民地域で実施した。それと同時に、共産主義者と、当時まだ共産主義の見解に同意していなかったすべての人との全員一致の同意によって、この法律のなかには私がいま読みあげた条項がはいっているのである。その条項は、われわれの共通の課題、われわれの共通の目的は、社会主義的経営への、集団的農耕への共同耕作への移行である、と言っている。建設期がすすむにつれて、すでに作付をおわった農民にとっても、捕虜生活で疲れはて苦しみぬいていま帰還しつつある幾十万、幾百万の捕虜にとっても、いまやつぎのことがますますはっきりとしてきている。すなわち、経済を復興させるため、農民を放置され打ちひしがれた蒙昧の古い状態から永久に脱出させるために、われわれのなすべきことの巨大な規模全体が、彼らにはますますはっきりしてきているし、農民大衆を文化的生活へ近づける、そして実際にほんとうに彼らを他の市民と等しい状態におく、<u>実際に恒久的な活路は、共同耕作だけであり、いまやソヴェト権力は、漸進的な諸方策によって、系統的にこの共同耕作をめざしているということが、ますますあきらかになってきている</u>」（同前、370－371頁）。

「もういちど私は諸君の注意を喚起しておくが、土地社会化法のこの基本的な条項は、共産党が自分だけの意志を実行したのではなく、中農の意識と意志をなんらかの形で表明した人々に、党が意識的に譲歩したときに、作成されたものである。われわれはこの種の譲歩をしたし、いまもしている。われわれがこの種の協定をかつてむすび、いまもむすぶのは、この土地所有の集団的形態への、共同耕作への、<u>ソヴェト農場への、コンミューンへの移行が、一朝一夕には不可能だからである</u>。そこでは、<u>ソヴェト権力のねばりづよく根気ある働きかけが必要</u>であって、ソヴェト権力は共同耕作への移行を条件として、農業の改良のために100万ルーブリを補助した。この法律は、われわれがなによりも実例によって、経営改善への誘いによって、中農大衆に働きかけようとしていること、そして農業国ロシアの経済におけるこの深刻できわめて重要な変革のために、われわれがこの種の方策の漸進的な作用だけを期待していることを、証明している。」（同前、371頁）。

第5節　レーニンにおける「強制手段の排除」と現実の乖離

　農民に対する「強制手段の排除」は干渉戦争の真っ最中にも、レーニンによって強調された。レーニン（1958 i）が1919年3月23日に行った、ロシア共産党（ボ）第8回大会での中央委員会の報告（中農にたいする態度についての決議）において、中農の協同組合化は、自主性にもとづいて行われ、いささかも強制手段をとってはならないとされた。

　「農村におけるソヴェト権力の完全に正しい政策は、勝利したプロレタリアートと中農との同盟と協定を保障する。

(四) あらゆる種類の協同組合耕作組合や、さらに中農の農業コンミューンを奨励すると同時に、ソヴェト権力の代表者は、それらのものを創設するにあたっては、いささかも強制手段をとってはならない。農民自身がその自由な発意によって実施し、農民が実際にその利益をたしかめた結合体だけが、貴重なのである。この仕事で度はずれにいそぐことは有害である。というのは、それは、新規のものにたいする中農の偏見をかえってつよめる恐れがあるからである。

　農民をコンミューンに加入させる目的で、あえて強制手段──直接の強制手段ばかりでなく、たとえ間接の強制手段であっても──をもちいるようなソヴェト権力の代表者には、もっとも厳重に責任をとらせ、これを農村活動から遠ざけなければならない。

(五) あらゆる専横な徴発、すなわち中央権力の法律の正しい指示にもとづかない徴発は、仮借なく追及されなければならない。大会は、この面での農業人民委員部、内務人民委員部、ならびに全ロシア中央執行委員会の監督を強化することをつよく要請する。」（全集第29巻、210頁）

　後で詳しく見るように、ネップ後期の1922年3月に開催されたロシア共産党（ボ）第11回大会でレーニン（1959 u）が行った「ロシア共産党（ボ）中央委員会の政治報告」では、農民大衆と結合して一緒に前進できるように

限りなくゆっくりと、協同組合化をめざすという方針になった。端的に言って、小農、零細農の協同組合＝大規模化は、自発性の原則を守りつつ、条件が熟したときに本格的に取り組むべきだという内容である（全集第33巻、270-275頁）。

以上の検討から理解されるように、レーニンは、エンゲルスから農業の協同組合化について、多くを学び、1917年のロシア革命後も、ほぼ忠実にエンゲルスの示した道歩もうとした。しかし、農業協同組合に関する理論・政策面でのレーニンの立場・方針と、現実の行政ではかなりの乖離が存在した。革命直後から干渉戦争の時期を通じて、レーニンの各種報告には、強制的協同化を止めさせようとするレーニンの努力が、痛いほどに伝わってくるが、現実には強制的な農業協同組合化、集団化が進められた。

なお、消費協同組合（農民、労働者いずれを対象とした場合でも）においては、強制的加入が長期にわたって、基本方針になる。その基礎には、「記帳と統制」と通じて、商品・市場抜きの資本主義から社会主義への移行という路線が存在していた（この論点については別途取り上げる）。

第8章　協同組合とナロードニキとレーニン

第1節　レーニンの協同組合論の時期区分

本書では、レーニンの協同組合論を以下の6つの時期に区切って考察している。

① ナロードニキの協同組合論との論争期
② 協同組合に関するロシア社会民主労働党の戦略確定（1910年コペンハーゲン国際社会主義者大会）
③ 1917年の一連の論文で定式化された革命初期の協同組合論
④ 戦時共産主義の時期の協同組合論
⑤ 1921年春からのネップ初期における協同組合論
⑥ 1921年10月以降のネップ後期における協同組合論

ただし、④は③において提起された路線を、干渉戦争のために、やむなく一時的に修正をした、という内容になる。⑤と⑥は、市場の位置づけ、つまり、市場を通じた社会主義建設という戦略によって分けられる。ソ連の協同組合研究では、レーニンの協同組合に関する議論を3つないしは4つに区分している(1)。

本書第9章第1節と第2節と第3節では、①の時期を扱うことになり、第10章では②の時期を扱うことになる。

■注
（1）今井（1988）によると、「ソビエトの歴史家たちは、レーニンの協同組合思想の発展を3段階もしくは4段階にわけている」のであり、3段階区分では ①と②と③が1つになり、④が1つ、そして⑤と⑥が1つになっている。また、4段階区分では、①、②がそれぞれ1つの区分になり、③と④が1つ、⑤、⑥が1つになっている（3-6頁）。し

たがって、日野の区分の特徴は、③を独立させたこと、ネップ期を⑤と⑥に分けたことである。

第2節　ナロードニキとレーニンを関連づける動き

ペレストロイカ路線が導入されてから、従来のコルホーズ政策や協同組合政策の誤りが大胆に批判され、それとの対比で、スターリンの協同組合論からレーニンの協同組合計画へ戻れという議論が強まった。そうした議論の中に、ネップ期にレーニンに協力し、1939年にスターリンによって粛正された協同組合学者チャヤーノフ（1888〜1939）の復権（1987年）も位置づけられる。

ナロードニキが主導したロシアの1860年前後の協同組合論・協同組合運動の発展とレーニンの協同組合論との繋がりに着目する傾向も現れた。特に、マルクス主義者になる前のレーニンとチェルヌィシェフスキーとの関係が注目されている[1]。

しかし、本書の基本的視点である、レーニンの協同組合論を歴史的文脈においてとらえるという立場からすると、レーニンの革命論（＝社会変革の大綱）の発展との関係抜きに、個々の協同組合論者とレーニンの協同組合論の、あれこれの類似を論ずるのは、方法論として不十分と言わざるをえない。しかも、マルクス主義者になる前の、つまり革命家レーニンになる前のレーニンの時期を不相応に大きく扱うのは、正確な歴史的文脈を踏まえた評価から逸脱する[2]。

■注
 (1) ペレストロイカ以降のソ連における協同組合研究の動向は、今井義夫（1988）および岡田進（1998）に依拠している。
 (2) 第8章の全般的な背景やレーニンの理論的展開については、不破哲三（1998）の第1〜3章、および不破哲三（1999）の第9章を参照されたい。

第3節　レーニン以前の協同組合論はナロードニキの立場からのものが大半

　ロシアで1860年前後に協同組合に関わる議論を行った主な者たちは、広い意味でのナロードニキに属する。例えば、ゲルツェン（1812～1870）、チェルヌィシェフスキー（1828～1889）、ドブロリューボフ（1836～1861）などである。また後にロシア・アナーキズムの中心人物となるクロポトキン（1842～1921）も、ナロードニキから出発したし、革命後、特にネップ期に農業人民委員部で仕事をした前述のチャヤーノフもネオ・ナロードニキである。

　周知のように、ナロードニキに共通するのは、①ロシアの資本主義化は農民大衆のプロレタリア化を招く②これは受け入れられない③ロシアの農民には本来的に革命的性格がある④ロシアには農村共同体（オプシチーナ）が存在しているし、職人組合（アルテリ）が存在している⑤こうした組織を発展させ、資本主義を経過せずに社会主義に進むことがロシアでは可能である――という見通しである。

　今後の議論において、1917年の革命以降にもアルテリという組織名称が登場するので、ここで簡単に説明しておく。旧ソ連時代に、農業部門の生産協同組合は一般にコルホーズと称された。農業生産協同組合で、集団農場ともいわれる。

　コルホーズは3つに大別される。共同所有という観点から見てもっとも低い発展段階に属するのは土地耕作協同組合（トーズ）である。これは、組合に加入する個々の個人農民が、国家から貸与されている土地は自分のものとして確保しながら、耕作や収穫などを共同でおこない「原則として自分の土地の収穫を自分が所有する」というものである。この形態は、早い時期にほぼ消滅した。

　第2は、農業アルテリと言われるもので、個々の農民が、自分の土地の占有権を捨ててコルホーズ全体の共同所有とし、基本的な生産手段も共同の所有とし、共同労働をおこなって、収入を労働日に応じて分配するというものである。農業アルテリの形態のもとでは、個々の農家は、（地方の特殊性に応じて）4

分の1から2分の1ヘクタールの土地を、住宅付属地として個人的に利用し、その私的経営のための小規模の生産用具を私有することが認められていた。家畜についても（共準は地方によって相当ことなるが）、一定数の大家畜や羊、山羊などの私有を認められていた。農業アルテリは、国家企業である機械トラクター・ステーション（エム・テー・エス）の大規模な近代的農業機械の助けをかりて、耕作から収穫までをおこなうのが一般的である。

　アルテリは、エム・テー・エスのこの作業にたいして一定率の報酬を支払う。またアルテリは、収穫の一部を土地面積に応じて国家に納入（義務納入）しなければならない。そして、のこった部分は、労働日に応じて個々のコルホーズ員に分配したり、コルホーズ市場で販売したりすることができる。またコルホーズ農戸は独立の家計をいとなんでいる。一般にコルホーズと言われているものは、農業アルテリのことである。

　第3の（農業）コンミューンは、住宅も家畜も消費も共同化されるコルホーズのことである。革命後の早い時期に、コンミューン化がすすめられたこともあったが、全面的集団化の過程（1930–1934年）で、農業アルテリに再編成された。

　なお、ソフホーズは国営農場のことであり、基本的には工業の国有企業と変りがない。旧ソ連の農業生産で圧倒的優位をしめているのはコルホーズであり、播種面積の点で約95％を占めていた[1]。

■注

(1) 『スターリン全集第11巻』、事項訳注、391〜392頁。および社会科学辞典編集委員会（1992）、19頁。

第9章　レーニンによるナロードニキ主義的協同組合論批判の例

　ナロードニキの協同組合論者たちはオーエンから大きな影響を受けた。しかし、マルクス理論には縁遠い。一方、レーニン（1955 a）は初期の大著『ロシアにおける資本主義の発展』（1896〜1899年執筆）でも明白なように、マルクス理論を引き継いだ。逆にレーニンはナロードニキの基本的見解を強く批判した。レーニンにとっては、ロシアにおける資本主義の発達は客観的事実であった。また、資本主義抜きでの社会主義移行は、非現実的であった。
　したがって、ロシア資本主義の認識に関わる理論的態度の場合と同様に、ナロードニキ主義的な協同組合論に対する厳しい批判が、この分野でのレーニンの理論活動の全体を貫いている。

第1節　アルテリ批判

　ここでは、レーニンが、ナロードニキ主義を批判する文脈で出てくる、アルテリ批判を見ておく。ナロードニキは、資本主義一般の弊害を批判するが、経済学的根拠をもたず、ただ「道徳的」に批判するにとどまる。ロシアの農村共同体的伝統を理想とし、それに照らして資本主義を、いわば後ろ向きに批判する。ナロードニキは、小商品生産を、現実の資本主義の発展とは別個に、ロシア的発展の担い手とみなし、それによって反動的な立場に陥ったのである。実践的には組織された労働者階級の力に依拠するのではなく、知識人を始めとする先覚者の孤立的・献身的活動に活路を見出そうとした。
　レーニンの20歳代後半の論文には、アルテリに代表される反動的な協同組合に対する厳しい批判が数多く含まれている。例えばレーニン（1954 a）ナロードニキ派のインテリゲンツィアであるエヌ・レヴィッキーが書いた『人民の生活にかんする若干の問題について』への評注である「ある新聞記事について」

(1897年9月)では、すでにナロードニキの協同組合論を厳しく批判している。

彼に対するレーニンの批判の根本は、彼が農民の生活の実際を知らずに、あれこれの改良を説いていることに向けられている。例えば、農民生活改善方策としてレヴィツキーは5つの提案をしているが、第4の提案は協同組合に関するものである。

「第4の問題。『さらに、ロシアではあらゆる種類のアルテリがすばらしく普及しており、また、それらが国民経済にとって疑いもなく利益と意義をもっていることから見て、(4) 農耕アルテリおよびその他のアルテリの助成のための独立の専門の協会を組織する緊急の必要性が成熟している』あらゆる種類のアルテリがそれを組織している住民諸階級に利益をもたらすであろうということ、これは疑いのないことだ。国民経済全体にとっても、さまざまな階級の代表者たちの結合が大きな利益をもたらすであろうということも、同様に疑いのないところである。ただ著者は、『ロシアではあらゆる種類のアルテリがすばらしく普及している』ことを論じながら、あまりにもむだに熱中しすぎている。西ヨーロッパのどの国とくらべても、ロシアには『あらゆる種類のアルテリ』が信じられないほどすくないということ、異常にすくないということは、だれでも知っている。……たとえばフランスにはつぎの4種類の組合がある……すなわち（1）労働者の組合（組合数2、163、参加人員419、172名）、(2) 企業主の組合（1、622、参加人員130、752名）、農業組合（1、188、組合員398、048名）、(4) 混合組合（173、組合員31、126名）。レヴィツキー氏よ、ちょっと総計してみたまえ！」(全集第2巻、317～318頁)。

「第5の問題。……『この協会のもとに（あるいは別個に）……ロシアおよび外国における協同組合事業の研究にもっぱらあてられた……専門機関紙を発行する』『緊急の可能性が成熟している』……さよう、さよう、レヴィツキー氏よ！ 人が胃腸をこわして普通の食事がとれなくなったときには、他人がどんな食事をしているかについて読む以外には、しようがなくなる。だが、知ってのとおり、あまりにひどい病人にたいしては、たぶん医師も他人の食事について読むことをゆるさないかもしれない。そういうものを読む

第 9 章　レーニンによるナロードニキ主義的協同組合論批判の例

と、食餌療養に適しない過度の食欲をそそる恐れがあるからである。……医師がそうするのはまったく首尾一貫したやりかたというものだ」(同前、319頁)。

レヴィッキーは、アルテリとロシア社会の現実の姿をとらえずに、アルテリをロシアの資本主義化を防ぐ特効薬とみなし、それに対する援助を組織しようとした。レーニンは、自らの願望と現実のアルテリとを混ぜ合わせて議論しているレヴィッキーを厳しく批判した。その上で、レヴィッキーがロシアの資本主義化という現実と、アルテリの中世的後進性を見ないことへの批判を行う。

「現実の実在的諸条件や現実の経済的進化（ロシアにおいて資本主義が進展している事実のこと―日野）を軽視すること、ロシアの社会の個々の階級の現実の利害をその相互関係において究明しようとねがわないこと、祖国の『必要事』と『運命』について上から判断し制定する習慣、より発達した資本主義に固有な、比較にならないほどいっそう発達した組合にたいして軽蔑的な態度をとりながら、ロシアの共同体とアルテリのなかに見られる中世的組合のみじめな残存物を自慢すること、――これらすべての特色を、諸君はなんらかの程度でひとりひとりのナロードニキのうちにみいだすであろう」(同前、320頁)。

このように 20 歳代後半のレーニンは、ナロードニキ主義の協同組合論――前資本主義的小生産者の協同組合であるアルテリを賞賛し、ロシアにおける封建制社会から非資本主義的な社会主義（様々な共同体主義や集産主義をも含むが）への道を根拠づける議論――を、手厳しく批判しているのである[1]。

■注

（1）ロシアの農業問題に対するレーニンの把握は、20 歳代後半から 30 歳代後半には変化が見られる。前者の場合、例えばレーニン（1955 a）ではロシア農業の資本主義化の過大評価が認められ（『ロシアにおける資本主義の発展』、全集第 3 巻）、後者の場合、例えばレーニン（1955 e）ではむしろロシア農業の後進性が強調される（「1905 年–1907 年の第一次ロシア革命における社会民主党の農業綱領」、全集第 13 巻、219-220 頁など）。農業協同組合に関するレーニンの議論、さらには農業部門も含む消費協同組合

に関する議論を考察するには、こうしたロシアの農業問題に対するレーニンの力点の置き方にも留意する必要がある。

第2節　農業問題をめぐって

　ナロードニキとの論争の主要舞台は、農業問題であった。具体的なロシア革命の戦略に関わって、ロシアにおける農業の現実をいかに把握するのか、農民の困窮を改善・改革する道筋は何か、その理論的根拠をどこに求めるか。こうした農業問題を研究するうえで、レーニンは、ドイツ社会民主労働党のリーダーであり当時の代表的なマルクス主義農業理論家の地位を占めていたカウツキーの仕事を高く評価し、カウツキーを論難するナロードニキの農業理論家と論争を行った。以下、時系列的に、若干の論文をとりあげる。

　レーニン（1954 b）によるカール・カウツキーの『農業問題』に関する「書評」では、協同組合について次のようなコメントをしている。

　「農業における協同組合の問題の検討によって、カウツキーはつぎのような結論に到達している。すなわち、協同組合は疑いもない進歩を表現するものではあるが、しかしそれは、共同的生産への移行ではなく資本主義への移行である。また協同組合は、農業における大規模生産の小規模生産にたいする優越性をよわめるものではなく、むしろつよめるものである、と（下線は著者、以下同じ）。こんにちの社会で農民が共同的生産にうつることができると期待するのは、ばかげている」（全集第4巻、101頁）。

　つまり、ドイツにおける農業分野での協同組合の発展は、ナロードニキたちが言うような「非資本主義的道」の発展を示すものではなく、資本主義の発展の証左なのだとレーニンは強調している。カウツキーの調査・研究は、農業協同組合の中で支配的地位を占めているのがほかならぬ大規模農家であることを示している。この事実を踏まえてレーニンは、ナロードニキの主張の一つである、協同組合（アルテリ等）の発展は、小規模生産が（協同組合化することによって）大規模生産よりも優位になるという議論を批判した。

　上記の書評の直後に書かれたレーニン（1954 c）「農業における資本主義（カ

ウツキーの著書とブルガコフ氏の論文とについて)」は、小農と協同組合について さらに詳細に論じている。まず、ナロードニキのお定まりの論点を示す。

「一般には小市民の思想的代表者が、とくにロシアのナロードニキ（さきに引用したブルガコフ氏の著書だけでもあげておこう）が、小農耕者の協同組合にどんな態度をとっているかは、周知のことである」(同前、126-127頁)。

この種の妄言を、事実をもって打ち砕いたのがカウツキーの著作であり、レーニンは、この点を高く評価している。

「だから、カウツキーの行った協同組合の役割のすばらしい分析は、それだけにますます大きな意義をもつことになる。小農業経営主の協同組合は、もちろん、経済的進歩の一つの環であるが、それは、資本主義への過渡(Fortschritt zum Kapitalisumus) を表現するものであって、しばしば考えられ主張されているように集団主義への過渡を表現するものではまったくない。協同組合は、農業における大経営の小経営にたいする優越性(Vorsprung)をよわめるものではなく、つよめるものである。なぜなら、大きな経営主は協同組合を設立する可能性をより多くもち、この可能性をより多く利用しているからである。共同的、集団主義的大経営が資本主義的大経営よりもすぐれていること、このことを――いうまでもなく――カウツキーはまったくきっぱりとみとめている。彼はさらに、オーウェンの後継者たちがイギリスで行った農業の集団的経営の実験や、北アメリカ合衆国の同じような共同団体について、たちいって述べている。カウツキーはこういっている、――これらの実験はみな、労働者による近代的大規模農業の集団主義的経営がまったく可能であること、しかし、この可能性が現実性に移行するためには、『一連のある経済的、政治的および知的な条件』が必要であることを、反駁の余地なく立証している。小生産者（手工業者も、農民も）が集団主義的生産にうつるのを妨げているものは、連帯性と規律の極度に微弱な発展、彼らの孤立性、彼らの『所有者的な狂信』である。そしてこの狂信は、西ヨーロッパの農民のあいだで確証されるばかりではなく、――われわれがつけくわえていえば――ロシアの『共同体的』農民のあいだでも（ア・エヌ・エンゲリガルトやグレブ・ウスペンスキーを想起せよ）確証される。カウツキーはきっ

ぱりとこう言明している、『こ̇ん̇に̇ち̇の̇社̇会̇に̇お̇い̇て̇農民が共同的生産に移行するであろうと期待するのは、ばかげている』と」（同前、127〜128頁）。

この箇所は、ナロードニキ的協同組合論とレーニンの協同組合とを分かつポイントを確認する上で、重要である。レーニンの農業における協同組合を扱う基本姿勢がまとめられているからである。

引用文中に示された基本論点を列記しておく。①小生産者の協同組合は進歩である②この進歩は、資本主義にむけての進歩である③しかし、現実には大生産者の方が協同組合を作りやすいし、実際に作っている④共同的、集団主義的大経営が資本主義的大経営よりもすぐれている⑤労働者による近代的大規模農業の集団主義的経営はまったく可能である⑥しかし、この可能性が現実性に移行するためには、一連のある経済的、政治的および知的な条件が必要である⑦小生産者（手工業者も、農民も）が集団主義的生産にうつるのを妨げているものは、連帯性と規律の極度に微弱な発展、彼らの孤立性、彼らの「所有者的な狂信」、つまりは資本主義以前の状態にあることである。

念のために付記すれば、現代の発達した資本主義における小商品生産者の協同組合を、資本主義に向かうという意味での進歩性をもつものと評価することはできない。むしろ、大資本に抵抗し、資本主義を超える方向性を持つという意味での進歩性を評価する方が正確であろう。

レーニン（1954ｄ）が1901年に執筆した130頁におよぶ力作「農業問題と『マルクス批判家』」では、カウツキーの『農業問題』に依拠しつつ、具体的な協同組合組織の分析から、大経営が小経営に対して協同組合内部において優越しているという結論を強調し、ナロードニキを批判している。

レーニンがまず強調しているのは、当時のロシアの現実の農業協同組合は、大経営に有利な存在であったこと、農業協同組合が小経営にとっても改良の手段になる可能性を持つことも事実であるが、可能性のみを語って大経営に有利になっている現実を見ない議論は批判されるべきこと、これである。

「市場における販売者としての大経営のこれらすべての――総括的にみてけっして重要でないどころでない――優越性を、クラウキはその専攻論文で問題にしていないが、これは、小経営崇拝の理論家が、協同組合によって事

態を改善しうる可能性を盾にとって、この事実をかえりみないのと同様である。だがわれわれは、資本主義の現実を町人的協同組合の天国の可能性と混同したくはない。あとでわれわれは、協同組合から最大の利益を手にいれるのはだれかということについての事実をしめそう」（全集第5巻、173頁）。

「ヘルツは、協同組合を援助することを『社会主義の主要な課題』と考えており、また、チェルノフ氏は、例のように、新しい偶像を額にぶつけて熱心におがみ、協同組合の助けによる『農業の非資本主義的進化』をでっちあげている。このような注目すべき発見のもつ理論的意義については、あとですこしばかり一般的に論じなければならない。ここでは、協同組合の崇拝者たちは協同組合の助けで達成し『うる』ものを引合いにだすのが好きだ、という点を指摘しておこう（さきの例をみよ）。だが、われわれはむしろ、現代の資本主義体制のもとで協同組合の助けによって実際に達成されているものをしめそう。ドイツの統計は、1895年の経営および職業一斉調査で、酪農品販売協同組合 (Molkereigenossenschaften und Sammelmolkereien〔酪農協同組合と共同乳製品製造所〕) に参加しているすべての農業経営、およびこれらの各経営の販売する乳製品を産する牝牛の頭数を記録している。――中略――これは、経営主のもつ土地の大ききによって5つの主要な群にわけてある。

このように、小農業者のうちで協同組合に加入しているのは、まったくとるにたりない少数（3-5％）である。すなわち、おそらくは下級の諸群における資本主義的経営の割合よりももっとすくないほどの割合である。これに反して、あきらかに資本主義的な大経営で協同組合に加入しているもののパーセントは、中農経営のばあいの3—7倍である。だが巨大所有地はもっとしばしば協同組合に加入している」（220-221頁）。

レーニンとナロードニキのあれこれの歴史的交差を調べる[1]のは、歴史的事実の解明として意義ある作業である。しかし、ナロードニキの協同組合論とレーニンの協同組合論の間に、強い連続関係を設定しようというのは、レーニンの革命論、ロシア資本主義論を踏まえて、総合的・歴史的にレーニンの協同組合論を考えることをしない、これまた非歴史的矮小化の一例である。

■注
（1）クロポトキンとレーニンの会談が1919年5月中旬にもたれた事実などから、両者の協同組合論の関連を「推察」しようという議論など。今井（1988）の325–333頁に詳細な記載がなされている。

第3節　自主性に関する狭隘かつ党派的発言

　レーニンは、当時のロシアの協同組合が、大資本やナロードニキやエス・エルなどの強い影響下にあったことを反映して、厳しい協同組合批判も随所でおこなっていることは、すでに述べたとおりである。ナロードニキ批判の文脈で書かれたレーニン（1955 d）の「インテリゲンツィアの支配に反対するインテリ闘士たち」には、協同組合の自主性をめぐる見過ごすことの出来ない論点が含まれている。

　「消費組合をとってみよう。これは、疑いもなく、労働者の結束したものである。その性格はかなり政治的に控え目である。これは『自主的な』組織であろうか？　それは見地のいかんによる。社会民主主義者にとっては、ほんとうに自主的であるのは、社会民主主義の精神で貫かれている労働者団体、しかもたんに『精神』に貫かれているだけでなく、社会民主党と戦術的、政治的に、──あるいは社会民主党に所属することによって、あるいはそれに同調することによって──結びついている団体だけである」（全集第12巻、315–316頁）。

　社会民主党に同調するときにのみ協同組合を含む労働者組織の自主性が認められる、という議論は、今日の先進国では、とうてい通用しない、党派的観点といわざるをえない。レーニンのこうした発言は、19世紀から20世紀のロシアにおける協同組合という特殊な条件を考慮に入れて受け止めなければならない。

　ただし、ロシアだけの問題という限定的性格のものではない。今日でも、日本の農業協同組合と自民党支持の問題、イギリスの協同組合運動と協同組合党

および労働党との関係、等々様々な形で、協同組合と政党と政府の関係は問題になる。しかし、上記引用のように、特定政党の精神だけでなく、戦術も組織的所属も含めた「同調」が、協同組合の自主性の条件となるという発言は突出している。

第10章 資本主義ロシアにおける協同組合に関する戦略の確定

第1節 コペンハーゲン国際社会主義者大会

　1905年の第一次ロシア革命を含めて、より長期のレーニンの協同組合に関する戦略の展開を視野に入れると、1910年8月～9月にコペンハーゲンで開かれた国際社会主義者大会におけるロシア社会民主労働党代表団の協同組合についての決議案（レーニン［1956 b］）は、資本主義ロシアにおける協同組合に関する戦略を提示したという点で、重要な意義を持つ。なお、この決議については、第3編第7章第2節でも、生産協同組合の軽視という視点から取り上げている。

　この国際社会主義者大会は、1909年10月25日の国際社会主義ビューロー第11回会議で開催が決定された。会議の様子は、レーニン（1956 a）の「国際社会主義ビューロー第11回会議」（全集第16巻）に詳細に記述されている。本稿に関わることがらに限定して略述しておく。

第2節 会議の様相——レーニンによるプロレタリア的協同組合運動方針の模索

　議事日程は、以下のようにさだめられた。（一）協同組合運動、（二）大きなストライキにたいする国際的な救援の組織、（三）失業、（四）軍備縮小と国際紛争の仲裁裁判、（五）各国の労働立法の成果と労働立法の国際的組織の問題、とくに八時間労働日の問題、（六）各国の党と国際社会主義ビューローとの連絡の改善、（七）死刑の廃止（全集第16巻、146-147頁）。

　個々の問題の予備審議と決議案作成のため、幾つかの小委員会が設置された。レーニン（1956 b）は協同組合小委員会で活動した。彼が起草した決議案は、

ロシア社会民主労働者党代表団が小委員会に提出した決議案の基礎となった。

　大会のまえに、協同組合についての決議案は３つ公表されていた。ベルギー案とフランス社会党多数派（ジョレース派）の草案とフランス社会党少数派（ゲード派）の草案である。

　レーニン（1956ｃ）は３つの草案にそれぞれコメントを加えているが、ベルギー案に対して最も友好的である。レーニンはベルギー案を、「協同組合をなにか自足的なもの、社会問題解決のためのある手段とみている人々の教えに用心するように、社会主義的労働者に警告することからはじめている。ベルギーの党の草案は、ついで、労働者階級が自分の階級闘争の道具として協同組合を利用することに非常な関心をもっていることをみとめ、協同組合の直接の利点（商業による搾取とのたたかい、商品供給者のもとでの労働条件の改善、その他）を指摘し、社会主義政党と協同組合とのあいだに有機的かつ緊密な結びつきをつくりたい、という希望を表明している」（『全集第16巻』、294頁）と評した。

　フランス社会党多数派案には最も厳しいコメントを加えた。「協同組合をほめちぎって、ブルジョア改良主義者がやっているように『社会改造』の『不可欠な』要素としておしだしている。協同組合を個々人の組合から諸団体の全般的連合に変えるという、あいまいな文句が述べられている。プロレタリア協同組合と小経営主の協同組合（農業の）が混同されている。協同組合の中立性を説き、協同組合に社会主義政党にたいするなんらかの義務を負わせることの害毒を記述している」（同前）と評している。

　フランス社会党少数派の草案については、「協同組合のかぎられた意義を強調し、プロレタリア協同組合に協力するよう社会主義政党に呼びかけ、協同組合的幻想にとらわれないようにいましめ、協同組合内部の社会主義者が大衆にたいして彼らのほんとうの任務—すなわち政治権力を獲得し、生産および交換の手段を共同所有に転化すること—を説明するために結束するように勧告している」（同前、295頁）と評した。

　大会に提案された３つの方針は、必ずしも鮮明ではないにせよ、大筋としてはプロレタリア的なものと、少ブルジョア的なものとに大別できた。協同組合問題委員会では、２つの潮流がたちまち現れた。１つはジョレースとドイツ代

表のエルムの潮流である。もう1つの傾向は、ベルギーの傾向であり、仲裁者、調停者となったのは、オーストリアの協同組合運動の著名な活動家であるオーストリア人のカルペレスで、日和見主義者のほうに傾くときのほうがはるかに頻繁であった。

もちろん、議事の進行に決定的な影響をおよぼしたのは、協同組合運動が強力に発展している諸国の代表者たちであり、そのさいに、ベルギー人とドイツ人との意見の不一致がすぐに明らかになった。ベルギー人は、完全に首尾一貫してはおらず、完全に明確ではなかったとはいえ、いずれにしてもプロレタリア的な方針をまもった。指導的役割はベルギー人のものとなった。オーストリア人は彼らのほうに傾き、委員会の仕事のおわりにはオーストリア人とベルギー人の共同の決議案が読みあげられた。

ところがベルギーの案を転覆させるべく、小委員会の中で、エルム（ドイツ人）の決議案とジョレースの草案とを調和させ、それにベルギーを引き寄せようとする巧妙な工作がなされた。こうした経過を踏まえて、ロシア社会民主労働党代表は、委員会でオーストリア人とベルギー人の方針を支持するよりまえに、独自の決議案を提出した（この決議案は、次節で検討する）。

大会の全員会議でどのような態度をとるべきかという問題について、レーニンたちはゲードと協議した。ゲードの考えはこうであった――そして、ドイツの革命的な社会民主主義者たちもゲードと同じ意見だった――部分的な修正のために大会の全員会議で戦いをまきおこすべきではない、全体としての決議に賛成投票すべきである。この決議の欠陥は、修正主義的な文句を一ついれたこと――その文句は、社会主義の目的の規定にとってかわっているのではなく、そのような規定とならんでおかれている――と、労働者協同組合は労働者の階級闘争を援助しなければならないという思想の表現が十分力づよくないことである。そのような欠陥を修正するためにつとめなければならないが、これらの欠陥のための全員会議で闘争をまきおこすいわれはない、と。レーニンたちはゲードのこの意見に同意し、決議は大会の全員会議で全員一致で採択された。

第3節　決議に対するレーニンの高い評価

　レーニン（1956 c）は、この大会での協同組合問題に関する決議に、プロレタリア協同組合の任務の基本的特徴を正しく規定したという、高い評価を与えた。レーニンの文章は次の通りである。

　「協同組合問題についての大会の議事を総括してわれわれは、——この決議の欠陥を自分自身にも労働者にもかくしはしないが——インタナショナルはプロレタリア協同組合の任務を基本的特徴の点で正しく規定した、と言わなければならない。すべての党員、すべての社会民主主義的労働者、すべての自覚した協同組合員労働者は、採択された決議を指針とし、この決議の趣旨にしたがって自分の全活動をおこなわなければならない。

　コペンハーゲン大会は、労働運動の発展において、労働運動がいわばとくに幅ひろくすすみ、プロレタリア協同組合を階級闘争の水路に引きこみはじめた段階をあらわしている。修正主義者との意見の相違は現れたが、修正主義者が独自の綱領をもって現れてくるときはまだ遠いさきである。修正主義との闘争は延期されたが、この闘争は不可避的にやってくるであろう」（全集16巻、303頁）。

　上記の評価対象になった決議案の弱点を克服する企図をもってレーニン（1956 b）が起草した、ロシア社会民主労働党代表団の決議案は以下の通りである。

　「大会はつぎのことをみとめる。
（一）プロレタリア協同組合は、<u>中間搾取をへらし、商品供給者のもとでの労働条件に影響を与え、職員の状態を改善する等々</u>によって、労働者階級がその状態を改善することを可能にする。
（二）プロレタリア協同組合は、<u>ストライキ、ロックアウト、迫害その他のさいに援助を与える</u>ことによって、大衆的な経済闘争と政治闘争においてますます重要な意義をもつようになっている。
（三）プロレタリア協同組合は、それが労働者階級の大衆を組織するときは、

<u>労働者階級に事業を自主的に運営し消費することをおしえ</u>、将来の社会主義社会で経済生活の組織者の役割をはたせるように、この分野で労働者階級を訓練する。

大会は、他方ではつぎのことをみとめる。

（一）その収奪が社会主義の重要目標である当の階級の手中に生産手段と交換手段がのこっているあいだは、協同組合の達成しうる改善は、きわめて狭い範囲にかぎられている。

（二）<u>協同組合は純商業的な施設であり</u>、また競争の諸条件に圧迫されているため、ブルジョア的な株式会社に退化する傾向がある。

（三）協同組合は、資本と直接に闘争する組織ではないのに、社会問題を解決する手段

であるかのような幻想を生みやすいし、現に生みだしている。

大会は、それゆえ、万国の労働者につぎのことを呼びかける。

（イ）プロレタリア協同組合に加入し、その組織を厳密に<u>民主主義的な精神（低額の加入金、一人一株、その他）</u>で導きながら、その発展を全面的に促進すること。

（ロ）組合内で倦むことなく社会主義を宣伝・煽動することによって、労働者大衆のあいだでの階級闘争と社会主義との思想の普及をたすけること。

（ハ）協同組合のなかで社会主義的意識が成長するにつれて、協同組合と社会主義者の政党とのあいだに、またそれと労働組合とのあいだに、有機的な結びつきをつくり、強めること。

（ニ）それと同時に、大会はつぎのことを指摘する。<u>生産協同組合が労働者階級の闘争にとって意義をもつのは、それが消費組合の構成部分であるばあいにかぎられると</u>」（全集第16巻、283-284頁）。

第4節　コペンハーゲン協同組合決議案の特徴

まず、一読して分かるのは、消費協同組合を重視するが、生産協同組合は殆

ど視野に入れていないことである。引用した決議案に著者が付けた太字部分は、この決議が殆ど消費協同組合を念頭においたものであることを示している。

次に注目すべきは、協同組合を導くべき「厳密に民主主義的な精神（低額の加入金、1人1株、その他）」である。レーニン（1958 e）は、権力奪取後の1918年に「無料で協同組合に加入するという原則（唯一の徹底的にプロレタリア的な原則）」（「ソヴェト権力の当面の任務」、全集第27巻、258頁）と述べている。レーニンは、組合費を払うのはブルジョア的＝民主主義的原則であるととらえているのである。

1918年にレーニンは、組合費を支払うことのない協同組合こそが労働者からみて民主的な組織だという主張をしているのだが、それと比較すると、この決議案は、まだしも協同組合における民主主義的な組織原則への理解を残していたと言える。あるいは、資本主義的協同組合における労働者の民主主義的原則と、労働者が政治権力を獲得した後の労働者の民主主義的原則は異なるのだ、という認識に立っていたとも言える。

いずれにしても、今日の協同組合運動の見地からすれば、組合費を払わないで組合員になることが徹底した民主主義的原則であるという主張は、受け入れられない。

1910年にレーニンが定式化した協同組合運動の総合的戦略は、協同組合を資本主義の文化的遺産と規定したマルクスとエンゲルスからの継承の側面と、マルクス・エンゲルス亡き後にヨーロッパの社会主義諸党に間に強まった協同組合主義や、政治権力の獲得を抜きにした経済主義などを批判する余りに、協同組合を過小評価してしまう傾向とが共存している。また、生産協同組合に対する極度に低い評価もマルクス・エンゲルスの協同組合論とは異なるものである。協同組合論分野でのレーニンおよびロシアによる独自的展開にも十分な注意を払わなければならない。

第11章 ロシア革命初期の協同組合論（1）
── 2月革命から10月革命まで

第1節 物資の分配の統制が重要課題に

　第8章から第10章までは、ナロードニキとの論争を媒介として、主に農業協同組合を中心にレーニンの協同組合に関する議論を追ったが、第11章と第12章では、消費協同組合を中心に革命前後のレーニンの協同組合に関する議論を見ていくことにする。1917年2月革命から干渉戦争が始まる前までをロシア革命初期とし、この時期のレーニンの協同組合論を検討する(1)。まずは、著者の時期区分では③期と位置づけられる2月革命から10月革命直前までを見ていこう。

　これまでのレーニンの議論の振り返りであるが、革命直前の段階までに形成された、レーニンの協同組合に関する構想は、以下のようにまとめられる。①小農と中農を「説得」と「実例」によって長い時間をかけて農業協同組合に移行させること、②生産協同組合は労働者が権力を奪取した後には問題にならないこと、③消費協同組合は食糧をはじめとする生活必需品の配給機構として利用できるし、そのために全住民を強制的に加入させる単一の消費協同組合を設立すること。
　消費協同組合に対するこうした態度・方針は、1917年3月8〜9日に書かれたレーニン（1957 c）「遠方からの手紙」（第2信）に明示されていた。
　「そこでは私はつぎのことをしめすようにつとめるであろう。それは、一方では、労働者によって指導される全人民的な国民軍の創設こそが、ロシア革命が（そしてまた世界革命が）際会している独特の過渡期の戦術的任務に

第11章　ロシア革命初期の協同組合論（1）——2月革命から10月革命まで

応ずる当面の正しいスローガンであるということ、他方では、この労働者革命軍が成功するためには、それは第1に、全人民的な、全国民的といえるまでに（原文傍点）大衆的なものでなければならず、ほんとうにすべての労働能力ある男女住民を包括しなければならないし、第2にそれは、<u>純警察的機能だけでなく全国家的な機能を、軍事的機能ならびに物資の社会的生産と分配にたいする統制とに結びつけることへうつらなければならない</u>、ということである」（全集第23巻、351頁）。

レーニンは5つの「遠方からの手紙」において、きたるべきロシア革命の戦略を考察している。特に、資本主義国家機構のうちで破壊すべきものと、階級的内容を変えつつも形態は引き継ぐことのできるものの仕分けをしている。本稿との関わりでいえば、国民軍を新たに創設するという問題が提起されている。

それが上記引用部分で語られている「労働者によって指導される全人民的な国民軍の創設」であり、「独特の過渡期の戦術的任務に応ずる当面の正しいスローガン」である。他方では、「この労働者革命軍が成功するためには、それは第1に、全人民的な、全国民的といえるまでに大衆的なものでなければならず、ほんとうにすべての労働能力ある男女住民を包括しなければならない」。第2にそれは、「純警察的機能だけでなく全国家的な機能を、軍事的機能ならびに<u>物資の社会的生産と分配にたいする統制と分配</u>とに結びつけることへうつらなければならない」（同前）のである。

2月革命後の4月3日にレーニンは亡命先から帰国した。翌日には、労働者・兵士代表ソヴェト全ロシア大会に参加したボリシェヴィキの集会で演説をおこなった。さらにその後に開かれた、全ロシア大会に参加するボリシェヴィキとメンシェヴィキの合同集会でも演説をおこなった。この2つの演説は、「4月テーゼ」を読み上げ、さらに詳しく解説を加えるという形でなされた。この段階では、集会でレーニンを擁護する演説をおこなったのはコロンタイだけという状況であった。

レーニン（1957 e）は4月テーゼ（現在の革命におけるプロレタリアートの任務について）でも、農業、銀行業、商業における統制を現下のプロレタリアートの任務と規定した。

「六　農業綱領では、重心を雇農代表ソヴェトにうつすこと。

　すべての地主所有地の没収。国内のすべての土地を国有化し、土地の処理を地区の雇農・農民代表ソヴェトにゆだねること。貧農代表ソヴェトをべつにつくること。すべての大農場に……雇用代表の統制のもとに、公共の費用で模範農場をつくること。

七　国内のすべての銀行をただちに単一の全国的銀行に統合し、それにたいする労働者代表ソヴェトの統制を実施すること。

八　われわれの直接の任務は、社会主義を『導入』することではなくて、社会的生産と生産物の分配にたいする労働者代表ソヴェトの統制にいますぐうつることにすぎない」（全集第24巻、5－6頁）。

　ここでは、「社会的生産と生産物の分配にたいする」「統制」という一般的な形での問題提起であり、まだ消費組合＝消費協同組合を物資の統制・分配機構にせよとは明示していない。

■注

（1）第11章と第12章の全般的な背景やレーニンの理論的展開については、不破哲三（2000 a）の第21–24章、不破（2000 b）の第25–26章、藤田勇（2007）の第1章を参照した。

第2節　革命直前の緊迫のなかで

　ついで、4月24日から29日まで開催されたロシア社会民主労働党（ボ）第7回全国協議（4月協議会）では、レーニンの4月テーゼの方針が全党の方針として確認された。それまで、カーメネフやスターリンの指導下で、臨時政府との協調をはかっていた党にとっては、路線の大転換であった。この後、臨時政府支持論は消滅する。

　ボリシェヴィキ党はケレンスキー等の臨時政府を打倒し、労働者・兵士・農民の権力を打ち立てるという、革命の道筋を鮮明にしたが、それは当然ながら、臨時政府による反攻を招いた。臨時政府は5月5日に、ペトログラード・ソヴェト執行委員会とのあいだで連立政権を樹立する協定を結んだ。ソヴェト側から

は、従来から個人の資格で臨時政府に入っていたケレンスキーに加えて、チェルノフ（エス・エル）、ツェレテリ（メンシェヴィキ）、スコペレフ（メンシェヴィキ）などが帝国主義的臨時政府に入閣した。ソヴェト側の多数派であったエス・エル、メンシェヴィキが臨時政府に加わることによって、人民の生活は改善されはしなかった。臨時政府への合流は、エス・エル、メンシェヴィキから人心が離反する契機になった。

　6月、7月と臨時政府側とボリシェヴィキとの緊張が高まっていった。6月18日には、臨時政府が、膠着状態にあった対ドイツ戦争で攻勢を開始した。国防大臣はケレンスキーであった。この攻勢は3ヶ月後には大敗走に終わってしまった。この政策は、労働者・農民・兵士の間に強い不満を引き起こし、ペトログラードの兵士の間に臨時（連立）政府打倒の気運が高まった。7月3日、兵士の武装デモが自然発生的に市内各地で発生し、それに労働者も合流した。ボリシェヴィキは、情勢を冷静に判断して、まずはデモの中止、それが不可能だと分かってからは、平和的デモとする努力をおこなった。臨時政府は武力弾圧をおこなった。7月7日、臨時政府からレーニンに対する逮捕令が出された。レーニンは、地下活動に入り、8月21日から22日にかけてフィンランドに亡命した。

　ボリシェヴィキを弾圧した後の7月24日、ケレンスキーを首相とする第2次連立内閣が成立し、閣僚の数ではメンシェヴィキやエス・エルが多数になった。このことは、人民の間から、メンシェヴィキ、エス・エルに革命的役割を期待する幻想を一掃する作用をもたらした。ロシアの反動派は、ケレンスキーよりも安定した反動的支配体制として軍事独裁体制を選択し、最高軍司令官コロニーロフをケレンスキーにとってかわらせようとした。こうして、第2次連立内閣は1カ月で崩壊した。ケレンスキーたちがコロニーロフ反乱を打ち破った原動力は、労働者、兵士であった。

　この後、レーニン（1957 f）は、メンシェヴィキやエス・エル等が権力を維持するのを支えるためにコロニーロフ等と戦うのではなく、ボリシェヴィキ党自らが権力を奪取するために戦うという方針を明確にした。こうした政治的力関係が急速にボリシェヴィキに有利になっていく時期であり、10月革命直前

の1917年9月10日から14日にレーニン（1957ｇ）が書いた「さしせまる破局、それとどうたたかうか」は、来るべき革命における経済政策を、包括的に示した重要な力作である。

ここでは、ロシア革命における記帳と統制の位置づけがなされ、主要な経済分野における具体的方策を提起している。協同組合一般についてあれほど自主性を強調したレーニンが、消費協同組合に関しては、なぜ上からの強制的全住民加盟の協同組合を構想したのか。この論点を明らかにするためにも、少し詳しく「さしせまる破局、それとどうたたかうか」を見ていくことにする。枚方

第3節　消費組合を強制加入の統制・分配機構に

2月革命から半年たった時点でレーニンは、ロシアが「破滅に瀕している」ととらえた。

「革命の半年間がすぎさった。破局は、さらにいっそうせまってきた。大衆的失業が現れるにいたった。考えてもみてほしい。国内には商品が不足している。穀物や原料が十分にありながら、国は物資の不足と労働力の不足のために破滅に瀕している。しかもこうした国に、こうした危機にあたって、大衆的失業が現れたのだ！　革命（ある人は大革命と呼んでいるが、いまのところ、どうもくさった革命と呼ぶほうが正しいらしい）の半年間に、えらそうに『革命的民主主義的』と称する団体や機関がおびただしくある民主共和国で、実際には、破局や飢餓に対抗してなに一つ真剣にやっていない（**太字は原文、以下同様**）ということを、このうえ証明する必要があろうか。瓦解への接近はますます速さをましている。なぜなら、戦争は待ってはくれないし、戦争によってひきおこされる国民生活のあらゆる面の乱脈は、ますますひどくなっているからである」（全集第25巻、349頁）。

レーニンが、この論文を書いた1917年9月には、ロシアの人民は、ブルジョアジーと少ブルジョア的社会主義者（メンシェヴィキやエス・エル）の連立政権の経済政策を実生活で体験済みであった。彼らは、6月から7月にドイツ軍へ攻め込んで、したたかに打ち負かされた。こうした経済的・政治的・軍事的

な経験に照らして、レーニンは次のようにロシアの人民によびかける。

「ところで、ほんのすこしばかり注意し、考えてみさえすれば、破局と飢餓にうちかつ方法があるということを、しかもそれらの闘争の方策がまったく明白な、簡単な、十分に実行でき、人民の力で十分にやれるものだということを、さらにまた、それらの方策がとられ**ない**のは、それを実行すると、一にぎりの地主と資本家の未曾有の利潤がおかされるという理由から**だけ**であり、**もっぱら**そのためだということを、確信できるだろう。

事実、どんな演説でも、どの傾向の新聞にのっているどんな論説でも、どの集会や機関のどんな決議でも、破局と飢餓を克服し、それを阻止する基本的な主要な方策をまったくはっきりと明確にみとめていないようなものは、見つからないことは請合である。その方策というのは、国家による統制、監督、記帳、規制であり、物資の生産と分配における労働力の正しい分配、人民の力の節約、あらゆる力のむだづかいの除去、力の節約である（下線は著者、以下同様）。統制、監督、記帳——これこそ、破局および飢餓との闘争における第一の要点である。これは、争う余地のない、だれにもみとめられているものである。しかも、これこそ**行われていない**のであって、それは、地主と資本家の無制限の権力をおかしはしないか、彼らの莫大な、前代未聞の、けしからぬ利潤、物価騰貴と軍需品の納入（いまでは、ほとんどすべてのものが、直接または間接に、戦争のために『働いている』）で得られる利潤、だれもが知っており、見まもっており、〔あきれて〕うなっているあの利潤をおかしはしないかとおそれるからである」（全集25巻、349頁）。

レーニンは、以上で強調した「統制」路線を具体化して、以下のように列記している。

「そのもっとも主要な統制方策はこうである。

（一）すべての銀行を一つに統合し、その業務を国家的に統制すること。すなわち銀行を国有にすること。

（二）シンジケートすなわち資本家の巨大独占団体（砂糖、石油、石炭、冶金などのシンジケート）を国有にすること。

（三）営業の秘密を廃止すること。

(四) 工業家、商人、一般に経営者を強制的にシンジケート化すること（すなわち強制的に団体に統合すること）。

　(五) <u>住民を強制的に消費組合に統合するか、またはその種の統合を助成し、それを統制すること</u>。

　これらの方策が革命的民主主義的に実行されるばあいに、そのおのおのにどんな意義があるかを検討してみよう」（全集第25巻、355頁）。

　一読して明快なように、革命直前のロシアにおける「破局および飢餓との闘争における第一の要点」は「統制、監督、記帳」であるというのが、レーニンの認識である。そして、消費組合を強制加入の分配統制機構と位置づけている。

　上記引用につづいてレーニンは、（一）から（五）まで、具体的に統制のありかたを考察しているが（五）は「消費の統制」という題目で扱われている。

　「戦争のため、すべての交戦国および多くの中立国は、消費の規制にうつらざるをえなくなった。パンの切符が現れ、通例の現象になり、それにつづいてほかの配給切符が現れた。ロシア人も人後におちず、おなじくパンの切符制を実施した」（全集第25巻、372頁）。

　「国が未曾有の惨禍をなめているときの革命的民主主義的政策は、さしせまる破局とたたかうためには、パンの切符制だけにとどめずに、さらにつぎのことをつけくわえるべきであろう。第1に、<u>全住民を消費組合に強制的に統合すること</u>。なぜなら、このような強制的統合をやらなくては、消費にたいする統制を完全に行うことはできないからである。第2に、金持に労働義務を課し、彼らがこれらの消費組合のために、書記の仕事その他これに類する仕事を無報酬でするようにさせること。第3に、ほんとうにすべての消費物資を住民に平等に分配し、戦争の負担が実際に均等にかかるようにすること。第四に住民中の貧しい諸階級がほかならぬ金持の消費を統制するような仕方で、統制を組織すること」（同前、374頁）。

　ここで確認できることは、10月革命以前に、少なくとも1917年春の時点で、レーニンは消費の統制を戦略としていたことである。また、「さしせまる破局、それとどうたたかうか」（1917年9月執筆）では、消費組合を強制加入の消費

物資統制配給機構として位置づけていたことである。

ただし、この時点では、この方針が、戦争（第一次世界大戦）中の物資配給制という一時的方策として提起されていることも、あわせて理解すべきである。

第4節 『国家と革命』における「記帳と統制」路線の定着

「さしせまる破局、それとどうたたかうか」とほぼ同時にレーニン（1957h）は『国家と革命』（1917年8-9月執筆）を執筆する。ここでは協同組合が直接に扱われることはなかったが、レーニンは、統制と記帳を、「戦時中の臨時措置」にとどまらず、資本主義から共産主義の高い段階までの過渡期の任務として強調している。ただし、協同組合への直接的な言及はしていない。

「共産主義の『高い』段階がやってくるまでは、社会主義者は、労働の基準と消費の基準にたいする、社会と国家のきわめて厳重な統制を要求する」（全集第25巻、508頁）。

「記帳と統制——これが、共産主義社会の第一段階を『調整』するために、これをただしく機能させるために必要とされる主要なものである。ここでは、すべての市民は武装した労働者である国家にやとわれる勤務員に転化する。すべての市民が、一つの全人民的な国家的『シンジケート』の勤務員と労働者になる。必要なことは、彼らが仕事の基準をただしくまもって、平等に働き、平等の賃金をうけとることだけである。これを記帳し、これを統制することは、資本主義によって極度に**単純化され**、監視と記録や、算術の四則の知識や、適当な受領証の発行といったような、読み書きのできるものならだれにでもできる、ごく単純な操作にかえられている」（511-512頁）。

レーニンのここでの認識は、言うまでもなく、市場の敵視、商業の軽視と結びついている。また、「記帳と統制」を極度に単純化してとらえている。しかし、4年後のネップ期には、市場を承認し、共産党員が高い能力を持った、資本主義社会の商人や協同組合活動家に負けない、流通分野の活動家になることを強調することになる。

第12章　ロシア革命初期の協同組合論（2）
── 10月革命直後から干渉戦争開始まで

第1節　革命直後の国有化と消費組合

　『国家と革命』以降、レーニンの活動は権力奪取に集中される。1917年10月25日にケレンスキー政権はレーニンに指導された労働者、農民、兵士の蜂起によって打倒された。レーニンは、革命直後の緊迫した状況の下で、党内外の重要問題、国際問題、軍事問題等々を処理していくことになる。革命直前直後に書かれたものには、「記帳と統制」への言及は多々あるが、協同組合に関する発言は殆ど見られない。

　レーニン（1959ａ）は、権力奪取の直前の1917年9月末から10月1日にかけて、この時期では長文に属する「ボリシェヴィキは国家権力を維持できるか？」を執筆した。そこでは、「記帳と統制」について、次のように述べている。

　「プロレタリア革命の主要な困難は、もっとも精密でもっとも良心的な記帳と統制、物資の生産と分配の労働者による統制を、全国民的な規模で実施することである」（全集第26巻、94頁）

　権力奪取約10日後の11月5日にレーニン（1959ｃ）が書いた「住民に訴える」では、「政府は、きわめて厳重な記帳と統制のほかには、また従来もうけられている租税の徴集のほかには、なんの方策もとろうとはおもわない」「生産と生産物の記帳とにたいするもっとも厳重な統制をおこなえ」（全集第26巻、306頁）などの記載がある。

　協同組合に関しては、「ボリシェヴィキは国家権力を維持できるか？」において、「資本主義は、銀行、シンジケート、郵便、消費組合、職員組合のような、記帳機関をつくりだした。大銀行がなければ、社会主義は実現できないであろ

う」（全集第 26 巻、96 頁）と述べられている。「記帳機関」として協同組合の名が挙げられていることは明らかである。

協同組合について政策的に踏み込んだ提起がなされたのは、革命直後の 1917 年 12 月前半にレーニン（1959 d）が執筆した「銀行国有の実施とこれに関連する必要な措置についての布告草案」においてである。ここでは、食糧ならびにその他の必需品を正確に記帳し分配するために、すべての市民は何らかの消費組合（まだ全国単一のではない）に加入しなければならない、と主張した。

「投機や資本家と官吏のサボタージュならびに全般的な崩壊によって生じた危機的な食糧事情、飢餓の脅威のため、この悪弊とたたかうための革命的非常措置が必要となっている。

国家のすべての市民、なによりもすべての勤労諸階級が、自分たちの労働者・兵士・農民代表ソヴェトの指導のもとに、いかなる障害にもたじろぐことなく、もっとも革命的に行動して、このたたかいと国の正常な経済生活の組織化とに、あらゆる方面からただちに取りかかる」ために、次の規則を定めると宣言している。

「銀行国有の実施とこれに関連する必要な措置についての布告草案
一　すべての株式企業は国家の所有物であると宣言する。
二　株式会社の重役と取締役、および富裕な階級に属するすべての株主（すなわち、総額 5000 ルーブリ以上の財産、あるいは月収 500 ルーブリ以上のもの）は、企業の業務遂行を完全に継続し、労働者統制にかんする法律を実行し、すべての株式を国立中央銀行に提示し、またその週間営業報告をその地の労働者・兵士・農民代表ソヴェトに提出する義務を負うものとする。
三　国債は、内債も外債も、廃棄される。
四　債券および各種株式の少額所有者、すなわち、住民のうちの勤労者階級に属する所有者の利益は、完全に保障される。
五　全般的労働義務制を実施する。15 歳以上 55 歳未満の市民はすべて、男女をとわず、その地の労働者・兵士・農民代表ソヴェトその他のソヴェト

権力機関の指定する労働を遂行する義務を負う。
六　全般的労働義務制を実施する第一歩として、つぎのことを決定する。富裕階級に属する者（第2条参照）は、<u>労働＝消費手帳あるいは労働＝家計手帳</u>をもち、規則ただしく記入しなければならない。これらの手帳は、各人が担当する労働の遂行について毎週記入を受けるために、所管の労働者組織、あるいはその地のソヴェトとその機関に提出しなければならない。
七　<u>食糧ならびにその他の必需品を正確に記帳し分配するために、国家のすべての市民は何らかの消費組合に加入しなければならない</u>。食糧庁、配給委員会、その他これに類する組織、ならびに鉄道および運輸の組合は、労働者・兵士・農民代表ソヴェトの指導のもとに、この法律の施行を監督する。富裕階級に属する者はとくに、消費組合を組織しその業務を遂行するうえで、ソヴェトが課する労働をおこなう義務を負う」（以下一二項まで省略、全集第26巻、401–402頁）。

第2節　管理的消費協同組合の提起

「銀行国有の実施とこれに関連する必要な措置についての布告草案」を承けて、具体的な方策が提示されるのは、レーニン（1959 f）が1918年1月7–10日に執筆した「消費コンミューン令草案」においてであるが、考え方の面では、レーニン（1959 e）が同時期の1918年1月7–10日に書いた「競争をどう組織するか」が分かりやすい。
　「人民は、ほかでもなく資本主義のもとで、きりのない、うんざりする労働、食うや食わずの暮し、ひどい貧乏といった苦役と兵営のような生活に運命づけられているのである。この苦役から勤労者を解放する第一歩は、<u>地主の土地の没収、労働者統制の実施、銀行の国有である</u>。それにつづいては、<u>工場の国有、同時に生産物販売の団体でもある消費組合に全住民を強制的に組織すること</u>、穀物その他必要品取引の国家独占となるであろう（全集第26巻、416頁）。
　「<u>記帳と統制——それこそ、各労働者・兵士・農民ソヴェト、各消費組合、</u>

各供給組合または供給委員会、各工場委員会または労働者統制機関一般の主要な経済的任務である」。

「記帳と統制――ただし、労働者・兵士・農民代表ソヴェトによって、あるいはこの権力の指示、委任にもとづいておこなわれるばあいの――いたるところで、全般的・普遍的におこなわれる記帳と統制、労働量と生産物分配にたいする記帳と統制――プロレタリアートの政治的支配がつくりだされ、保障されたなら、ここにこそ、社会主義的改造の眼目があるのである」。

「労働者・農民諸君、勤労被搾取者諸君！　土地、銀行、工場は全人民の所有にうつった！　物資の生産と分配にたいする記帳と統制に、自分でとりかかりたまえ。社会主義の勝利への道、その勝利の保障、あらゆる搾取とあらゆる欠乏と貧困にたいする勝利の保障はここに、ここにだけある！　なぜなら、労働と生産物を正しく分配しさえすれば、この分配にたいする全人民の**実務的・実際的な**統制を確立しさえすれば、政治だけでなく、**日常の経済生活**でも、人民の敵、金持、その寄食者、さらにぺてん師、座食者また無頼漢にかちさえすれば、ロシアには穀物、鉄、木材、羊毛、綿花および麻が、すべての人に十分あるのである」（同前、419-420頁）。

ここには、市場抜きに、商業抜きに、流通・分配を記帳・統制に代替させ、その実務を消費組合に委ねるというレーニンの構想が示されている。

同時期に、上記の革命直後の消費組合の位置づけを踏まえて、「消費コンミューン令草案」が発表された。

「全国のすべての市民は、現地の消費組合（村、郷、部落の消費組合、あるいは都市部の一定の部分、街区の一部分を統合する消費組合、など）に所属しなければならない。数家族が集合して消費組合をつくることは自由であるが、各組合の家族数の３分の２以上は、富裕でない階級（すなわち労働者や、賃金労働者をやとっていない農民など）に属していなければならない、というただ１つの制限がある。

各消費組合は、物資の購買と分配のほかに、現地物資の販売業務をも営む。消費組合管理部は供給委員会を設置する。そして所轄の供給委員会の証明書がなければ、物資のどんな輸送も許可されない。

<u>現存の消費組合は、国有化され、その地方の全住民もひとりのこず、そのなかにいれる義務を負わされる。</u>……

すべての供給委員会は、現地の労働者・兵士・農民代表ソヴェトの統制と指示によって活動する」（全集第26巻、425–426頁）。

主要点を再整理すれば、次の通りである。
（1）全国のすべての市民は現地の消費組合に所属しなければならない。
（2）各消費組合は、物資の購買と分配のほかに現地物資の販売業務も営む。
（3）既存の消費協同組合は、国有化され、その地方の全住民をひとりのこらず、そのなかに入れる義務を負わされる。
（4）消費組合の活動は、労兵農代表ソビエトによって管理・指導される。

この草案は、「国家と革命」以来のレーニンの消費協同組合にたいする基本方針、すなわち協同組合を革命政府の直接的管理下で、全国的な規模での購買、分配、販売組織に改編する方針を示している。今井（1988）によれば、「そのような管理協同組合的性格は、十月革命以前の臨時政府のリヴォフ内閣で作成されていた協同組合法案の内容と比べてみても組合員にとって『上から』の行政にしばられた官製的な組織に見えたであろう。当然のことながら、既存の協同組合指導者たちからの猛烈な抵抗を受けることになる。当時の協同組合の幹部たちは圧倒的に非ボリシェヴィキ系が多かった。エス・エルやメンシェビキ派および無党派が多く、ボリシェヴィキ系は微々たるものであった。それだけにレーニンは、彼らの抵抗を無視できなかった」（同前、338–339頁）。

第3節　干渉戦争以前の厳しい経済状態

レーニンが次に消費組合に具体的に取り組むのは、対独講和（ブレスト講和）後の「いきつぎの時期」であり、この時期のソヴェト権力の総路線を示したのが『ソヴェト権力の当面の任務』（1918年3月–4月）であるが、その前に、2つのレーニンの文章に目を配っておきたい。1つは、レーニン（1958 a）が1918年2月21日に書いた「社会主義の祖国は危険にさらされている！」である。引用する意味は、干渉戦争の前の段階で、これだけの窮迫が、崩壊の危

機があったことへの留意であり、こうした背景のもとに、消費組合構想が提起されたことを理解するためである。

「へとへとになり、苦しみをかさねた国を新しい軍事的災厄にあわせないために、われわれは最大の犠牲に応じ、ドイツ軍の講和条件に調印することに同意する旨を、ドイツ軍に明言した。わがほうの軍使は、2月20日（7日）の午後レジッツァからドヴィンスクにむけて出発したが、いまにいたるも回答はない。ドイツ政府が、回答をおくらせていることは、明瞭である。同政府が講和をのぞんでいないことは、はっきりしている。ドイツ軍国主義は、あらゆる国の資本家の依頼をはたして、ロシアとウクライナの労働者と農民の息の根をとめ、土地を地主に、工場を銀行家に、権力を君主制にかえすことをのぞんでいるのだ。ドイツの将軍たちは、ペトログラードとキエフに自分の『秩序』を打ちたてようとのぞんでいる。ソヴェト社会主義共和国は最大の危険にさらされている。ドイツのプロレタリアートが決起して、勝利する時機まで、ロシアの労働者と農民の神聖な義務は、ブルジョア＝帝国主義的ドイツの大軍にたいしてソヴェト共和国を献身的に擁護することである。人民委員会議は、つぎのように決定する。

（一）国のすべての力と手段をことごとく革命的防衛の事業にまかせる。
（二）すべてのソヴェトと革命的組織には、最後の血の一滴まで各自の立場をまもる義務がある。
（三）鉄道組織とそれにつながりをもつソヴェトは、敵が交通機関を利用しようとするのを全力をあげて妨げ、退却のさいには交通路を破壊し、鉄道用建物を爆破し、焼きはらい、すべての運転資材――車輛と機関車――をただちに国の東方ふかくおくらなければならない。
（四）敵の手に陥る恐れのある穀物、一般にすべての食糧予備も、あらゆる高価な財物も、無条件に破壊しなければならない。これを監視する義務は地方ソヴェトが負い、その個人的責任はソヴェト議長が負う。
（五）ペトログラード、キエフすべての都市、農村の労働者と農民は、軍事専門家の指導のもとに塹壕掘り部隊を動員しなければならない。
（六）これらの部隊には、労働能力のある、ブルジョア階級の男女全員をふ

くめ、赤衛軍がそれを監督し、反抗するものは銃殺すべきである。

（七）ソヴェト権力をうちたおす目的で、革命的防衛の事業に反対行動をとり、ドイツ・ブルジョアジーに味方し、また帝国主義の大軍の侵入に乗じようとする出版物はみな、その発行を禁止される。これらの出版物の編集者と編集部員で労働能力のあるものは、塹壕掘りその他の防禦作業に動員される。

（八）敵の手先、投機者、強盗、無頼漢、反革命煽動者、ドイツのスパイは犯罪の現場で銃殺される。

　社会主義の祖国は危険にさらされている！　社会主義の祖国万歳、国際社会主義革命万歳！

　　人民委員会議」（全集27巻、16-17頁）

　上記布告の直後に、レーニン（1958 b）は「人民委員会議の布告『社会主義の祖国は危険にさらされている！』の補足」を書いている。そこでは、消費組合が、当面の食糧危機を乗り切るための方策として位置づけられている。

「2月21日づけの人民委員会議の布告を正しく無条件に執行するために、つぎのように決定する。

（一）一昼夜に8時間はたらいた各労働者は、毎日、3時間（あるいは、3日目に休息して一昼夜に4時間半ずつ）軍事あるいは行政の分野ではたらく義務を負う。

（二）金持階級あるいは富裕なグループに属するもの（1ヵ月の収入がすくなくとも500ルーブリか、あるいは現金の貯金がすくなくとも1500ルーブリあるもの）は、各自、ただちに労働手帳をもち、軍事あるいは行政上の仕事のしかるべき分担をはたしたかどうかを、毎週手帳に記入する義務を負う。記入をおこなうものは、所管の労働組合、労働者代表ソヴェトあるいは赤衛軍地方部隊本部である。

　　富裕なものの労働手帳は、1冊50ルーブリでわたされる。

（三）労働者ではないが、富裕な階級にも属していないものも、5ルーブリ（あるいは原価1ルーブリ）で販売される労働手帳をもつ義務を負う。

　　富裕なものの労働手帳には、収入額と支出額を毎週記録する欄を取ってお

く。

　労働手帳をもっていなかったり、不正な記入をしたりすると、戦時法によって処罰される（虚偽の記入は、なおさらそうである）。

　武器をもっているものはだれでも、（a）その地方の家屋管理委員会と（b）第二条にあげた諸機関とから発行される新しい許可書をもらわなければならない。この二つの許可書がなければ、武器をもつことは禁止される。この規則違反にたいする処罰は銃殺である。

　食糧予備の隠匿も、同じように処罰される。

　食糧問題を正しく処理するために、全市民は消費組合を組織しなければならない…。」

　（全集第27巻、18-19頁）

第4節　「二つの戦線」でのたたかい

　ところで、レーニンのこのような構想は、旧来の協同組合関係者から強い抵抗を受けた。こうした抵抗を考慮して、1918年4月には、一定の妥協を含む以下のレーニンの布告が出される。

　レーニンが直面した「抵抗勢力」には、一方で旧来のブルジョアジーや富農の支配的地位を守りつつ、当面のソヴェト政権が提起する方針に面従腹背的に対応しようとする右派勢力があり、他方では、協同組合自体を否定したり、強力的に協同組合を引き回そうとする、主に古参の活動家に多い「左派」勢力があった。いわば、左右からの抵抗に対する、説得と妥協点の模索を、レーニンは精力的に進めなければならなかった。レーニンは、協同組合領域における「二つの戦線」での闘争を強いられたのである。

　「消費組合令」は、1918年4月10日に人民委員会議によって承認され、翌11日に全ロシア中央執行委員会の会議で認証を受け、人民委員会議議長ヴェ・イ・ウリヤーノフ（レーニン）が署名して、『プラウダ』4月13日（3月31日）づけ第71号、『イズヴェスチヤ』4月16日づけ第75号に発表された。レー

ニンはこの草案に幾多の修正をくわえた。第11、第12、第13条は全文レーニンの書いたものである（全集第27巻、589頁、事項訳注）。

ここでは、いくつかの妥協がなされた。レーニン（1958 e）は「ソヴェト権力の当面の任務」（1918年3月から4月にかけて執筆）において、次のように説明している。

「資本主義は、生産物分配の大がかりな記帳と統制への移行を容易にすることのできる大衆的組織、すなわち消費組合を、遺産としてわれわれにのこした。ロシアでは消費組合は、先進諸国ほどには発達していないが、それでも1000万人以上の組合員をもつようになった。最近公布された消費組合令は、現在の時機における事態の特異性とソヴェト社会主義共和国の任務をはっきりとしめす、きわめて注目すべき現象である。

この法令はブルジョア協同組合との、またブルジョア的見地にとどまっている労働者協同組合との協定である。この協定あるいは妥協は、まず第1に、これらの機関の代表者がこの法令の審議に参加したばかりでなく、表決権をも事実上、獲得したことにある。なぜなら、法令のなかでこれらの機関の断固たる反対にあった部分はきり棄てられたからである。第2に、実質上、この妥協は、無料で協同組合に加入するという原則（唯一の徹底的にプロレタリア的な原則）も、またその地方の住民全体を1つの協同組合に統合するということも、ソヴェト政府が断念したことである。階級の廃絶という任務に応じた、この唯一の社会主義的な原則にそむくことによって、『労働者の階級的協同組合』（この場合、『階級的』というのは、それらがブルジョアジーの階級的利益に従属しているからにもかならない）は、存続する権利を与えられた。最後に、協同組合の理事会からブルジョアジーを完全にしめだそうというソヴェト政府の提案もまた非常に弱められて、私的・資本主義的な商工企業の所有者にたいしてだけ理事会にはいることが禁止されることになった。

ソヴェト権力をとおして行動するプロレタリアートが、記帳と統制を、あるいはこのような統制の基礎だけでも、全国家的な規模でととのえることができていたら、このような妥協は必要でなかったであろう。われわれは、ソ

ヴェトの食糧部を通じて、ソヴェト所属の供給機関を通じて、プロレタリア的に指導されるただ１つの協同組合に住民を組織したであろう。そしてブルジョア協同組合の助けをかりることもなく、また純ブルジョア的な原則に譲歩することもなかったであろう。このブルジョア的原則は、労働者協同組合がブルジョア協同組合と合併し、全理事会を自分のほうにとってしまい、金持ちの消費を自分の手で監視し、こうしてこのブルジョア協同組合をすっかり服従させてしまうかわりに、労働者協同組合を、依然としてブルジョア協同組合と併存させておこうとするものである。

ソヴェト権力は、ブルジョア協同組合とこのような協定をとりきめて、現在の発展期のためのその戦術的任務と特色ある行動方法とを具体的に決定した」（全集第27巻、257-258頁）。

レーニン（1958 f）は1918年4月30日から5月3日にかけて「ソヴェト権力の当面の任務についての六つのテーゼ」を執筆し、さらに詳細に「妥協」の意義を展開している。

「四、社会主義の経済的建設の分野では、現在の時機の核心は、物資の生産と分配にたいする全人民的な、すべてを包括する記帳と統制を組織し、生産のプロレタリア的規制を実施するというわれわれの活動が、収奪者――地主と資本家――の直接の収奪という活動から、ひどく立ちおくれたということである。これは、われわれの任務を規定する、基本的な事実である。

この事実から、一方では、ブルジョアジーとの闘争は新しい段階へはいりつつある、すなわち、いまや記帳と統制を組織することが重心となりつつある、という結論が生まれる。10月いらいわれわれの達成した、資本にたいするすべての経済的獲得物、国民経済の個々の部門の国有化にかんするすべての措置は、このような方法によってのみ打ちかためうるし、また、このような方法によってのみ、ブルジョアジーとの闘争の成功裏の完了、すなわち社会主義の完全な強化を、準備しうるであろう。

上述の基本的な事実から、他方では、ソヴェト権力があるばあいには一歩後退するか、あるいはブルジョア的諸傾向との妥協に応じなければならなかった理由が説明される。パリ・コンミューンの原則からのこのような一歩

後退であり、退却であったものは、たとえば、一連のブルジョア専門家にたいする高給を実施したことであった。全住民を協同組合へ徐々に引きいれていく方策と措置について、ブルジョア協同組合と協調したことは、このような妥協であった。プロレタリア権力が全人民的な統制と記帳を完全に確立しないうちは、この種の妥協は必要である。

　そしてわれわれの任務は、人民にたいしてこうした妥協の否定的な特徴をけっしてだまっておかず、こうしたあらゆる妥協を完全に取りのぞく唯一の手段・方法として、記帳と統制を改善する努力を集中することにある。現在、この種の妥協は、いっそう緩慢ではあるが、いっそう確実な前進運動の唯一の（われわれが記帳と統制の点でおくれているかぎり）保障として必要である。物資の生産と分配にたいする記帳と統制が完全に実施されるようになれば、このような妥協の必要は、なくなるであろう」（同前、319–320頁）。

　レーニンが、旧来から存在していた消費組合との妥協に関して、上記のような立ち入った解明を行わなければならなかったのは、協同組合を力ずくで上から押さえ込もうとする、さらには協同組合を否定する「左からの協同組合批判」が存在したからであり、生産物とりわけ食料の分配には、消費組合を活用する以外に現実的な方策が無い状況のもとで、党と政府の活動家たちを、消費組合を活用する路線に導くことが、強く求められたからである。

第5節　権力奪取前後で消費協同組合の性格が異なるという認識

　この時期に、レーニンは、労働組合も協同組合も、労働者が権力を奪取する前と後で、組織的性格を変えるという主張を行った。具体的には、権力奪取後には、労働組合も協同組合も国家機関に組み込まれるというのである。

　この主張は、「記帳と統制」路線とも深く関わる議論であり、協同組合を自主的、大衆的組織と規定するか、党＝国家＝協同組合として協同組合を国家機構の事実上の一部と規定するか、の分岐をめぐる議論である。この議論を包括的な形で提示したのは、レーニン（1958ｄ）「論文『ソヴェト権力の当面の任務』

の最初の草稿」（1918年3月28日口述）である。

「きのうは、労働組合の主要な任務は、資本に対する闘争と、プロレタリアートの自主性の堅持であった。きのうは、国家にたいする不信が当面のスローガンであった。というのは、それはブルジョア国家だったからである。きょうは、国家はプロレタリア国家となりつつあり、またそうなったのである。労働者階級は、国家内で支配階級となりつつあり、またそうなったのである。労働組合は、社会主義の原則にもとづく全経済生活の再組織にたいする責任を第一に負わされるところの国家的な組織となりつつあるし、またならなければならない。だから古い組合主義のスローガンをいまの時代に当てはめることは、労働者階級の社会主義的諸任務を放棄することを意味するであろう」（全集第27巻、218頁）。

　レーニンは、ここで、労働組合を国家機構と同一視している。ブルジョアジーが権力を把握している「きのう」と、労働者階級の一部が農民の一部とともに権力を把握している「きょう」では、労働組合の任務が異なる、という論理は、少なくとは、こんにちでは説得力を持たない。権力を取った労働者の一部が、いかなる政策を遂行する場合でも労働組合が、それを支持しなければならないというのでは、政党と労働組合の役割を混同することになる。レーニンは続いて協同組合についても同様の主張を行う。

　「協同組合についても、おなじことを言わなければならない。協同組合は商店であり、どのような変化、改善、改良も、それが商店であるという事実を変えはしないだろう。資本主義の時代は、社会主義者をこのような見解に慣れさせてしまった。そして協同組合が資本主義制度の機構の小さな補足物にすぎないあいだは、こうした見解が協同組合の本質の正しい表現であったことは疑いない。しかし、プロレタリアートが国家権力を獲得していらい、プロレタリア国家権力が社会主義制度の系統的創出に着手していらい、協同組合の地位が根本において原則的に変わりつつあるというところに、問題はあるのだ。そこでは、量が質へ転化している。<u>協同組合は、資本主義社会のなかの小さな孤島としては、商店である。協同組合は、もし土地が社会化され工場が国有化されている社会全体を包括するならば、社会主義である。</u>

ブルジョアジーが政治的，経済的に収奪されたあとでは、ソヴェト権力の任務は、あきらかに（主として）協同組合組織を社会全体に押しひろめ、この国の全市民を一人のこらず、一つの全国民的な、もっと正しくいえば、全国民的な協同組合の組合員に変えるという点にある」（同前、218-219頁）。

「資本が打倒されたとき、全人民的・社会主義的協同組合の建設をはじめなければならないとき、協同組合運動の任務と条件についてのわれわれの見解が、根本的に変ることは明白である。われわれは、プロレタリア的な協同組合とも、ブルジョア的な協同組合とも、協定を結ばなければならない。われわれは恐れているわけにはいかない。われわれのほうで、ブルジョア的な協同組合から単一の全人民的な協同組合への移行の、確実に実現できる、好都合な、われわれにふさわしい形態を発見するために、われわれにとってそのような協定が必要なのである。国家権力としてわれわれは、ブルジョア的協同組合との協定をおそれるわけにはいかない。このような協定は、不可避的に、われわれへの彼らの服従となるだろうからである。同時にわれわれは、われわれが新しいプロレタリア国家権力であるということ、労働者階級はいまや国家内で支配的な階級となったということを、理解しなければならない。だから労働者協同組合は、個々の協同組合を単一の全人民的な協同組合に切りかえようとする運動の先頭に立たなければならない。労働者階級は、住民の他の部分からはなれて自分だけで固まるというのではなく、反対に例外なく住民のすべての部分を指導して、彼らを一人のこらず、単一の全人民的な協同組合に統合するように導かなければならない。そのためにどのような実践上の、直接に実現できる、過渡的な措置が必要かということ——これは別問題である。しかし、いまや万事は、まさにこの実践的移行にあること、プロレタリア国家権力は、それに取りかからなければならないし、この移行のあらゆる改良策を、経験にもとづいて点検し、ぜがひでもこの移行を実現しなければならないことをはっきりと認識し、争う余地なくこれを決定しなければならない」（同前、219-220頁）

ここで協同組合とされているのは、消費協同組合である。レーニンの頭にある協同組合は、この段階では消費協同組合のみといってよい状況である。つぎ

に、単一の強制加入の全国民が加入する消費協同組合という構想がはらむ問題を指摘しなければならない。これは、「記帳と統制」構想を消費面で具体化する格好の組織として、レーニンによって発見されたのである。なお、労働者階級の一部が権力をにぎったからといって、全労働者を、ましてや全住民を強制的に、単一の協同組合に加入させるという政策に、労働者階級全体が従わなければならないという原則などは、存在しない。

　かくして、「記帳と統制」路線のもとで、市場・商業の代替をなすものと位置づけられたのが、強制加入の全国単一の消費組合であり、この構想は「記帳と統制」路線そのものと同様に、深刻な矛盾を内包していた。

第13章 「記帳と統制」路線と戦時共産主義

　本章では「記帳と統制」路線および戦時共産主義のもとでの協同組合論を検討する。ここまでの行論において、個別的には言及したテーマであるが、改めて「記帳と統制」路線が協同組合、とりわけ消費協同組合をどのように位置づけたかを、詳しく跡づける[1]。

■注
（1）第13章の全般的な背景やレーニンの理論的展開については、不破哲三（2000 b）の第 25-26 章を参照されたい。

第1節　一般的な「労働者統制」論

　本書で用いる「記帳と統制」という表記は、一般的な労働者統制を示すものではない。一般的な労働者統制とは、労働者あるいは労働者と農民等の政治的同盟が、政治権力を獲得する過程で、さらには獲得後に、資本側が労働者の加わる政府に打撃を与えようとするのを防ぎ、国民生活を成り立たせるために、原材料の隠匿、横流し、生産サボタージュ等を防ぐために、労働者が工場管理や企業統制を行うというものである。

　社会科学辞典（1992）によると、労働者統制とは、10月社会主義革命前後に、資本家の逃亡や抵抗に対応して、物資の生産と分配を労働者がコントロールしたことを指す。資本家の所有と経営および一定の利潤取得はみとめられた。「革命直前から企業や地域で労働者による下からの統制がすすみ、労働者階級の権力樹立後の全国規模での上からの統制と結合された。レーニンは下からと上からの２つの統制の結合によって、命令的官僚主義に反して、労働者の自発性と創意性や管理能力を重視した人民大衆の創造物としての社会主義建設への道が

ひらかれることを展望した。しかし、外国の干渉と内戦の激化による戦時共産主義の導入によってこの道はさまたげられた」(692頁)。

『労働者統制の理論と歴史』(1)を著したヴィノグラドフ(1974)によれば、工業における労働者統制という思想をレーニン(1955b)がはじめて提起したのは、第一次ロシア革命の前夜の1905年に書いた『民主主義革命における社会民主党の2つの戦術』のなかであった。レーニンは、ここで、民主主義革命を担う政府が行うべき改革の内容を次のように指摘した。

「われわれは、なぜ臨時革命政府の樹立をのぞむのか、すでにはじまっている人民の蜂起が勝利をもっておわり、われわれが明日にでも権力に決定的な影響をあたえるようになるとすれば、われわれはいったいどのような改革を実現するのか、それについてわれわれは労働者と全人民に明瞭で明確な概念をあたえなければならない」(全集第9巻、73頁)。

「この権力は、8時間労働日を法制化し、労働者による工場監督制度を設け、無料の普通教育を実施し、裁判官の選挙制をさだめ、農民委員会をもうけるなど、一言でいえば、一連の改良をかならず遂行しなければならないであろう」(同前、75頁)。

レーニンは、「労働者による工場監督監制度」の確立や、労働時間・労働条件への規制などの労働者統制の導入を、資本に反対する実践的な革命的方策の1つとみなした(ヴィノグラドフ、19頁)。

レーニン(1957b)の「労働者統制」論は、10月革命直前から、急速な展開を示す。1916年1月の「国際社会主義委員会およびすべての社会主義政党にたいするよびかけのテーゼ草案」では、「社会主義のための煽動は全体として、抽象的、一般的なものから具体的、直接的に実践的なものにやりかえなければならない。すなわち、銀行を収奪し、大衆をよりどころとし、大衆のために」工業にたいする統制を実施するという任務を提起した。この統制は、ドイツが(他の列強諸国も)、帝国主義戦争の進行中に資本家の利益のためにすでに実施していたものである。レーニンは、ブルジョアジーがすでにつくりあげて実地にもちいている生産と消費にたいする統制の方法と形態を、労働者階級が自分のものにして、それを全人民の利益のために利用せよ、と呼びかけたのである。

ヴィノグラドフは、レーニンによる労働者統制の理論と実践を詳細に跡づけている。ここではヴィノグラドフの整理をもとに、労働者統制と「記帳と統制」路線との相違を確認しておく。

■注
（1）ヴィノグラドフの著書は、本書でいうところの「記帳と統制」路線を正面から扱ってはいない。「統制」ではあっても、主に生産における労働者統制・労働者管理の話が中心である。したがってヴィノグラドフは、労働者統制を、ロシア革命の特殊性、レーニンの革命路線における流通・商業・市場への特異な特徴付けと分かちがたく結びついた「記帳と統制」とは別のこととみなしている。そのため、ロシアにおける「労働者統制」の理論と経験は、国際的な普遍性をもつものとされる。具体的には、ロシアにおける「労働者統制」が、第2次大戦後の東欧諸国での労働者統制（第4章）、さらには1970年代の資本主義諸国における民主的統制や労働者参加（第5章）につながるものとして描かれている。

日野も「記帳と統制」が10月革命前後から干渉戦争の時期という、特殊な条件と深く結びついた路線であると把握している。特殊な条件と特異な認識（商業・商品抜きの直接的社会主義移行論）を「はぎ取れば」、労働者・人民が下からも上からも実施する（必要のある）、生産、流通、分配の全面で展開される、経済の民主的統制の萌芽という客観的意味を持つとも言えよう。

第2節　労働者統制論は生産に対する統制として始まる

レーニン（1957c）は1917年3月にスイスで書いた「遠方からの手紙」（第2信、3月9日付）のなかで、労働者によって指導される国民軍を創設することの必要性を示し、国民軍の任務として、軍事的機能とならんで「物資の社会的生産と分配にたいする統制」（全集第23巻、351頁）を挙げた。

レーニン（1957d）は4月テーゼの直後に執筆した「戦術にかんする手紙」のなかで「銀行の統制や、すべての銀行の単一の銀行への統合は、まだ社会主義ではないが、社会主義への一歩である。こんにちドイツでは、ユンカーとブ

ルジョアが人民に敵対してこういう歩みをすすめている」と指摘した。そして「もし全国家権力が兵士・労働者代表ソヴェトの手ににぎられるなら、ソヴェトは、あすは人民の利益のために、ずっとうまくこういう歩みをすすめることができるであろう」（全集第24巻、38頁）と述べた。

工場委員会協議会のために、2月革命から10月革命の間に進行した経済的崩壊に対応する優先的実践的方策を示す目的でレーニン（1957 f）が起草した「崩壊との闘争の経済的諸方策についての決議」では、こう書かれている。

「破局をすくう道は、物資の生産と分配にたいする真の労働者統制をうちたてることのほかにはない。そういう統制を行うためには、つぎのことが必要である。第1に、事業から逃げださなかった企業家や、学問的教養のある技術者をもかならず統制に参加させるとともに、すべての決定的な機関内で、労働者に全員の四分の三以上の多数を確保すること。第2に、工場委員会や、中央および地方の労働者・兵士・農民代表ソヴェトや、労働組合に、統制に参加する権利をあたえ、すべての営業帳簿や銀行帳簿を彼らに公開すること、またすべての資料を彼らに提供する義務を課すること、……（後略）……」（下線は日野、以下同様。全集第24巻、539-540頁）。

ここまで見てきた労働者統制は、一般的には「物資の生産と分配にたいする統制」と表現されているものの、具体的内容は生産の再開と生産の確保である。生産物の流通・分配・消費に関しては具体的な言及はない。あくまで、生産管理、生産に対する労働者統制という内容である。

1917年7月から8月にかけて開かれたロシア社会民主労働党（ボ）第6回大会は、「経済情勢について」と題する決議を採択し、経済的崩壊を克服する基本的方策を掲げた。レーニンは非合法の状態にあったため、大会には出席できなかったが、彼のあたえた7月事件以後の国内情勢についての政治的・経済的分析は、代議員に大きな影響を与えた。決議は、次のように述べている。

「この日ごとにますます激化している危機は、ブルジョアジーの政策によって強められている。ブルジョアジーは、政治権力とともに組織的生産にたいする権力をも失うことを恐れて、ただに生産を組織しないばかりでなく、むしろサボタージュの政策をとり、隠然たるロックアウトや生産の停止などに

たよりながら、反革命の事業のために利用する目的で経済的混乱を故意に促進している」。「危機的情勢からの唯一の活路は、戦争をやめさせることであり、戦争のためにでなく、戦争によって破壊されたすべてを復興するために、生産を組織することである。……ロシアでこのような生産の規制を遂行できるのは、プロレタリアと半プロレタリアの手にある組織だけであるが、これは国家権力をも彼らの手に移すことを一前提としている」（ヴィノグラドフ、66頁）。

決議では、労働者組織──労働者代表ソヴェト、労働組合、工場委員会──の代表が統制機関の過半数を占めるべきだということが強調された。ここでも力点は生産に置かれ、決議に記された労働者組織には、協同組合、消費協同組合あるいは消費コンミューンは含まれていない。

ヴィノグラドフは、「ロシアにおける社会主義革命の準備期における労働者統制の諸機関の活動の特徴は、あらゆる事業に国家的に接近したことに、また、生産がこれ以上混乱するのをゆるさず、産業を防衛し、全力をあげ手段をつくして企業活動を継続し、ロックアウトをゆるさず、経済的には無意味で革命の観点からはきわめて危険な、ペトログラードからの企業の疎開をゆるさないように尽力したことに、ある」（79頁）と総括している。ヴィノグラドフの総括によれば、この時期の労働者統制は生産に力点が置かれていた。

第3節　労働者統制令草案──「10月革命前後」に、生産と消費に対する「記帳と統制」へ

すでに述べたように、レーニンは1917年9月に書き終えた「さしせまる破局、それとどうたたかうか」および「国家と革命」において、生産と消費の全面的統制路線、すなわち「記帳と統制」路線へ決定的に「飛躍」した。

革命直後の11月1日に公表されたレーニン（1959ｂ）の「労働者統制令草案」（全集第26巻、278-279頁）は、文字通りの労働者統制にかんする全ロシア中央執行委員会と人民委員会議の布告の準備であった。これらの委員会では、労働者統制機関の権限を小さくしようとするメンシェヴィキやエス・エル

との激しい論争が展開された。結局、レーニンの草案の思想を骨格とした労働者統制令が承認された。1917年11月15日に、レーニンは布告に署名した。

布告の第1項では、「賃金労働者をやとうか、家内労働をさせている、すべての工業、商業、銀行、農業、運輸、協同組合、生産組合その他の企業で、国民経済の計画的規制のために、生産物と原料の生産、売買、それらの保管、ならびに企業の財政面にたいして、労働者統制が実施される」(ヴィノグラドフ、96頁)と明記された。

なお、レーニン(1959b)の草案では、「工業、商業、銀行、農業、その他の企業」と記述されていて、「運輸、協同組合、生産組合」は入っていなかったが、布告で上記のように、個別に記載された。この段階では、労働者統制が生産にとどまらず、商業や協同組合を含む「国民経済の計画的規制」であることが、強調されている。布告では、統制を実施するために企業の全労働者が工場委員会、職長評議会等々の公選機関を通じて統制に参加し、職員と技術者の代表も機関に入らなければならないと規定されていた。下からの労働者統制である。

ヴィノグラドフによれば、工場委員会中央評議会の細則が、労働者統制についての最も完全な実践的指導書であり、「産業にたいする労働者統制は、国の全経済生活にたいする統制の構成部分として、単純な監査という狭い意味にではなく、反対に、資本、器具、および企業内にある原料や製品にたいする企業主の処理権への介入、注文の履行や動力と労働力の利用の当否と合理性にたいする積極的監督、合理的な原則にもとづく生産そのものの組織化への参加という、広い意味に理解すべきである」(98–99頁)ことが強調されていた。さらに、労働者統制は、「国の全経済生活を社会主義的な原理にもとづいて組織するための移行段階として、国民経済の中央機関の上からの活動と並行する、この方向での下からおこなわれる焦眉の第一歩として理解すべきである」(99頁)と記されていた。

レーニンが重視した下からの労働者統制——経済活動に対する現場からの労働者参加による規制——は、内戦そして干渉戦争・戦時共産主義のなかで、事実上実施困難になり、さらに戦争終了後はスターリン時代の官僚主義によって、棚上げされてしまった。

第14章 「記帳と統制」路線の確定

第1節 10月革命以前に構想はできあがっていた

「記帳と統制」路線に関しては、第3編第11章と第12章において既にかなり立ち入った議論をしてきたが、要約すれば以下の通りである。
① 1917年3月に書かれた「遠方からの手紙」（第2信）で、労働者によって指導される国民軍を創設することの必要性を示し、国民軍の任務として、軍事的機能とならんで「物資の社会的生産と分配にたいする統制」（全集第23巻、35頁）を挙げた。
② 4月テーゼ（現在の革命におけるプロレタリアートの任務について）では、農業、銀行業、商業における統制、を現下のプロレタリアートの任務と規定した。まだ、「社会的生産と生産物の分配にたいする統制」という一般的な形での問題提起であり、消費組合＝消費協同組合を物資の統制・分配機構という明示的提起ではない。
③ 1917年9月10-14日に書かれた「さしせまる破局、それとどうたたかうか」では、ロシア革命における記帳と統制の位置づけがなされ、消費協同組合に関しては、上からの強制的全住民加盟の協同組合を構想した。
④ 「国家と革命」では、協同組合は直接には扱われなかったが、統制と記帳を、「戦時中の臨時措置」にとどまらず、資本主義から共産主義の高い段階にいたるまでの過渡期全体の任務として強調している。レーニンのこの認識は、市場の敵視、商業の軽視と結びついている。
⑤ 10月革命後の展開としては、1918年1月7-10日に書かれた「競争をどう組織するか」において、市場抜きに、商業抜きに、流通・分配を記帳・統制に代替させ、その実務を消費組合に委ねるというレーニンの構想が示された。
⑥ 全く同時期に執筆された「消費コンミューン令草案」[(1)]は、「さしせまる破局、それとどうたたかうか」以来の基本方針を踏まえて、協同組合を革命政府の直接的管理下で、全国的な規模での購買、分配、販売組織に改編する案を示

している。

⑦ドイツとの講和が成立して戦争からの「息つぎ」ができた時期には、「論文『ソヴェト権力の当面の任務』の最初の草稿」（1918年3月28日口述）において、単一の強制加入の全国民が加入する消費協同組合が、「記帳と統制」構想を消費面で具体化する格好の組織として重視されている。

　第11章と第12章での「記帳と統制」路線と協同組合に関する認識は、以上のものであった。続いて、ブレスト講和以降の展開をたどる。

第2節　「党綱領」における「記帳と統制」路線の確定
──社会主義経済建設の基本的通路に

　1918年3月6日から8日にかけて開催されたロシア共産党（ボ）第7回大会においてドイツとの講和に決着がついた。ここからチェコ軍団が西シベリアを攻撃する5月末までの3ヶ月足らずが「息つぎ」の期間となった。別の角度から言えば、この時期は、10月革命以降もドイツとの戦闘状態が継続されたために、本格的な社会主義建設の具体化に取り組む余裕を与えられなかったレーニンが、この課題に取り組んだ時期と言えよう。

　第7回大会では党綱領の改定が議題にのぼったが、現実の課題はブレスト講和であり、綱領問題の議論は最終日の夜になされただけであり、レーニン（1958c）が準備して代議員に配布した「綱領草案下書き」についても討論は行われなかった。実際に綱領改定がなされるのは第8回大会においてである。

　しかし、「「綱領草案下書き」には、社会主義建設の主要な手段として「記帳と統制」が位置づけられるなど、本章の課題と密接に関わる重要な論点がすくなからず含まれている。まず、国家形態論では、ソヴェトを社会主義への移行の唯一の国家形態と規定している。

　「ブルジョア議会制度にくらべて、民主主義のはるかに高度で、進歩的な形態であり、また1871年のパリ・コンミューンの経験や、さらに1905年および1917-1918年のロシア革命の経験によれば、資本主義から社会主義への過渡期、すなわちプロレタリアートの独裁の時期に照応する唯一の国家の型であ

るソヴェト連邦共和国をうちかため、いっそう発展させること」(全集第27巻、153頁)。

ソヴェトは、もはやロシアの独自の経験・条件から見つけ出された国家形態という規定ではなく、資本主義から社会主義に向かう全ての革命において採用されるべき唯一の国家形態と規定される。この点にもレーニンこの時期特有の性急さ、一面化が読み取れる。

第3節　商業の廃止——全住民を消費協同組合へ強制加入——事実上貨幣を廃止

「綱領草案下書き」のなかで最も分量の多いのは「ソヴェト権力についての10のテーゼ」である。この部分でレーニンは10項目の任務を列挙し、「この任務をはたすには、つぎのことが必要である」(同前、155頁)としている。「必要なこと」は(イ)政治的分野と(ロ)経済的分野に分けられ、「経済的分野」については以下のように記載されている。

「全国的規模での生産の社会主義的組織化。唯一の最高の権力であるソヴェト権力の全般的指導のもとに、労働者組織(労働組合、工場委員会、その他)がそれを管理すること。

運輸と分配も同様である(はじめには『商業』を国家独占とする。つぎには、『商業』を、ソヴェト権力の指導のもとに商工業職員組合がおこなう計画的＝組織的な分配に、完全に、最後的に代える)。

——全住民を消費＝生産コンミューンに強制的に組織すること」(同前、156頁)。

まず「商業」をソヴェト権力の指導のもとでおこなわれる「計画的＝組織的な分配」に最終的に置き換える。「計画的＝組織的分配」を担う機構が「全住民強制加入の消費協同組合」である。続いて貨幣について行うべきことが書かれる。

「われわれは、貨幣を廃止しない し (さしあたって)、個々の家族のおこなう個々の売買取引を禁止はしないが、なによりもまず、そういう取引はすべ

て消費＝生産コンミューンを通じておこなうことを、法律上の義務としなければならない。
　——全般的労働義務制を完全に実施することにただちにとりかかること。賃労働をつかわずに自分の経営で生活している小農民に全般的労働義務をおしおよぼすにあたっては、もっとも慎重に、徐々におこなうこと。
　全般的労働義務への最初の方策、最初の措置は、すべての富者（月500ルーブリ以上の収入のある人々）にたいして（ついで、賃金労働者をつかっている企業主、家事使用人のいる家族、等々にたいして）、消費＝労働（家計）手帳を実施すること（強制的実施）でなければならない。自分の所属するコンミューンを通じない売買も（旅行中、バザーで、等々）、取引を（一定額をこえたばあいには）消費＝労働手帳に強制的に記入させるようにすれば、これをみとめてよい」（同前）。
　「貨幣」は、「さしあたって」廃止はしないが、貨幣による売買は、全住民が強制加入させられた「消費＝生産コミューン」を通じて行われるようにする。個々の家族がおこなう個々の売買取引も同様である。旅行中などで、自分が所属しないコミューンで行った売買も、消費＝労働手帳に強制的に書き込ませる。つまり、どこにいても「記帳と統制」から外れることのないようにする。
次いで、「記帳と統制」の普遍化が提起される。
　「——銀行事業を完全に国家の手に集中し、貨幣取引全体を銀行に集中すること、銀行の当座勘定を普遍化すること、すなわち、はじめは巨大経営、つぎには国内のすべての経営にたいして、銀行に当座勘定をひらく義務を徐々に負わせること。現金の銀行への預入れを義務化し、貨幣の移動はもっぱら銀行を通じておこなうようにすること。
　——物資の生産および分配全体にたいする記帳と統制を普遍化すること。そのばあい、この記帳と統制は、はじめは労働者組織により、ついで住民の一人のこらず全員によって実行されなければならない」（同前、156–157頁）。
　結局は、こうしたプロセスを経て、「記帳と統制」を物資の生産と分配全体に普遍化してゆく。最終的には、「商業」は完全に、最後的に廃止されること

になり、こうなれば「貨幣」は自然に消滅する。この構想は、「記帳と統制」の組織化の道に進み出したソヴェト共産党が、この路線を綱領路線として確定し、さらに前進するための青写真であった。

この青写真では、市場経済の存続や市場経済の役割は否定されている。「記帳と統制」から、市場経済の制限と廃止、そして貨幣の廃止にむかって、まっしぐらに進むことが、社会主義への移行の唯一の道であるというのが、綱領的展望であった。

こうして、「記帳と統制」の具体的目標としての「計画的＝組織的分配」、それを担う組織としての「全住民強制加入の消費協同組合」という「綱領的展望」が形成されていった。

第４節　第８回党大会における綱領改定と協同組合
　　　　——市場否定論と貨幣廃止論をより鮮明に

時期的には少し飛んで干渉戦争＝戦時共産主義の時期のことになるが、綱領という視点から「記帳と統制」路線がどのように決着するのかを見ておく。

綱領改定がなされたロシア共産党（ボ）第８回党大会は1919年３月に開催された。大会のためにレーニン（1958ｇ）が起草した「ロシア共産党（ボ）綱領草案」は「一　ロシア共産党綱領草案下書き」から「一二　綱領の農業条項」までを含んでいる。

一の中の「ロシアにおけるプロレタリアートの執権の基本的諸任務」という総論的箇所では、「現在、ロシアにおけるプロレタリアートの執権の基本的諸任務はつぎのようものである。すでに開始された地主とブルジョアジーの収奪、すべての工場、鉄道、銀行、船隊、その他の生産手段と流通手段のソヴェト共和国財産への移転を最後まで遂行し、完成すること」（全集第29巻、91頁）と規定し、そのうえで、経済体制の部分では、「単一の経済的全一体——ソヴェト共和国はそういうものにならなければならない——を構成するもろもろの生産＝消費コンミューンのあいだの規則的で計画的な生産物交換を組織して、一連の漸進的な、だがたゆみない方策によって私的商業を完全になくすこと」（同

前、91-92頁）が基本的任務に挙げられている。

　第7回大会の「綱領草案下書き」では商業そのものをなくすとは規定していなかったが、ここでは明らかに「私的商業を完全になくすこと」が、綱領的任務とされている。そして、私的商業に代わるものとして、「もろもろの生産＝消費コンミューンのあいだの規則的で計画的な生産物交換を組織」することが任務とされた。つまり、市場に代わる機構が生産と消費の協同組合なのである。なお、生産コンミューンには農業協同組合も含まれる。逆に、農業協同組合が生産協同組合と消費協同組合の双方の役割を果たすこともある。

　レーニンは、「草案」の「経済の分野で」という箇所で、ソヴェト権力の任務を7つに分けて詳しく規定している。（五）が「分配の分野」である。

　「分配の分野では、現在、ソヴェト権力の任務は商業を、全国家的な規模での計画的・組織的な生産物分配に代えることを、たゆみなくつづけていくことにある。目標は、全住民を生産＝消費コンミューンに組織することである。この生産＝消費コンミューンは、分配機構全体を厳格に集中することによって、もっとも急速に、計画的に、経済的に、最少の労働支出で、すべての必需物資を分配することができる。この目標に到達するための過渡的な手段は協同組合である」（同前、100-101頁）。

　まず商業を、協同組合を通じた計画的・組織的な生産物分配に代えることが任務とされる。引き続き、協同組合に関するソヴェト権力および共産党員の任務が詳しく規定される。

　「資本主義からわれわれが受けついだ協同組合機構の首脳部に、ブルジョア的な考え方と経営方法とを身につけた人々がいるかぎり、これらの協同組合を利用することは、ブルジョア専門家を利用することと同種類の任務である。ロシア共産党は、つぎにしめすその政策をひきつづき系統的に実行しなければならない。──すべての党員に、協同組合内で働き、労働組合の助けをも借りて、共産主義の精神で協同組合を指導するという義務を負わせること。協同組合に統合された勤労住民の自主活動と規律を発展させること。全住民が協同組合に加入するよう、またこれらの協同組合が、上から下までソヴェト共和国全体を包括する単一の協同組合に融合するようにすること。最

後に、これがもっとも肝心なことであるが、他の勤労者層にたいするプロレタリアートの優越的な影響がたえず確保されるよう、また古い資本主義型の小ブルジョア的協同組合から、プロレタリアと半プロレタリアの指導する生産＝消費コンミューンへ移行することを容易にし実現するようなさまざまな方策を、いたるところで実地にためすようにすること」（同前、101頁）。

協同組合で活動することは、文字通り全党員に課せられる綱領的任務と規定されている。協同組合の性格や任務の問題は別としても、レーニンが協同組合を軽視したというのは明らかに間違いである。貨幣の問題に関わるのが（六）である。

「資本主義から共産主義への過渡の初期には、一挙に貨幣を廃止することはできない。

そのため、住民のなかのブルジョア分子は、私的所有としてのこされている貨幣表章——搾取者が社会的富を受けとる権利証明書——を、投機や金もうけや勤労者の略奪のために利用しつづける。ブルジョア的略奪のこの遺物とたたかうためには、銀行を国有化するだけでは不十分である。ロシア共産党は、貨幣の廃止を準備するもっとも急進的な諸方策を、できるだけ急速に実行するようにつとめるであろう。すなわち、まず第１に、貯金帳や、小切手や、公共の生産物を受けとる権利をしめす短期の証票、等々を貨幣に代用させること、銀行への強制預金制を制定すること、等々がそれである。これらの方策や、これに類した方策を準備し実行した実地の経験によって、これらのうちでどれがもっとも適切であるかがはっきりするであろう」（同前）。

レーニンは、貨幣を廃止することを将来の課題とするのではなく、「貨幣の廃止を準備するもっとも急進的な諸方策を、できるだけ急速に実行する」ことを綱領に掲げようとした。（五）と（六）を総合してみると、第７回大会向け「綱領草案下書き」よりも、市場否定論、市場敵視論および貨幣敵視論が鮮明になり、また、急進的になったことが理解できる。

レーニンは「一一　綱領の経済的部分の条項」として、「一　ロシア共産党綱領草案下書き」の「経済の分野で」という項目の異文を残している。分配に関する文章は、基本的には同じ内容だが、簡明な表現になっている。

「分配の分野では、現在ソヴェト権力の任務は、商業を、全国家的な規模での計画的・組織的な生産物分配に代えることを、たゆみなくつづけていくことにある。目標は、全住民を消費コンミューンの単一の網に組織することである。この消費コンミューンは、分配機構全体を厳格に集中することによって、もっとも急速に、計画的に、経済的に、最小の労働支出で、すべての必需物資を分配することができる。

さまざまな原理を結合した過渡的な諸形態が存在する現在の時機に、この目的のためにとくに重要なことは、唯一の大衆的な計画的分配機構、資本主義から遺産として受けついだ機構である協同組合を、ソヴェト食糧機関が利用することである。

この機構を放棄することではなくて、このようにそれを共産主義的にいっそう発展させることが、原則的に唯一の正しい道であると考えるロシア共産党は、つぎにしめすその政策を引きつづき系統的に実行しなければならない。──すべての党員に、協同組合内で働き、労働組合の助けをも借りて、共産主義の精神で協同組合を指導するという義務を負わせること。協同組合に統合された勤労住民の自主活動と規律を発展させること。全住民を協同組合に加入させるよう、またこれらの協同組合が、上から下までソヴェト共和国全体を包括する単一の協同組合に融合するようにすること。最後に、これがもっとも肝心なことであるが、他の勤労者層にたいするプロレタリアートの優越的な影響がたえず確保されるよう、また、古い資本主義型の小ブルジョア的協同組合からプロレタリアと半プロレタリアの指導する消費コンミューンへ移行することを容易にし実現するようなさまざまな方策を、いたるところで実地にためすようにすること」(同前、122-123 頁)。

特に大きな変更は、「一　ロシア共産党綱領草案下書き」の「生産＝消費コンミューン」から「一一　綱領の経済的部分の条項」の「消費コンミューンの単一の網」に変わったことである。また、資本主義から社会主義への移行期における協同組合の意義が、「資本主義からわれわれが受けついだ協同組合機構の首脳部に、ブルジョア的な考え方と経営方法とを身につけた人々がいるかぎり、これらの協同組合を利用することは、ブルジョア専門家を利用すること

と同種類の任務である」から「唯一の大衆的な計画的分配機構、資本主義から遺産として受けついだ機構である協同組合を、ソヴェト食糧機関が利用する」と、かなり書き換えられている。より簡明で実際的な書き方になったと言えよう。

この部分の最後に、第7回大会、第8回大会を通じて、農業協同組合に関する基本方針に変化はないことを指摘しておく。つまり、貧農と中農を自発的に協同組合に組織する、特に中農の協同組合化に際しては、実物教育を重視し、慎重な対応を行う、という方針は一貫していた。

第5節　「記帳と統制」路線と不可分な要素としての消費協同組合

綱領との関係を確認するために、時期的には戦時共産主義に入る第8回党大会での議論を先に検討した。しかし、干渉戦争以前の「息つぎ」の時期に、協同組合に関わる重要な問題を含むレーニン（1958 e）の論文が発表された。それは1918年3月から4月にかけて準備・執筆された「ソヴェト権力の当面の任務」である。

冒頭で、レーニンは、講和のおかげで社会主義革命の物資の生産と分配を含む組織上の任務、とりわけ「生存に必要な物資の計画的な生産と分配」の網をつくる任務にとりかかることが可能になったという歴史認識を示す。そして、この網をあむ任務を首尾良くはたすには、勤労者が自主的に参加することが不可欠だと訴えた。

「講和が達成されたおかげで、――この講和はきわめて苛酷な、またきわめて不安定なものであるが――、ロシア・ソヴェト共和国は、ここ当分、社会主義革命のもっとも重要でもっとも困難な側面に、すなわち組織上の任務に、その力を集中することができるようになった」（全集第27巻、241頁）。

「あらゆる社会主義革命における、したがってまた、1917年10月25日にわれわれがはじめた、ロシアの社会主義革命における、プロレタリアートとそれに指導される貧農との主要な任務は、幾千万の人々の生存に必要な物

資の計画的な生産と分配とを包含する新しい組織的諸関係の、きわめてこみ入ったこまかい網をあみあげるという、積極的なあるいは創造的な仕事である。このような革命は、大多数の住民、まず第一に大多数の勤労者が、自主的に歴史創造活動をおこなってはじめて、首尾よく実現できるのである」（同前、243頁）。

「主要な困難は経済の分野にある。すなわち、物資の生産と分配とのもっとも厳格な、また普遍的な記帳と統制とを実施し、労働生産性をたかめ、実際に生産を社会化することである」（同）。

レーニンは、ソヴェト型国家は、「勤労被抑圧大衆が新しい社会の自主的建設にもっとも活動的に参加するのを可能にする」（同前）ものだが、ソヴェト型国家をつくっただけでは「困難な任務のわずかな部分だけを解決したにすぎない」（同前）のであって、問題は経済の分野だと指摘する。そして経済の分野における具体的な課題は「記帳と統制」なのである。つまり、先取り的にまとめて言えば、「記帳と統制」路線は、革命直後の時期にも、「息つぎ」の時期にも、「戦時共産主義」の時期にも、さらには共産主義に達するまでの全過程においても（第8回大会綱領参照）、経済分野の主要な課題と規定されたのである。

「ソヴェト権力の当面の任務」を解明していくレーニンは、独立した「全人民的な記帳と統制のための闘争の意義」という項目を置き、つぎのように、大規模な「記帳と統制」を実施するための大衆組織として消費協同組合を位置づけた。

「社会主義国家は、自分の生産と消費とを誠実に記帳し、労働を節約し、その生産性をたゆみなくたかめ、それによって労働日を1日7時間に、また6時間に、さらにそれ以下にちぢめることができるようになる。生産＝消費コンミューンの網としてはじめて発生しうる。そこでは、穀物と穀物生産（ついでその他いっさいの必需物資も）のもっとも厳格な、全人民的な、すべてを包括する記帳と統制を整備しなければ、やっていけない。資本主義は、生産物分配の大がかりな記帳と統制への移行を容易にすることのできる大衆的組織、すなわち消費組合を、遺産としてわれわれにのこした。ロシアでは消

費組合は、先進諸国ほどには発達していないが、それでも1000万以上の組合員をもつようになった」（全集第27巻、257頁）⁽¹⁾。

「息つぎ」の時期にレーニン（1958f）が書いた、「記帳と統制」と協同組合に関する論文に「ソビェト権力の当面の任務についての6つのテーゼ」（1918年4月30日-5月3日のあいだに執筆）がある。内容的には「ソビェト権力の当面の任務」と同様であるが、より直截に記帳と統制の重要性、その実施機構としての消費協同組合の重要性、そうであるがゆえのブルジョア的協同組合専門家との妥協の必要性を強調している。

「社会主義の経済的建設の分野では、現在の時機の核心は、物資の生産と分配にたいする全人民的な、すべてを包括する記帳と統制を組織し、生産のプロレタリア的規制を実施するというわれわれの活動が、収奪者——地主と資本家——の直接の収奪という活動から、ひどく立ちおくれたということである。これは、われわれの任務を規定する、基本的な事実である。

この事実から、一方では、ブルジョアジーとの闘争は新しい段階へはいりつつある、すなわち、いまや記帳と統制を組織することが重心となりつつある、という結論が生まれる。10月いらいわれわれの達成した、資本にたいするすべての経済的獲得物、国民経済の個々の部門の国有化にかんするすべての措置は、このような方法によってのみ打ちかためうるし、また、このような方法によってのみ、ブルジョアジーとの闘争の成功裏の完了、すなわち社会主義の完全な強化を、準備しうるであろう。

上述の基本的な事実から、他方では、ソヴェト権力があるばあいには一歩後退するか、あるいはブルジョア的諸傾向との妥協に応じなければならなかった理由が説明される。パリ・コンミューンの原則からのこのような一歩後退であり、退却であったものは、たとえば、一連のブルジョア専門家にたいする高給を実施したことであった。全住民を協同組合へ徐々に引きいれていく方策と措置について、ブルジョア協同組合と協調したことは、このような妥協であった。プロレタリア権力が全人民的な統制と記帳を完全に確立しないうちは、この種の妥協は必要である」（全集第27巻、319-320頁）。

かくして消費協同組合は、ロシア共産党（ボ）の綱領的戦略となった「記帳

と統制」路線における不可欠の構成要素と規定されたのである。この路線は、協同組合を国家資本主義の構成部分と位置づけ、戦時共産主義の時代に消費協同組合が食糧・生活必需品を供給・分配する準国家機構に転化させられる際の理論的根拠となった。

そこで次に、戦時共産主義の時期における協同組合論について、節を改めて検討する。

■注
（1）「コミューン」は複雑な内容を含むものの、10月革命後間もない1917年12月には消費協同組合を対象にしてレーニンの「消費コミューン令草案」が発表されたことからも、協同組合をさす用語であることは明らかである。レーニンの論文には「消費コミューン」という用語は頻繁に登場する。そして1919年3月16日の人民委員会議で「消費コミューンにかんする布告」を採択し、消費協同組合（レーニン全集では消費組合と訳しているが、消費協同組合と同じ意味）を再組織することを決定し、4月には消費協同組合中央会（ツェントロサユーズ）理事会の再組織化を断行した。しかし、協同組合活動家の強い要望で全ロシア中央執行委員会は1919年6月30日の決定に基づき、新たな法令を発布し元の消費協同組合の名称にもどした。消費コミューンという名称が、農民の誤解を招いたことも名称を元にもどした要因である（レーニン全集第29巻、597頁、事項訳注）。および岡田（1974、258頁）。

第15章　戦時共産主義と協同組合

第1節　戦時共産主義と協同組合の自主性・独立性

　干渉戦争は、チェコ軍団による西シベリア制圧（1918年5月）、イギリスによる北ロシアへの上陸（同6月）に始まった。そして、1918年11月13日に英仏協定の遵守という口実による、英仏軍の本格的干渉戦争が始まった。
　いわゆる戦時共産主義の時期が始まるのである。不破の総括的な記載によれば、「党綱領にまで規定された『記帳と統制』路線・市場経済否定路線が内包していた矛盾は、帝国主義的干渉者と国内の反革命勢力の武力攻撃との闘争の時期、いわゆる『戦時共産主義』の時期に、もっとも深刻な実態をもって現れ」「その結果、レーニンとボリシェビキ党は、根本的な路線転換の必要に直面し、レーニンは、痛苦の理論的、実践的な探究の結論として、この綱領を採択した第8回党大会から2年後の1921年、市場経済否定路線から市場経済活用路線（新経済政策）への根本的な転換」を行ったのである（不破、2000 b、125-126頁）。
　協同組合に関する政策も、次第に戦時共産主義的な、強制的管理主義的なものに変わっていく。消費協同組合は、結局は完全に強制的な物資配給組織に変質していく。しかし、こうした変化は一挙に起きたのではなく、複雑な経過をたどった。戦時共産主義と協同組合の自主性というテーマについては、すでに第3編第2章で検討を行っているので、ここでは結論のみを確認しておく。
　本格的な干渉戦争が始まった直後の1918年11月26日にレーニン（1957 i）がおこなった「モスクワ中央労働者協同組合代表者会議での演説」は、レーニンが直接的に協同組合活動家に語りかけた重要な発言であり、対象が協同組合活動家ということもあって、協同組合に関するレーニンの理解がまとまった形で述べられている。干渉戦争勃発期のこの演説では、旧来の協同組合活動家たちと妥協することの重要性を強調している。ここには、後に顕著となる協同組合に対する強制的管理主義的性格はまだ前面には出ていない。むしろ、レーニンは、協同組合には自主性が、とりわけ下からの自主性が重要であり、多数の

人民を物資の分配という事業に引き入れるためには、協同組合の持つ下からの自主性という特性が重要だと述べている。

基本的に、この演説と同様のスタンスなのが、1918年11月26-27日になされたレーニン（1957 j）の「モスクワ党活動家会議演説」である。協同組合に関する演説は27日に行われた。この演説で、レーニンは中農と同盟することなしに、また、多数の小ブルジョアジーを引きつけることなしに、権力の維持、革命の勝利はありえないことを示しつつ、農業協同組合と消費協同組合に対する、正確かつ慎重な対応を繰り返し説明している。さらに、この時点でも、レーニンは、協同組合における労働者の自主的活動を強調した。

右派との論争、とりわけ協同組合の独立性をめぐる論争として重要なのが、1918年12月6-10日に開催された「第3回労働者協同組合大会」でのレーニン（1957k）の演説である。この演説は12月9日に行われたが、主なテーマは協同組合の独立性である。

まず、レーニンは1918年4月に協同組合分野で行ったソヴェト政権の妥協に触れる。ついでレーニンは、四月以降、協同組合とソヴェト組織との融合に取り組んだことを指摘する。ただしここで融合というのは、協同組合をソヴェト組織に包含することを意味する。

そして、レーニンは、独立性を唱える者に対して、全社会を勤労者の単一の協同組合に転化するのが社会主義であるとして、厳しく批判を加えた。

「全社会は勤労者の単一の協同組合に転化しなければならない。個々のグループの独立性などということは、とても問題になりえないし、なるはずもない」（全集第28巻、356頁）。

「いまやただ一つのことが必要である。それは、率直な気持ちでこの単一の世界的協同組合へすすもうと一致して努力することである」（同前、357頁）。

「すべてがソヴェト権力に従属すること、個々の層のにせよ、労働者協同組合のにせよ、なんらかの『独立性』といったような幻想はすべて、できるだけ早く除去しなければならない。『独立性』のこうした期待は旧態へのなんらかの形での復帰という期待がまだありうるところにのみ存在できるのである」（同前）。

レーニンの議論は、社会主義社会が単一の（数的な意味での単一という理解では単純すぎよう。著者は、生産と消費の両面において労働者階級が結合するという意味での単一と理解している）勤労者の協同組合であるという一般的な命題を、労働者が権力を奪取して1年余りの時期に、それも外国からの干渉戦争という非常時に、機械的に適用するという誤りを含んでいる。また、政党や政府からの自立性（＝独立性）を、協同組合が持つ基本的性格とみなすのは、今日においては当然の理解であろう。

　レーニンの協同組合の自立性・独立性に関するこうした態度は、国際協同組合運動の中で、ソ連の協同組合の自主性に対する深刻な疑念を招くことになった。

　さて、1918年後半に書かれたこれらの論文では、①協同組合が小ブルジョア的影響下にあったこと、小ブルジョアの間での動揺と分化が生じていること、②物資の供給と分配に、大衆的で自主的な協同組合、特に労働者協同組合が重要な意味をもつこと、③プロレタリアートは協同組合を積極的に活用する能力が求められていること、④そして協同組合は眠っている大衆の自発性と諸能力を引きだす機構であること、⑤最後に社会主義社会とは単一な協同組合なのであるというマルクス、エンゲルスの協同組合に関する見解を強調している。

　①はよかろう。②、③は問題がある。生産が抜けている。これを措くとしても、同時期に、物資の配給組織として、全住民を強制的に加入させる協同組合を強調している。大衆的・自主的協同組合は、強制加入の協同組合と両立できない。⑤も同じ問題を孕む。建前はこの通りだが、現実に提起された方針は、「記帳と統制」路線を実施する組織としての強制加入の消費協同組合である。「左派」からは、協同組合の廃止と国家機構化が主張される。

　こうした、協同組合と国家機構の事実上の同一視は、戦時共産主義の時代が過ぎて、ネップ後期にレーニン自身が否定したものであるが、レーニン死後も長きにわたってソ連の協同組合政策の「原則」とされ、否定的影響を及ぼした。

第2節　1919年初頭の協同組合無用論への批判

　レーニンおよびロシア共産党（ボ）による、物資の「記帳と統制」組織としての協同組合という位置づけは、「左派」からも強い非難を浴びた。彼らは、協同組合ごとき「不純」な組織は廃止し、その資産は国有化すべきであると主張した。

　レーニン（1957 m）は、「全ロシア中央執行委員会、モスクワ・ソヴェト、労働組合全ロシア大会の合同会議での演説」（1919年1月17日）において、非プロレタリア分子とのたたかいを強調しつつ、協同組合の機構については、破壊するのではなく活用すべきである、という主張をしている。これは、協同組合にはブルジョアジーおよび小ブルジョアジーの影響が残っているから、権力的にこれらを廃止し、国家機構に組み入れてしまおうという「左からの批判」に対するレーニンの対応である。

　「協同組合の上層部のあいだに非プロレタリア分子が多数いるということは、まったく当然のことである。ブルジョアジーの側に寝がえりをうちかねないこの連中にたいしては──反革命分子と彼らのかくれた意図にたいしては──、われわれはたたかわなければならないが、それと同時に、機構を、協同組合の機構──これもまた資本主義の遺産である──を、幾百万人への分配の機構を、保存しなければならない。この機構に頼らないでは、社会主義の建設にいくぶんでも成功をおさめることはできない」（全集第28巻、421頁）。

　当時の焦眉の課題であった食料問題と協同組合をめぐる具体的な提案部分は以下の通りである。

　「私は、全ロシア中央執行委員会の共産党委員団が同中央執行委員会におこなう提案を、逐条読みあげよう。

　『全ロシア中央執行委員会、労働組合全ロシア大会、モスクワ・ソヴェト、モスクワ市工場委員会および労働組合代表の合同会議は、食糧問題について左記の基本的箇条を採択し、食糧人民委員部に、これらの箇条を指針として

至急法令を作成するよう委託する。
（一）ソヴェト食糧政策が正しく、ゆるぎないものであることを、確認する。その政策とは、つぎのようなものである。
　　（イ）記帳をおこない、国家の手で階級的原則にもとづいて分配する。
　　（ロ）主要食料品の専売制。
　　（ハ）食糧供給の事業を私人の手から国家の手にうつすこと。
（二）……さだめられた公定価格でじゃがいもを大量に調達する権利は、国家機関のほか、さらに労働者団体と労働団体および協同組合団体にあたえられる。
（三）臨時の措置として、労働者団体と協同組合団体とに、第二項に列挙したもの（穀物、砂糖、茶、塩、肉、魚類、大麻油、じゃがいもなど──日野）以外のものすべての食料品を調達する権利があたえられる」（同前、428－429頁）。
「（五）調達を強化し、個々の課題の遂行にいっそうの成功をおさめるため、非専売品の割当と調達の原則が実施され、また協同組合や、国家のために専売品ならびに非専売品の調達をおこなうその他の団体にたいして、奨励制度が実施される。……
（六）調達と分配の仕事に協同組合機構を全幅的に利用すること。協同組合の機構に、国家供給機関の責任ある代表者たちを参加させて、協同組合団体の活動の監督にあたらせ、またこの活動を政府の食糧政策に一致させること」（同前、432-433頁）。
レーニンは、（五）と（六）について、特段の注意をうながしている。
「とりわけこの点に、協同組合団体の上層分子にたいする闘争の武器の一つがある。
だが、もし諸君が協同組合機構全体を軽視し、それを軽蔑的にか、あるいはいかにも高慢に、わきにおしやって、われわれは新しい機構を建設しよう、この業務にたずさわるにはおよばない、共産主義者だけがこの業務にたずさわればよい、と言うとすれば、それはこのうえない誤りを、最大の破滅を事業にもたらす恐れがある。できあいの機構を利用することは必要である。資

本主義の遺物を利用せずには、社会主義を建設することはできない。資本主義が文化的財貨の方面でわれわれに対抗してつくりだしたすべてのものを、利用することが必要である。他人がつくりだした材料で社会主義を建設しなければならないというのが、社会主義の困難な点である。しかし、この点にのみ社会主義の可能性がある（下線は日野）」（同前、432-433頁）。

引用の最後の部分は、「左派」が資本主義時代に専門家となった人々、インテリゲンツィアになった人々を、敵視し排除する傾向を示したことへの一般的な批判となっている。

第3節　物資供給の実際

1918年末の干渉戦争が本格化した時期において、物資供給はどのように行われていたのか、それがどのように変化したのかを確認して、戦時共産主義が本格化する1919年に入っていく。1918年末までの食糧や必需品の供給＝分配は4つのルートで行われていた。すなわち、「ソヴェト食糧機関」、「労働者協同組合」、「一般市民協同組合」、「私的商業機関」である。

英仏軍の大規模な干渉が開始された1918年11月13日から8日後の21日に、人民委員会議は「供給の組織化について」という布告を採択した。物資供給の実態は、布告にもとづく一連の措置を経て大きく変化した。私的商業機関が閉鎖された。私的倉庫や店舗は公有化された。すべての市民は、ソヴェト食糧機関および協同組合の売店を通じて分配される食糧等を手に入れるために、一定の決まった売店に登録されなければならなかった。

これらは、第7回党大会の「綱領草案下書き」に表現されていた構想の具体化と見ることができるし、すでに見たように、1919年3月の第8回党大会では、綱領として、いっそう急進的な「記帳と統制」路線が採用されることになる。この後、戦時共産主義の進行のなかで、ソヴェト食糧機関も各種の協同組合も、単一の消費協同組合に統合されていくのである。

第4節　プロレタリア的協同組合

　戦時共産主義がピークに達して行く1919年初頭（1920年秋が実務面でのピーク）から事態はさらに大きく変化した。生産＝消費協同組合（コンミューン）を積極的に推進することが非常に強調される。それは、消費協同組合が全国的な分配（主に食糧の）機構としての役割をもつからである。

　「記帳と統制」構想を消費面で具体化する組織をほかならぬ協同組合としたため、とりわけ戦時共産主義の時代には、上からの政治的強制と結合して、性急な協同組合化過程が激しく進行することになった。この点を重視して岡田（1974）は、「本書（『レーニン　協同組合論』のこと‒日野）では、『ブルジョア的協同組合から全住民の協同組合的な消費＝生産的統合へ』の移行が直接提起された1919年1月末（食糧割当徴発制の導入もほぼ同じころ）からを、共産主義政策の新たな段階とみな」す（251頁）と主張している。

　岡田説は肯けるものである。しかし、本書では、干渉戦争の開始、「第7回党大会綱領草案下書き」による「記帳と統制」路線の綱領的段階への突入とそこでの協同組合の位置づけ、を考慮して、1918年5月からを「戦時共産主義」として扱っている。

　もちろん、英仏軍の大規模な干渉開始の1918年11月や、岡田説のような理由で1919年1月末を画期と見なすこともできる。本書では、こうした画期は、干渉戦争という広い画期（日野の時期区分の「④戦時共産主義の時期の協同組合論」）の内部での画期と位置づける。

　さて、1919年1月末にレーニン（1967）が協同組合について言及したのは、1月28日に執筆した「協同組合についての人民委員会議の決定草案」においてである。そこでは、協同組合のプロレタリア化と食糧徴発が、次のように述べられている。

　「Ⅰ　協同組合がソヴェト政策の基本方針を実際に実現していることについての情報を集めること。その基本方針とは──

（一）全住民を協同組合に加入させることだけでなく、<u>協同組合事業の運営</u>

でプロレタリア住民および半プロレタリア住民の役割を支配的にすること。
(二) 実際に貧農（＝プロレタリア＋半プロレタリア）が、国家への全余剰穀物の引渡しによって利益（商品その他）を得るように、供給と分配を組織すること。
(三) 最高国民経済会議協同組合部と食糧人民委員部にたいし、中央統計局とともに、右の情報を集めることを委任する。2週間後に報告すること。
 II 食糧人民委員部にたいし、協同組合内のソヴェト代表にかんする指令を作成しそれを実行するための宣伝組織活動を展開することを、委任する。
 III 労働者協同組合にたいし、協同組合中央連合理事会に労働者協同組合から多数派を送りこむこと、また経験の深い共産党員の実務家をそこに引きいれる可能性を保障することを、委任する。
 III クレスチンスキーには、消費コンミューン令の草案」（全集第42巻、138頁）。

これを承けてレーニン（1957 n）は1919年2月2日に、「ブルジョア協同組合的な供給と分配からプロレタリア協同組合的な供給と分配へうつる方策について」を執筆する。食料情勢の急激な緊迫化を背景にして、共産主義的生産＝消費組合が、より強い口調で提起されている。

「最近、人民委員会議で審議された、協同組合と消費コンミューンの問題（2月2日付『イズヴェスチヤ』を見よ）に、ブルジョア協同組合から全住民の共産主義的な消費＝生産的統合への過渡的諸方策を、きわめて重要なものとして、日程にのぼせている。

　任務の困難全体は（現在われわれがただちに当面する任務の内容全体も）、古い協同組合（住民の少数者をなす出資者の層が分離するかぎり、必然的にブルジョア的な、また他の諸原因によってもブルジョア的な）から新しい真のコンミューンへうつる実際的な諸方策の、——ブルジョア協同組合的な供給および分配からプロレタリア共産主義的な供給および分配へうつる諸方策の体系を仕上げることにある」（全集第28巻、478-479頁）。

すでに見たように、この後、1919年3月には、ロシア共産党（ボ）第8回

大会が開催され、消費協同組合を不可分の組織的担い手とする「記帳と統制」路線が綱領において確定された。しかし、現実の「共産主義的協同組合」は、国家機構と一体化された、国家総動員体制の消費部門組織にほかならなかった。

第5節　消費コンミューン
（全国民的単一配給機構の提起）

上記の経過を経て、1919年3月16日に人民委員会議で採択されたレーニンの署名付きの布告が、2月20日に公表された。布告の趣意書的部分は次のとおりである。

「食糧状態の困難は国を飢餓より救い出すための諸方策と力および資金のもっとも厳格な節約とを要求する。したがって、分配の領域では唯一の配給機関がつくりだされねばならない。すべての配給組織(主として3つのグループに分れる。すなわち食料配給組織、労働者協同組合および一般市民協同組合) が同一源泉から多量の生産物を受取っているのに、これら諸グループ間の疎隔は事実上すでに耐えがたい障害となっているから、このことはいっそう焦眉の急を要し、一日も遅延することができない。既存の配給機関の結合は実に、正しい大衆的配給の主要な機関である協同組合が資本主義の下でつくりだされかつ多年の発達と実際的経験とによって確かめられた唯一の機関として解体や放棄されず、新機関の基礎におかれ、保存され改善されるように行なわれなければならない」（カントール［1970］、194-195頁より）。

布告によって労働者、市民、農民の、すべての種類の消費組合が単一の消費コンミューンに統合された。併存していた国家的配給機関も消費コンミューンに結びつけられた。下級組合、県連合会および中央連合会からなるピラミッド型の強力な配給網が設立された。さらに協同組合は国家的配給機関の指導監督に服すべきことが公式に定められた。全国民の組合加入が義務づけられた。そして、消費組合には自治的部門としての農業協同組合が合同した。この時期には農民に自主流通の余地はなかったので、農業協同組合の役割は、もっぱら農

業生産を組織し、消費組合に結合するということにあった。

　農業協同組合は当時、生産機能をきわめてわずかしか遂行しなかった。消費組合のなかでは共産党は、革命以来の努力によって（努力のあとをわれわれはレーニンの諸言説によってたどってきた）、指導的地位を獲得することができていたが、農業協同組合のなかでは共産党員の地位は依然として弱かった。農業協同組合では、エス・エルその他のブルジョア・小ブルジョア派が支配していた。彼らは、陰でサボタージュを行っていた。

　農業生産物の市場的操作を行う余地のないような流通・分配組織が必要になったこと、農業協同組合において党が指導的地位を獲得すること、さらに消費コンミューンの革命派指導者たちを活用すること、これらの理由で、農業協同組合を消費組合と統合させたのである。

　この布告は、単一の消費コンミューンを事実上、国家的分配機構に転化する内容であった。国家機構と協同組合の関係に関する論争には、この節の後半で触れることにする。

　さて、布告全体は22項目から構成され、主要点は次のようなものであった。基本的には、協同組合の自主性を大きく縮小し、党と政府の指導下に置き、国家機関化する内容である（以下、今井［1988］より引用）。

（１）一定の地区の消費協同組合のすべては<u>唯一の配給機関――消費コンミューン</u>に統合される。

（２）消費コンミューンへ所定の地区に住む<u>すべての住民は義務的手続で加入させられる</u>。

（３）そのようにして組織された消費コンミューンへ政府の食糧機関はすべての自己の分配機関（売店、倉庫、配給所）を移譲する。

（４）国の行政管区と並行する新しく組織された配給機関の構造が設定される。それは消費コンミューンである。消費コンミューンの県連合（グプソユース）――消費コンミューンの中央連合（ツェントロソユース）。この制度の中央部に上昇線に沿った厳格な従属関係が設けられる。

（５）食糧の人民委員とその地区機関は県消費コンミューン（グプソユース）とツェントロソユース、消費コムーナの活動のための管理を実行する。そ

のために後者の理事たちにそこでの決定を遂行するのを中止させる権限をもつ自己の代表を参加させる。つまり人民食糧委員部が消費コミューンの管理機関よりも上位にあり、決定権を持つことが明示された。

（6）<u>加入費および出資金の納入は廃止される</u>。消費コミューンは出資金をその規約に正確に準じてもとの組合員に返却される。コミューンのすべての経済活動は、コミューンが受けとる国家財政または国家機関からの資金でまかなわれる」（同前、342–343頁）。

この布告は、干渉戦争の最中の複雑な政治条況の下で、1917年12月25日から28日にレーニンが書き翌年4月に公布された「消費コミューンにかんする布告」より以上に、協同組合運動に大きな波乱を呼び起こした[1]。

ブルジョアジーや小ブルジョアジーとの妥協を多分に残した1918年の「消費コミューンにかんする布告」と異なり、今回の布告は、すでに指摘したように、従来の協同組合運動に対して重大な変質を強要した。ロッチデール原則的な伝統的協同組合原則の死活にかかわる方針であった。消費協同組合の中央指導部と各協同組合のかなりの部分がこの布告にたいして強く反対した。多くの協同組合組織が、連合会あるいは単協として、布告の廃棄を要求したが、この布告は実行された。

反対行動ではタンボフ県の例が知られている。タンボフ消費組合員252名が、その総会で「消費組合の消費コミューンへの移管を望んでいない」ことを表明した。このことは、タンボフ消費組合から人民委員会議へ電報で伝えられた。1919年4月20日付け（執筆は18日）のレーニン（1968）の以下の手紙は、この問題にかんするタンボフ県執行委員会への指示である。

「タンボフからの電報を同封。もう一度この252人の総会をひらいて（これが協同組合の全員なのか、それともその一部なのか、総数どれだけのうちの一部なのか、はっきりしない）、彼らにつぎのように説明してやるよう、おねがいする。

『人民委員会議は、物資の正しい分配のために、消費コミューンの創設にかんする布告を採択した。全住民一人ひとりにとって必要な物資の分配に、資本主義のもとでみられるように、一部の住民しか参加しないというのは不

公平である。資本主義のもとではどの国でも協同組合がつかんでいるのは、主として労働者、農民の上層部である。だがいまでは上層部だけではなく、すべての、ひとりのこらずすべての勤労者が、物資の分配に参加することが必要である。

　世界の協同組合運動の偉大な創始者のうちで、この運動の社会主義への転化を指摘しなかったような者は、おそらくひとりもあるまい。いま、ほかならぬそうした時機がやってきたのであり、協同組合のすぐれた分子はみな、すべての勤労者をひとりのこらずふくめる消費コンミューンへの、協同組合の転化にかんする布告に述べてあるような、協同組合の発展を歓迎している。まったく自主的な監督の権限も、自主的に仕事をすすめる権限も、消費コンミューン員の手に残されている。だからこそ私は、彼らの決定を再検討し、人民委員会議の布告の必要なことを承認して、望ましくない強制措置を労農権力にとらせることのないよう、総会におねがいする。

　人民委員会議議長　ヴェ・ウリヤーノフ（レーニン）」（全集第44巻、250–251頁）

　この手紙は、旧来の協同組合活動家をも新たな任務の担い手にしなければならないという立場から、懇切丁寧な説得をレーニンが試みていることを示している。結局は、布告は実施された。かつて、レーニン自身が強調し、ネップ期以降にも強調した、自主性こそが協同組合のもっとも重要な属性である、という認識が、この時期には事実上、後退・消滅していた。

■注

（1）これは、ブルジョア的協同組合活動家の激しい抵抗を呼び起こした。レーニンを初めとするソヴェト権力は、「記帳と統制」を実施することを最重視し、そのためには協同組合組織の利用が不可欠であるとの判断から、若干の妥協に応じた。ブルジョア的協同組合活動家たちとの交渉は1918年3月から4月にかけて行われ、最終的には4月10日に人民委員会議によって採択され、翌11日全ロシア中央執行委員会で承認され、レーニンが署名をして、『プラウダ』4月13日に発表された。全ロシア中央執行委員会では、

ロシア共産党（ボ）委員団から、この布告は妥協による決定であって、いくつかの本質的な欠陥をもっているため、中央執行委員会は「過渡的な措置として消費組合令を採択する」という決議が採択された（岡田［1974］、240頁）。

第6節　協同組合の統合推進と国営化批判

　協同組合の国家的分配機関への転化が進行するなかで、協同組合の統合という道を通るよりも、協同組合を国有化してしまおうという議論が、ロシア共産党（ボ）の中に強まっていった。こうした「左」からの「協同組合国有論」をレーニンは批判した。

　1919年初頭の協同組合否定論に対するレーニンの批判はすでに取り上げた。ここでは、レーニン（1958 k）の「第7次全ロシア中央執行委員会第1会期での全ロシア中央執行委員会および人民委員会議の活動についての報告」（1920年2月2日）とレーニン（1958 l）が同年4月に行った「ロシア共産党（ボ）第9回大会における協同組合についての演説」を取り上げる。前者では、協同組合の統合の意義を強調し、協同組合一般をなくす方針を取らないことを明言している。

　「われわれは、さらにもう一つの問題——協同組合の問題——に当面している。われわれは、せいぜい上層分子だけしか加入させていなかった古い協同組合とはちがった協同組合に、全住民を統合することを、自分の任務とした。ブルジョア文化、資本主義文化によってつくりだされた技術、文化、機構を利用することを学びとらないなら、社会主義は不可能であろう。協同組合は、こうした機構に属するものであって、国の資本主義的発展の水準が高ければ高いほど、協同組合もそれだけ発達する。われわれは、全国民を加入させることをわが協同組合の任務とした。協同組合は、いままでは上層分子を加入させていたが、出資金を払いこむ資金をもっているものに特典をあたえ、勤労大衆には、組合の世話になる可能性をあたえなかった。われわれは、こういう協同組合とは断固として手を切ったが、しかし、協同組合一般をなくしてしまうようなやり方はしなかった」（全集第30巻、334頁）。

確かに、ここでレーニンは、協同組合の存続を主張している。全住民を強制加入させる消費協同組合が、新しい型の協同組合として、社会主義に不可欠だという論理を展開している。しかし、出資金を払いこまない人を「組合員」とする協同組合は、協同組合としての存在意義のない組織である。協同組合は、組合員が出資することをもって成立する組織である。何はともあれ、物資配給のために出来合の組織を活用しよう、という話であれば、協同組合という一定の要件を満たすべき組織名称をもちいるのではなく、全ソ配給機構とでもすればよかった。旧来の協同組合をこの機構に転換するのであれば、それはそれで成り立つはなしである。

　続く部分で、レーニンは協同組合の統合は数週間、数ヵ月で達成できる課題だという見通しを示す。

　「われわれは、1918年の3月と4月に、全住民を加入させるという任務を協同組合にあたえた。もし、協同組合運動の創始者たちの遺訓（協同組合の旧来の任務——勤労者の利益の充足）をたいせつにおもう協同組合活動家がいるなら、彼らはこれに共感をいだくにちがいない。そして、われわれは、協同組合組織の加入者の大多数の共感はわれわれのがわにあることを、確信している。とはいえ、われわれは、協同組合の指導者の大多数の共感を博したというような幻想を、すこしもいだいてはいない。これらの指導者は、ブルジョア的および小ブルジョア的な見地に立っており、協同組合を、ただ新しい種類の資本主義経営としか、少数者にとっては金もうけを、多数者にとっては零落を意味する、あの悪名たかい商業の自由の新しい種類としか、理解していない。そうではなく、われわれは全住民を協同組合に加入させるために、協同組合が勤労大衆のためにほんとうに働くようになることを、国家的任務と宣言した。これを一挙になしとげることはできない。われわれは、こういう任務をあたえたのち、この仕事を完遂するために、また全住民を協同組合に組織するために、系統的に活動してきたし、これからも活動するであろう。そして、全ソヴェト共和国は、たぶん数週間後には、たぶん数ヵ月後には、一つの偉大な勤労者協同組合に転化するであろうと、われわれは確信

をもって言うことができる。そうなったあとでは、勤労者の自主活動の発展、建設への彼らの参加は、いっそう広範な規模ですすむであろう」（同前、334－335頁）。

ソヴェト共和国全体が一つの勤労者協同組合になるのが、数週間後あるいは数ヵ月後というのは、いかにも性急な見通しであり、ここにも戦時共産主義が影を落としているこが読み取れる。さらにレーニンは、あらゆる種類の協同組合を消費協同組合中央連合会のもとに統合した後で、労働者・勤労大衆がブルジョアジーに代わって指導的勢力になることを、綱領的任務であると強調する。

「これをなしとげるために、われわれは、あらゆる種類の協同組合を、消費組合ばかりでなく、信用組合、生産組合、その他のものを、適当な漸進性をもって、慎重に消費組合中央連合に統合していくことを、決定した。この点でわれわれがとった措置は、中央執行委員会と地方の活動家たちの支持を得るだろうと、われわれは確信している。地方の活動家たちは、協同組合の統合が正式に完了したあとで、その経済建設の活動と、労働者と農民の大多数を協同組合に参加させる活動とによって、つぎのことをなしとげるであろうし、われわれは、それをもっとも重要な任務の一つとして提起した。それは、他のことは別として、協同組合が、古い資本主義国家から受けつがれた官僚主義にたいする闘争で、われわれがわれわれの綱領のなかでももっとも重要な任務と宣言した闘争で、最も重要な要因となることである。われわれは、ほかならぬこの闘争を、あらゆる官庁のなかで、あらゆる方法で、とりわけ協同組合への統合によって、ブルジョア的な協同組合上層分子をさしおいて、真の勤労大衆に訴えることによって、おこなうであろう。これらの勤労大衆はみな、協同組合建設のための自主活動に乗りだすにちがいない」（同前、335頁）。

引用した文章には、漸進的かつ慎重に協同組合を統合させるし、下から統合を進めるという、いわば下からの統制の推進というレーニンの展望が示されている。しかしながら、この構想は、実際には具体化されなかった。協同組合は、

第15章　戦時共産主義と協同組合

ネップという短い期間を例外として、その後は、協同組合を党の道具とみなすスターリンの「道具主義」や、党幹部による官僚主義的支配が続くことになる。

次に、1920年4月という戦時共産主義後期に開催された第9回党大会でのレーニンの「協同組合について」という報告を見る。この報告でレーニンは、各種協同組合を消費協同組合に統合することを擁護し、ミリューチン等の協同組合国有化論を批判した。この大会には協同組合にかんする小委員会から、ミリューチン等の多数派の決議案と少数派の決議案とが提出された。レーニンは、少数派の決議案を支持して、以下のように論じた。なお、「第1の問題」は、一般的な情勢判断の視点を論じている。

「五　協同組合についての演説　4月3日

　やっと昨晩からきょうにかけて、私は両方の決議案を部分的に読むことができた。私は、小委員会の少数派の決議案のほうが正しいようにおもう。……

　第2の基本的な問題は、<u>消費協同組合との結びつきである</u>。ここでは同志ミリューチンは、はなはだしい首尾一貫性の欠如をしめしている。もし消費協同組合が、すべての課題を、すなわちこの2年間に富農を対象として出された幾多の法令に述べられてきたことを遂行しないなら、われわれが富農にたいして行使する権力の諸手段は、消費協同組合にも向けられることを、想起しなければならない。このことは、完全に実行されつつある。現在、もっとも主要なことは、<u>生産と生産物の量とをふやすことである</u>。<u>もし消費協同組合がこれを遂行することができなければ、それは処罰されるであろう</u>。もしそれが、生産協同組合との結びつきのため、すこしでも生産物の増大をもたらすならそれに敬意を表し、それの創意を発揮させるべきである。もし消費協同組合が生産とのより緊密な、生きた地域的な結びつきがあるにもかかわらず、増産をもたらすことができなければ、それはソヴェト権力の直接の課題を遂行しなかったことになる。……生産協同組合と消費協同組合とを結びつけることが必要であり、ごく近い将来に生産物の量をふやすことができさえすれば、どんな譲歩にでも応ずべきであるという考え、この考えは、われわれの2年間の経験からきているのである」（同前、498-499頁）。

続いてレーニンは協同組合の国営化論を批判する。

「こんどは、第3の問題、すなわちミリューチンが、聞いていて奇妙なほど熱心に主張した国営化の問題についてみよう。……同志チューチンが、協同組合には幾多の反革命家が巣食っていると言っているのは、まったく正しい。しかし、それは別の話である。この席上でチェカのことが指摘されたのは正しい。もし諸君が近視眼のために、協同組合の個々の指導者を摘発することができないなら、この反革命派を摘発するためにひとりの共産主義者をそこに入れたまえ。もし彼がすぐれた共産主義者であれば——そして、すぐれた共産主義者は、同時にすぐれたチェカ活動家でもある——彼は、消費組合におくりこまれたなら、すくなくともふたりの反革命派の協同組合活動家を探しださなければならない。

だから、同志チューチンが即時の国営化をとなえるのは、まちがっている。それは、けっこうなことではあろうが、不可能である。というのは、われわれがここで相手としているのは、われわれの手のとどきにくい、しかもけっして国有化に服しない階級だからである。われわれは、工業企業でさえ全部を国有化したわけではない。中央管理諸機関の名で出される命令が地方に達するまでには、まったく効果のないものとなってしまう。すなわち、それは、あるいは文書の海のなかに、あるいは、悪道路や電信連絡の欠如、等々のために、すっかり埋没してしまうのである。だから、こんにち、協同組合の国営化についてかたることは、不可能である」（499-450頁）。

協同組合不要論や協同組合国営論に対するレーニンの反論には、コメントにおいて示した様々な弱点も伏在していたことは事実である。しかし、人類史上の初めての実験である資本主義から社会主義への移行という事業の最高責任者、また、ソヴェト共和国に対する列強の干渉戦争という非常時における経済政策の現実的決定責任者というレーニンの立場を斟酌しつつ、後世の後知恵的批判に陥ることに注意を払うならば、協同組合政策をめぐる当時の左右の偏向とたたかいつつ、現実的な生活必需品の分配を具体的に組織するという緊急課

題の解決にあたって、レーニンが相当に慎重に、柔軟に考察をめぐらしたことは、評価すべきであろう。

老練な政治家レーニンをして、行政手段で住民を強制加入させた消費協同組合を、物資分配機構とさせたのは、「記帳と統制」路線の呪縛と見なさざるを得ない。

第7節　生産協同組合

レーニンが示した生産協同組合への関心についても検討しておこう。レーニンは協同組合の中では、農業協同組合と消費協同組合を重視し、農業以外の生産にかかわる協同組合に対しては消極的な態度であった。しかし、レーニン（1958ｊ）は生産組合への関心を示したこともあり、その例として、1920年１月26日執筆の「協同組合についての決定および指令草案」を見ておく。

「地方の、消費組合でない、生産組合型協同組合にたいしてもっとも慎重な態度をとるとともに、協同組合大会評議会を最短期間内に廃止するという趣旨で、オ・ユ・シュミトの提案にかかわる草案を書きかえて、協同組合の合同についての法令案でなしに、各種の協同組合の統合の完成についての法令案を、あす人民委員会議に提出すること。

指令はつぎのとおりである。
（ａ）富裕分子や富農分子の利益ばかりでなく、勤労者の利益にもっと心をくばること。この趣旨で、法令の前書きの書き方を変えること。
（ｂ）生産協同組合をもっと広範に援助するとともに、地方の創意をとくに伸ばし、農業と手工業の高度の形態を奨励すること。
（ｃ）新しい全国協同組合中央部は、人民委員会の認可を得たうえで、生産協同組合を統合する具体的な措置を実行すること」（全集第30巻、310頁）。

もちろん、生産協同組合への関心といっても、マルクスやエンゲルスのように、資本主義のもとで労働者が企業の管理・運営能力を身につける、社会主義のための学校といいいう積極的な位置づけではない。あくまで、消費組合への

統合という文脈での議論である。

第8節　レーニンの協同組合戦略を規定した三つの要因

　タンボフ県執行委員会への手紙を含めて、この時期のレーニンの協同組合に対する対応をみると、岡田（1974）の言うように、国内戦・干渉戦争（戦時共産主義）という状況がなければ、「種々の協同組合を一挙に統合したり、大衆の自発性やイニシアティヴ、それに物質的刺激といった協同組合の本来的要素を行政主義的に廃止することは不可能であったであろうし、その必要もなかったであろう」（岡田、259頁）。これが第１の要因である。

　ただし、レーニンは、高い段階の共産主義に達する全過渡期を通じて、消費協同組合を全住民強制加入の生活物資分配機構とみなした。この構想は、戦時共産主義を想定して出来たものではない。つまり、レーニンが戦時共産主義の時代に、「行政主義的に、強制的に」、すべての協同組合を単一の消費協同組合に統合してしまったのは、「記帳と統制」路線という、より長期的な革命戦略がレーニンの経済政策の基本にあったためである。これが第２の要因である。

　戦時共産主義の時期に、協同組合に関して行政主義的、強制的国家干渉が組織的になされたもう１つの、長期的・歴史的要因は、ロシアにおける協同組合運動の歴史的特徴（労働者・市民協同組合の未発達、農業協同組合における富農・中農の支配的影響力、メンシェヴィキ、エス・エルの強い影響）である。このロシア的特徴が、協同組合の国家機構化をもたらしたもっとも基底的な要因である。

　戦時共産主義は干渉戦争の終結の後に、レーニンの巨大なイニシアティヴによって廃止され、新経済政策（ネップ）への転換が、幾多の模索を伴いながら進められることになる。協同組合にかんして言えば、上記の３つの要因が、それぞれネップ期を通じて、解決されていくことになる。

第16章　ネップ前期における転換

第1節　市場・商業への位置づけが転換軸

　周知のように、内戦・干渉戦争に基本的に勝利した1920年11月以降（ただし戦時共産主義政策はこの時点でピークに達する）、レーニンは経済政策の見直しの必要を見抜き、大胆な転換を図る。1921年4月を画期として、新しい政策への転換が具体化する。この政策は新経済政策（ネップ）と称され、強制的食糧徴発の廃止、余剰農産物の販売許可、農業の集団化促進、農業と工業の間の交換を活発化、外国との貿易促進、外国資本への一定の利権の承認、などを内容とする諸政策が精力的に展開された。

　本格的な転換は1921年2月から3月にかけて行われる。不破（2001）は、「1920年11月に、鋭い分析力をもって情勢の歴史的な転換の意義をとらえたレーニンでも、新しい情勢が多くの分野で路線の転換を要求していることに気づくには、かなりの時間がかかりました。レーニンは、やがて、国内の建設の分野でも、外交政策の分野でも、またヨーロッパその他の革命運動の分野でも、真剣な考察をめぐらせ、路線転換の課題に取り組みます。その大きな転機として、どの分野でも、1921年2～3月という時期が浮かびあがってくるのは、注目されるところです」（2頁）と概括しているが、協同組合論においても、同様の転換を確認することができる。

　ネップの転換軸が市場・商業の位置づけにあるとすれば、協同組合はこの軸に内包されていた課題といえよう。つまり、市場・商業を敵視・軽視した場合には、協同組合が商業に代わる物資交換機構とされ、それゆえに基本的には全住民を強制的に加入させなければならなくなる。ここからは、協同組合の独自性（＝自主的大衆的組織、出資・利用・運営への参加、一人一票制、等々の内容を持ち、国際的経験を通じて国際的協同組合運動において承認されてきたもの）の無視・背反等々が発生する。

　また、市場・商業を重視するならば、協同組合は市場において競争的環境に

置かれる、商業の1つの分野（セクター、あるいはウクラード）となる。レーニンは、ネップ期に入っても、しばらくは市場を基本的に否定していた。商品交換を「国家資本主義の軌道にのせる」という表現がしばしば登場するが、それは国家的統制のもとでの直接的な物物交換のことである。

市場と商業を経済戦略の中に積極的に位置づけたのは、1921年10月29-30日に開かれた「第7回モスクワ県党会議における報告」においてであった。

本書では、市場敵視が残る段階のネップと市場を通じて社会主義へ進むという段階のネップとを区別して、ネップを前期と後期に分ける。前期と後期の経済戦略とその中での協同組合の位置づけが関心の中心をなす。

第2節　戦時共産主義からネップへの転換

少し時期的には後に戻るが、まずは戦時共産主義からネップへの転換を検討しよう。レーニン（1959 g）は干渉戦争に基本的に勝利した後、1920年11月21日に「わが国の内外情勢と党の任務」という演説を、ロシア共産党（ボ）モスクワ県会議で行った。この演説において、新しい国際情勢のもとで、新しい経済関係をロシアにおいて建設することがロシアの社会主義革命の任務であるという、ネップを準備する認識が初めて示された。

まず、レーニンは国際情勢の変化を次のようにとらえた。この演説における、国際情勢の認識の転換は、「ソビエト共和国が、資本主義諸国の網の目のなかで『自立して存立する権利』をかちとったという認識、いいかえれば、ソビエト共和国が『資本主義諸国と並存できるような条件』をたたかいとったという認識で」あり、「ソビエト政権にとって『新しい一時期』を意味するもの」（不破［2001］、33頁）であった。具体的記述を簡略に紹介しよう。

「われわれは、われわれにとって唯一の確固たる勝利である国際的な勝利こそ獲得しなかったが、資本主義諸国と並存できるような条件をたたかいとったという状態にある。いまでは、これらの資本主義諸国は、われわれと通商関係をむすばざるをえなくなっている。この闘争の過程で、われわれは自立して存立する権利をたたかいとったのである」（全集第31巻、414-415頁）。

従来の世界情勢認識の基本は、社会主義革命が1つあるいは数カ国で勝利した場合、残りの資本主義諸国との戦争が不可避だという、「革命戦争」不可避論であった。したがって、この演説でレーニンが示した、社会主義をめざすソビエト政権が、資本主義諸国、なかんずく帝国主義諸国と同時期に共存できるという認識は、新しい世界情勢の本質的な特徴をとらえた新しい情勢認識であった。

　しかも、レーニンは、「基本的な存立条件」をかちとったこの情勢を、一時的な息つぎの時期（かつてのブレスト講和の場合）ではなく、長期にわたる「新しい一時期」を獲得したものと認識した。

　「われわれの国際的地位全体をふりかえってみるなら、われわれがすばらしい成功をおさめたこと、われわれが息つぎだけではなく、それよりもはるかに重要なあるものをもっていることがわかる。……われわれがロシアの反革命の企てをみな粉砕し、西欧のあらゆる国々と正式の講和締結をかちとった事情を一瞥するなら、われわれが息つぎを獲得しただけでなく、資本主義諸国の網の目のなかでわれわれの基本的な国際的存立をかちとった新しい一時期を獲得していることが、明らかとなるであろう」（同前、415頁）。

　当然ながら、こうした情勢認識から出てくるのは、ソヴェト共和国における経済建設への長期的・本格的な取り組みである。この演説の後半でレーニンは国内情勢の特徴を分析しつつ、新しい情勢に見合った新しい諸課題を提起している。レーニンによる新しい国際情勢の正確な把握・認識が、ネップを含む国内の建設の分野でも、外交政策の分野でも、ヨーロッパその他の革命運動の分野でも、新しい戦略の探求と提起を可能にしたのである。

第3節　ネップの論理と協同組合政策の転換

　経済政策について、戦時共産主義から脱却する構想を示したのは、レーニン（1959h）が1921年3月8-16日に開催された第10回党大会で行った「割当徴発を現物税に代えることについての報告」（3月15日）である。ここで、すでにレーニンは、地方的経済取引には協同組合が必要であるが、協同組合は

わが国では法外に抑制された状態にあること、また、従来、協同組合化を急ぎすぎたのは誤りである、という内容の報告を行っている。

より前進した構想を詳細に示したのはレーニン（1959 j）が 1921 年 4 月に執筆し 5 月に発表した有名な小冊子『食糧税について（新政策の意義とその諸条件）』である。

ここでは協同組合が、国家資本主義の重要な一部として、あらためて位置づけなおされ、従来見られた性急な協同組合化、強制的協同組合化が反省され、自由意志による加入が強調される。

先に不破による、1921 年 3 月から 4 月が、ソヴェト共和国の内外政策における転換が集中的になされた時期という指摘を引用したが、協同組合の分野でも 21 年 3 月が重要な画期をなしている。

第 4 節　ロシア共産党（ボ）第 10 回大会（1921 年 3 月）報告

レーニン（1959 h）は、3 月 8 日から 16 日まで開催されたロシア共産党（ボ）第 10 回大会で、3 月 15 日に、「割当徴発を現物税に代えることについての報告」を行った。割当徴発から現物税への転換は、のちに『食糧税について』において詳細に展開された「ネップの論理」の先駆けをなすものである。以下、要点を見ていく。

まずレーニンは、この問題が労働者階級と農民階級との労農同盟に関わる、革命の戦略的課題であることを指摘する。

「同志諸君、割当徴発を現物税に代える問題は、なによりも政治問題である。というのはこの問題の本質は農民と労働者階級との関係にあるからである。この問題を提起したことは、われわれが、この主要な二階級——両者の闘争か、それとも両者の協定かによって、わが革命全体の運命がきまる——の関係に新しい究明、おそらく、もっと慎重で正しいと言ってもよいような、補足的な究明と、一定の再検討とをくわえなければならないことを意味する」（全集第 32 巻、226 頁）。

続いて、ロシア革命以来の、農業の集団化の取り組みを振り返り、要するに、外からの農業の集団化、協同組合化は成功していないと結論づけた。

「<u>だが実践は、つぎのことをしめした。すなわち、このうえなく善良な意図と願望にみちた人人が、コンミューンや集団農場を設立しようと出かけたが、集団的な経験がないために、経営するすべを知らなかったときには否定的な役割をも演じたのである。</u>

こういう例がどれくらいあったかは、諸君がよくご存じである。くりかえしていうが、これには不思議なことはない。なぜなら小農民をつくりかえ、その心理と習慣のすべてをつくりかえるのは、幾世代もかかる仕事だからである。この小農民にたいする態度の問題を解決し、彼らの心理全体をいわば健全にすることのできるのは、ただ物質的土台であり、技術であり、農業で大規模にトラクターや機械を使用することであり、大規模に電化することだけである。これこそが、小農民を、根本から、非常な早さで、つくりかえるであろう、幾世代もかかるといっても、それは何世紀もかかるという意味ではない。トラクターや機械を供給し、広大な国土を電化する——こうしたことは、<u>いずれにしても、すくなくとも何十年を要することは、諸君にはよくおわかりであろう</u>。客観的な事情はこのとおりである（同前、229頁）。

レーニンのこの指摘は後に忘れ去られ、数10年もたたないうちに、社会主義段階を完了して共産主義に突入することになった。フルシチョフ等は、小農民の心理と習慣をもったままで共産主義に入るという方針を、ソ連共産党の正規の方針とするのである。

次いでレーニンは、農民を実践的に満足させる方策を示す。一定の取引の自由と、商品・生産物の供給である。

「小農民は、実質的に言って、つぎの2つのもので満足させることができる。第1に、一定の取引の自由、私的な小経営主にとっての自由が必要であり、第2に、商品と生産物を供給することが必要である。流通させるものが

なにもないのに、なにが取引の自由か、取引する物件がないのに、なにが商業の自由か！　それは一片の紙にとどまるであろう、だが、諸階級を満足させるものは紙片でなく、物質的な物である。この２つの条件をよく理解すべきである。第２の条件——どうやってわれわれは商品を供給したらよいのか、われわれはそれを供給することができるであろうか——については、あとで述べよう」（同前、229-230頁）。

次にレーニンが展開するのは、取引の自由は必然的に資本家と賃金労働者を生み出す、つまり資本主義へ後退することを意味するが、労働者の権力が存在するロシアでは、取引の自由が地方的に行われるなら、つまり、地方的という度合いの中でなら、資本主義への後退を抑制することができる、という論理である。

　「取引の自由とはどんなことか？　取引の自由とは、商業の自由であり、商業の自由とは、資本主義への後退を意味する。取引の自由や商業の自由は、個々の小経営主間の商品交換を意味する。マルクス主義のイロハなりとまなんだわれわれは、みなこの取引と商業の自由から不可避的に出てくることは、商品生産者が資本の所有者と労働力の所有者とに分離し、資本家と賃金労働者とに分離すること、すなわち、資本主義的賃金奴隷制が再建されることだということを知っている」（同前、230頁）。

　「私が予見しているし、また同志諸君と話合って知っていることでもあるが、割当徴発を税にかえることについての草案——諸君に配布してあるこの草案は、<u>交換を地方的経済取引の範囲内でみとめる</u>という点について、もっとも多くの疑問を呼びおこしているが、こういう疑問は当然であり、また避けられないものである」（同前、230頁）。

　「理論的に言って、プロレタリアートの政治権力の根底そのものを傷つけることなしに、そうすることができるであろうか、小農民のためにある程度まで商業の自由を、資本主義の自由を回復することができるであろうか？　そういうことはできるであろうか？　それはできる。なぜなら、<u>問題は度合にあるからである。もしわれわれがわずかの量であっても商品を手にいれる</u>

ことができ、それを国家の手に、政治権力をもつプロレタリアートの手にた
もっておき、これらの商品を流通させることができるならば——われわれは、
国家として、自分の政治権力に経済的権力を付けくわえることができるであ
ろう。これらの商品を流通させるならば、それは、戦争と荒廃のひどい条件
に圧迫され、小農業を拡大する可能性がないことに圧迫されて、いまひどく
麻痺している小農業を活気づけるであろう。小農民は小農民としてとどまっ
ているかぎり、彼の経済的土台、すなわち小規模な個別経営に応じた刺激、
衝動、動機をもたなければならない。ここでは地方的な取引の自由からとび
だすことはできない。もしこの取引が、工業製品と交換に、都市、工場、工
業の需要をみたすにたりるだけの一定の最小限度の量の穀物を、国家に提供
するならば、経済的取引は回復され、国家権力はプロレタリアートの手にと
どまり、つよまるであろう。農民は、その手に工場、工業をにぎっている労
働者が農民と取引することができることを実践のうえでしめしてくれるのを
要求している」（同前、231頁）。

　レーニンは、むしろ、ロシアのように地方的取引が必要な国で、これを押さ
えつけてきたことが主な誤りであると指摘する。
　「他方では、交通の不便な、広大無辺の広がりと、いろいろな気候といろ
いろな農業条件その他をもった広大な農業国は地方的農業と地方的工業間
の、地方的規模の取引の自由を、不可避的に前提している。われわれは、さ
きばしりすぎてこの点で非常に多くのあやまちをおかした。われわれは商業
と工業を国有化し、地方的取引を停止するという道を、あまりにもさきまで
すすみすぎた。これは誤りであったろうか？　疑いもなくそうである。この
点でわれわれは多くのまったくの誤りをおかした。そしてわれわれが度合を
まもらず、またどうやってまもったらよいか知らなかったということを、こ
こで見ようとも理解しようともしないなら、それは最大の罪悪であろう。だ
がこれもまた必要をよぎなくされたものであった。われわれは、これまで、
経済の分野でも軍事的に行動するほかなかったような、激しい、前代未聞の
苦しい戦争の条件のもとにくらしてきたのである。荒廃した国が、このよう

な戦争にもちこたえたことは奇跡であった。この奇跡は天から降ってきたものではなく、労働者階級と農民の経済的利害から生まれてきたものであり、彼らが大衆的に奮起してこの奇跡をつくりだしたのである。この奇跡によって地主と資本家にたいする反撃が生みだされた。だがそれと同時に、われわれが理論的にも政治的にも必要とされる以上に、すすみすぎたことは、疑いのない事実であり、このことを煽動・宣伝のうえでかくす必要はない」(同前、231–232頁)。

「われわれは、プロレタリアートの政治権力を傷つけないで、つよめながら、かなりの程度に、自由な地方取引をゆるすことができる。これをどういうふうにやるかは実践の問題である。これが理論的に考えられうることを証明するのが私の仕事である。<u>国家権力をその手ににぎっているプロレタリアートにとっては、なにほどかの資源があるなら、この資源を流通させ、それによって中農にある程度の満足をあたえ、地方的経済取引にもとづいて中農を満足させることは、十分に可能である</u>」(同前、232頁)。

このように、地方的取引の必要性と、これに対する労働者階級の可能性を論じた上で、レーニンは、協同組合の重要な役割に言及する。そして協同組合の分野では戦争の流儀で戦うことはできず、経営・経済の戦いかたをしなければならないことを強調した。その上で、協同組合に関する第9会大会の決議の廃止を提案した。

「<u>つぎに地方的経済取引についてすこし述べよう。あらかじめ、私は協同組合の問題にふれておかねばならない。もちろん、地方的経済取引には、協同組合が必要である。協同組合はわが国では法外に抑制された状態にある。</u>わが党の綱領は、最良の分配機関は資本主義からのこされている協同組合であり、この機関を保存しなければならないと強調している。綱領にはこう述べてある。われわれはこれを実行したであろうか？ 非常に不十分にしか実行しておらず、部分的にはまったく実行しておらず、そのうえ部分的にはまちがって実行したのであり、部分的には軍事的必要によって実行したのであった。協同組合は、経営上手で、経済の点で高い分子を目立たせ、これによっ

て政治のうえではメンシェヴィキとエス・エルを目立たせた。これは化学法則であって、どうも仕方がない——（笑声）。メンシェヴィキとエス・エルは意識的に、また無意識的に資本主義を復活させ、ユデニッチをたすけている連中である。これまた1つの法則である。われわれは彼らとたたかわなければならない。戦争なら戦争の流儀でたたかうべきである。われわれは自分をまもらねばならなかった。そしてわれわれは自分をまもりぬいた。だが、いつまでも現在の地位にとどまっていてよいであろうか？　そういうことはできない、こうやって自分の手をしばることは、絶対に誤りであろう。だからこそ、私は協同組合の問題について、ごく簡単な決議を提出するのである。それを読んでみよう。

『協同組合にたいする態度についてのロシア共産党第9回大会の決議は、まったく割当徴発の原則を承認することにもとづいているが、この割当徴発はいまや現物税に代えられることを考慮して、ロシア共産党第10回大会は、つぎのように決定する。

前記の決議を廃止する。

本大会は、ロシア共産党綱領にしたがって、現物税が割当徴発に代わるに応じて、協同組合の構成と活動を改善し発展させうるような決定を、作成し、それを党とソヴェトで実行することを、中央委員会に委任する』（同前、232–233頁）。

第5節　ネップの論理——「食糧税について（新政策の意義とその諸条件）」

「食糧税について（新政策の意義とその諸条件）」（1921年5月）はネップの論理を明瞭に打ち出した画期的論文である。そして、レーニン（1959 i）が行った「モスクワ市とモスクワ県のロシア共産党（ボ）細胞書記および責任代表者の集会での、食糧税についての報告」（1921年4月9日）は、当面する農民、特に中農の不満に対する緊急方針の提起という性格の強かった党大会での報告よりも、より論理的にこの方針を裏付ける内容になっていて、「食糧税について」

（5月発表）への準備作業を行ったものと位置づけられる。

　まず、割当徴発から食糧税への転換という党大会での提起に対して、党内にも異論が少なからず存在し、この政策のさらなる政治的、経済的、理論的解明が必要であることを述べてから、レーニンは食糧税の意義を過渡的なものと規定した。

　つまり、農民の生産物を徴発するのは、「遅れた」形態であり、租税として入るのが「進んだ」形態である。食糧税は、これらの中間にあり、農民の生産物が、「輸送機関によってはこばれて、農民に送りとどけられる、農民に必要ないっさいの生産物と引きかえに」政府にはいってくるというのが、特徴である。

　なぜ、このような過渡的形態が不可欠なのか。この問いに対する回答としてレーニンは、ソヴェト共和国が置かれた未曾有の困難を挙げている。

　「過渡的措置にすぎない食糧税の意義をあきらかにするためには、われわれがいったいなにを達成したいとおもっているのかを、はっきりと理解しなければならないからである。ところで、私があげたことから明らかなように、われわれが達成したいとおもっており、また達成しなければならないことは、農民の生産物が、徴発による余剰として労働者国家の手にはいるのではなく、また租税としてはいるのでもなくて、輸送機関によってはこばれて、農民に送りとどけられる、農民に必要ないっさいの生産物と引きかえにはいってくる、ということである。……くりかえしていうが、誤りと誤解の最大の原因は、われわれが行きつくことができるし行きつかなければならないところへ行きつくために必要な、過渡的措置の特質がどういう点にあるかを考えないで、食糧税を評価するところにある。

　いったい、食糧税とはなにか？　食糧税とは、われわれがそのなかに過去のあるものをも、将来のあるものをも見るような、そういう措置である。食糧税は、国家がなんの報償もなしに住民から取りあげることを意味する。もしこの税が、昨年きめられた割当徴発のほぼ半分にきめられているとすれば、赤軍、全工業、非農業人口全部を維持するために、生産を発展させるためには、われわれが機械と設備の点で援助を必要としている諸外国との関係を発展さ

せるためには、労働者国家は、税だけではやっていけない。一方では、労働者国家は、食糧税を、そのまえに割当徴発制があったときのほぼ半分にきめながらも、この税に依拠しようとおもうし、他方では、工業製品と、あれこれの余剰農産物との交換に依拠しようとおもう。つまり、食糧税のなかには、旧割当徴発制の一要素があるし、また、それのみが正しいとおもわれる秩序の一要素——労働者階級に属する国家権力の食糧機関を通じての、労働者と農民との協力を通じての、社会主義的大工場の生産物と農民経営の生産物との交換——がある、ということになる。

　ではいったい、なぜわれわれは、一部分は過去に属し一部分だけ正しい軌道にのっているような措置に訴えることをよぎなくされるのか？　しかもわれわれは、正しい軌道へ一挙にのせることに成功するかどうか、われわれが正しい軌道へのせようとしているこの部分がはたして大きなものであるかどうか、けっして確信はないのである。なぜわれわれはこのような中途半端な措置に訴えることをよぎなくされるのだろうか、なぜわれわれの食糧政策と経済政策上でこのような措置をあてにしなければならないのか？　この措置はなにによって呼びおこされたのか？　もちろん、ソヴェト権力があれこれの政策よりもこれが良いとしたことによるものでないことは、だれでも知っている。それは、極度の窮乏、絶体絶命の状態によって呼びおこされたのである。ご承知のように、ロシアにおける労働者革命の勝利ののち数年間にわたって、われわれは帝国主義戦争後の内乱に耐えぬかなければならなかった。そしていまではこう言っても、誇張ではない。すなわち、帝国主義戦争へひきこまれたすべての国のあいだで、いや、戦争が自国の領土内でおこなわれたためにもっともひどい目にあった国のうちでさえ、とにかくロシアほどひどい目にあった国は一つもない、と」（全集第32巻、306-307頁）。

　「まさにこのような状態のもとで、われわれには、割当徴発をできるかぎり引きさげ、これを税に代える以外に打開策はなかったのである。小農民経済の改善に力と配慮のいっさいをそそがなければならない。彼らに織物、機械その他、大工場の製品をあたえること、われわれはこの任務を解決することができなかったが、しかしそれをいますぐ解決すべきであり、小工業の援

助によって解決しなければならない。新しい措置を1年実施すれば、もう成果をあげるに相違ない。

　いま農民経済に最大の注意がはらわれるのはなぜか？　それは、われわれがそこからしかわれわれに必要な食糧と燃料を入手できないからである。支配階級として、独裁を実現している階級として、経済をただしく運営していきたければ、労働者階級は、つぎのように言わなければならない。——そこにこそ、農民経済の危機にこそ、最大の弱点があるのだ。これをただして、もういちど大工業の復興に取りかかり、同じこのイヴァノヴォーヴォズネンスク地方で、22の工場ではなく70の工場全部を操業させるようにならなければならない、と。そのときには、この大工場の織物は全住民の需要を満たすことができるであろうし、そのときには生産物は農民から税としてではなく、労働者階級が彼らに与える工業製品との交換という形で手にはいるであろう。ここにこそ、残存する工場をも、鉄道をも、白衛軍に抵抗するための軍隊をも維持するために欠くことのできない人々を、全国民の空腹という代価をはらってすくうために、窮乏と飢餓を分けあわなければならない、現在の過渡期の意味がある」（同前、312-313頁）。

　レーニンは、この報告の結びとして、マルクス理論、マルクス経済学の立場から、この政策の妥当性を展開した。本格的展開は、「食糧税について」においてみることになるが、そこで展開される「ネップの論理」の概要はすでに、この報告で提示されている。ロシアに現実に存在する経済関係を5つに整理し、そこから、経済政策の在り方を説明している。特に問題になっている地方的取引の自由化や協同組合の活発化は、結局は第4の国家資本主義（＝労働者階級が権力を持つ国家の統御下にある資本主義）の問題と位置づけられる。

　「さらに、私が1918年、ブレスト講和の締結後、いわゆる『共産党左派』と論争するにいたったことを思いだしていただきたい〔全集第27巻、327-358頁〕。一部の共産主義者が、ブレスト講和の締結は、共産主義政策全体をぶちこわしてしまうだろうと危ぶんだことを、当時党内にいた人はおぼえているであろう。ついでながら、これらの同志との論争で、私は、国家資本

主義はわがロシアでは恐ろしくはない、むしろそれは一歩前進であるだろうと、述べた。これはすこぶる奇妙なものにおもえた。どうしてそうなのか——ソヴェト社会主義共和国で国家資本主義が一歩前進であるだろうとは？ そこで私は、これに答えて言った——よく注意して見てみたまえ、いったいわれわれは、現実の経済関係という見地からしてロシア内になにを見うけるであろうか？ <u>われわれはすくなくとも5つの異なった経済制度を見うける。これを下から上へ数えあげるなら、つぎのようなものである。第1は家父長的経済。それは農民経済が自分のためにだけ働くというばあいであるか、でなければ、遊牧あるいは半ば遊牧の状態にあるものだが、そういうものはわが国にはいくらでもある。第2は、生産物を市場で販売する小商品経済。第3は資本主義経済——これは資本家の、大きくない私経営資本の出現である。第4は国家資本主義、第5は社会主義である。よく見れば、われわれはいまでもロシアの経済制度、経済体制のなかに、これらすべての関係を見うけると言わなければならない</u>」（同前、315頁）。

上記のロシア経済の5つの制度のもとで、いっそう具体的に経済政策を展開したのが、レーニン（1959 j）の「食糧税について（新政策の意義とその諸条件）」である。ここでは、協同組合が国家資本主義の重要な構成要素と位置づけられ、従来の性急な協同組合化や強制的協同組合化が反省され、自由意志による協同組合加入が強調されている。

レーニンが展開した論理は、ロシアの社会＝経済制度を構成するのは、
（一）家父長制的な、すなわち、いちじるしい程度に現物的な農民経済、
（二）小商品生産（穀物を売る農民の大多数はこれに入る）、
（三）私経営的資本主義、
（四）国家資本主義、
（五）社会主義、の5つの型であり、「ロシアは非常に大きく、また非常に多様性に富んでいるから、社会＝経済制度のこれらすべての異なった型が、ロシアのなかでからみあっている。事態の特異性は、まさにこの点にある」（全集第32巻、356頁）というものであった。

レーニンは、食糧税とそれにともなう「商業の自由」の一定の復活が、社会主義への移行のために国家資本主義を活用するという路線の今日的な具体化であることを論証する。
　まず、ロシア経済における正しい社会主義的政策は、労働者階級とその国家が、農民とのあいだで、農民が必要とする工業製品と国が必要とする穀物とのあいだの交換という関係を確立することであると言う。
　「小農民的な国で自分の執権を実現しているプロレタリアートの正しい政策は、穀物と農民の必要とする工業製品との交換である。そのような食糧政策だけが、プロレタリアートの任務に応ずるものであり、それだけが、社会主義への基礎をかためることができ、社会主義の完全な勝利をもたらすことができるのである」（同前、369-370頁）。

　ロシアでの現状では、経済の零落と戦争の重圧のために、「われわれに必要な穀物全部と引換えに農民に工業製品をあたえることはできない」。だから、「そうした政策への過渡」として、（1）穀物の一部——軍隊と労働者にとって必要な最少量の穀物を「食糧税」としてとり、（2）残りを「工業製品と交換」するという方式をとる。農民から提供される穀物のうち、食糧税以外の分は、工業製品との交換という形態で提供されることになるが、この交換も、「大規模の工場的・国家的・社会主義的な生産を一挙に復興することはできない」（370頁）ので、「社会主義的大工場の生産物と農民経営の生産物との交換」という直接的な形態で実現することはできない。ソビエト政権の力で現実に可能なのは、機械も原料などの大量貯蔵も必要としない小工業の復興を援助し、そこからの製品が農民に提供されるようにするということになる。こうした交換からは、自由な商業の必要性、さらに資本主義の復活の必然性という問題がうまれてくる。
　「これから生じるのは、ある程度の（地方的なものにすぎないとはいえ）自由な商業にもとづく、小ブルジョアジーと資本主義との復活である。それは疑いないことである。これに目をふさぐことは、こっけいである。……
　社会主義的プロレタリアートは、そのような経済的現実に直面して、一体

どのような政策を実行できるだろうか？」（同前、370-371頁）。

　この問いに対する答えは、「資本主義の発展を禁止したり閉ざしたりしようなどとは試みないで、これを国家資本主義の軌道に導く」方式であり、これが「もっとも可能な、そしてただ一つ合理的な政策」である（372頁）。そして、

　「これは経済的に可能である。というのは、国家資本主義は、自由な商業の、一般に資本主義の諸要素があるところにはどこにでも形態と程度の差はあっても存在するからである。

　ソビエト国家を、プロレタリアートの執権を、国家資本主義と組合わせ、結びつけ、並存させることは、可能であろうか？　もちろん可能である。私が、1918年5月に証明しようとしたのは、このことであった。

　理論的にも実践的にも、全問題は、資本主義の不可避な（ある程度までは、またある期間は）発展を国家資本主義の軌道にむけ、その諸条件をととのえ、近い将来国家資本主義が社会主義へ転化するのを保障する正しい方法を発見するにある」（同前）。

　労働者国家と農民経営とのあいだの生産物交換を、国家資本主義の軌道にのせること、当面の課題をこう位置づけることで、レーニンは、食糧税の実施にともなう「取引の自由」に、社会主義的な方向づけをあたえようとした。

　レーニンは、国家資本主義の軌道における（換言すれば、労働者階級の権力が存在し、工業を国有化している条件下での）生産物交換の分野で考えられる諸形態を検討した。

　1つは、利権事業。利権とは、ソビエト国家が外国の資本家と契約して、その資本を導入し、開発や工業などの事業を起こすことであり、その結果、生産力の発展や生産物の量の増大などの利益をえれば、それは、農民経営と交換するソビエト国家の経済的な力をそれだけ大きくすることに役立つ。

第6節　協同組合は国家資本主義の変種
　　　　──「記帳と統制」路線はまだ生きている

　もう1つの形態が協同組合である。レーニンは、国家資本主義の諸形態のなかでも協同組合を、特別に重視した。
　「『協同組合的』資本主義は、私経営的資本主義とはちがって、ソビエト権力のもとでは国家資本主義の変種であり、またそのようなものとして、それは現在のところ、われわれにとって──もちろんある程度ではあるが──有利であり有益である。食糧税が残りの（税金として徴収されない）余剰を販売する自由を意味するものであるかぎり、そのかぎりで、資本主義のこの発展──というのは販売の自由、商業の自由は資本主義の発展であるから──を協同組合的資本主義の軌道に向けるように努力をそそぐことがわれわれにとって必要である。協同組合的資本主義は記帳、統制、監督、国家（このばあいはソビエト国家）と資本家間の契約関係を容易にするという点で、国家資本主義に似ている。協同組合は、商業形態としては私的商業よりも有利であり有益であるが、それは、いま述べた原因によるだけでなく、また数百万の住民を、つぎには全住民をもひとりのこらず統合し組織することを容易にするからである。ところでこの事情はそれはそれで、国家資本主義から社会主義への今後の移行という見地からみて巨大なプラスである」（375頁）。

　引用からも明らかなように、この時点では、市場経済は依然として望ましくないものとされ、記帳と統制が、従来通り重視され、記帳と統制にとって協同組合が有益だとされている。
　3つ目の形態は、国家が資本家に生産物の売買の一定部分を委託する形態。国家が資本家を商人として引き寄せ、国家の生産物の販売と小生産者の生産物の買入を、委託することである。
　4つ目の形態は、国家が、国家に属する施設、油田、森林等々を、資本家たる企業家に賃貸する形態。しかし、3番目と4番目は現実的には問題にならない、

とされた。

第7節　「食糧税について」のレーニン自身の解説
　　　　——生産協同組合の重視も

　「食糧税について」の執筆は1921年4月21日であるが、その4日後に書いた3つの短い文章は、『蓄音機のレコードに録音された演説』としてまとめられ、全集第32巻に収められている。一読して読み取れるように、これらはレーニン（1959 k）自身による、話し言葉での「食糧税」の平明な解説として、独自の意義がある。
　まず食糧税についてを出しておく。
　「一　食糧税について
　　食糧の割当徴発は食糧税に代えられた。これについて全ロシア中央執行委員会から法令が発布された。この法令を執行するために人民委員会議はすでに食糧税法を公表した。すべてのソヴェト機関には、いまや、できるだけひろく農民に食糧税法のことを知悉させ、その意義を説明する義務がある。
　　なぜ割当徴発を食糧税に代えることが必要であったのか？　それは、割当徴発が農民にとって法外に重く不便であることがわかり、1920年の不作が農民の窮乏と零落をさらにいっそうつよめたからである。そのうえ、飼料不足のため家畜の斃死がひどくなり、森からの薪の輸送がおとろえ、農民の穀物と引換えに製品をあたえる工場の作業がおとろえた。すぐさま農民の窮状を援助することのできるような措置が、労農権力に要求された。
　　食糧税は割当徴発のほとんど半分である。たとえば4億2300万プードの穀物のかわりに、2億4000万プードの穀物が食糧税である。税額はまえもって、すなわちすでに春から、ひとりひとりの農民に正確に知られている。そこで税の徴収にさいして職権濫用はすくなくなるであろう。そのため農民には作付面積を拡大し、その経営を改善し、収穫の増加につとめる関心が大きくなるであろう。
　　わが国は、初めはツァーリの戦争により、つぎに内戦、すなわち地主と資

本家が労働者と農民のソヴェト権力に襲いかかったことによって、前代未聞に荒廃している。ぜがひでも経済を高揚させなければならない。第1に、農民経営を高揚させ、つよめ、改善しなければならない。

　食糧税は農民経営の改善をたすけるであろう。いまや、農民は大きな確信をもち、大きな努力をはらって自分の経営に取りかかるであろうが、これがもっとも肝心なことである」（全集第32巻、396–397頁）。

続いて、「二　利権について、資本主義の発展について」が収録されているが、紹介は割愛し、最後の協同組合に言及した部分を出す。

レーニンは、そもそも協同組合とは何かから説き起こし、割当徴発が廃止され食糧税に転換した段階での、生産と消費の両分野における協同組合の可能性と役割と重要性を語っている。

「三　消費協同組合と生産協同組合について

　消費協同組合と呼ばれるのは、生活必需品の供給と分配を目的とする労働者と農民の団体である。生産協同組合と呼ばれるのは、農産物（たとえば野菜、乳製品その他）ならびに非農産物（あらゆる工業製品、木、鉄、皮革その他の製品）のように、各種の物資の生産と販売を目的とする小農民あるいはクスターリの団体である。

　割当徴発が食糧税に代えられたおかげで、農民は余剰穀物を自由に処分することとなり、この余剰をあらゆる生産物と自由に交換するであろう。生産協同組合は小工業の発展を促進するであろうし、小工業は、多くは遠くに鉄道で運ぶ必要も、大きな工場施設をも必要としない農民の必需品の量をふやすであろう。<u>あらゆる手段で生産協同組合を支持し発展させ、ありとあらゆる助力をあたえなければならない。これは党活動家とソヴェト活動家の義務である。というのは、それがただちに農民をらくにし、その状態を改善するからである。現在、労農国家の国民経済の高揚と回復は、なによりも農民の生活と経営の改善にかかっている。</u>

　<u>消費協同組合もまた支持され発展させられなければならない。なぜなら、これが生産物の急速な、適正な、安価な分配を保障するからである。</u>ソヴェ

ト権力は、欺瞞がおこなわれないよう、国家にたいして隠匿がおこなわれないように、職権濫用がおこなわれないように協同組合の活動を点検しなければならないだけであって、協同組合をけっして拘束してはならず、あらゆるやり方でそれを援助し助成しなければならない（全集第32巻、400頁）。

以上が、レーニンみずからが「食糧税について」ななかで展開した主要論点を、解説したものと見ることのできる、レコード録音である。問いかけ、説き明かす、という表現方式からしても、レーニン自身による解説として興味をそそられる。

第8節　ネップ前期のソヴェト経済の現状

　レーニンは、第10回党大会の「割当徴発を現物税に代えることについての報告」において、食糧税を導入すること、地方的取引を承認することが、一般にはネップ前期の諸政策がなぜ必要なのかを説明した。理由はソヴェト経済の実情であった。

　このこととの関連で、ネップ前期のソヴェト経済の現状を率直に示し、いかなる現実からネップが構想されたかを知る上で有益なのが、レーニン（1959l）が5月21日に執筆した「労働国防会議から地方ソヴェト機関への指令　草案」である。

　これは、1921年5月30日の全ロシア中央執行委員会の第3回期の審議に付すために準備され、レーニンは審議に際して説明の演説をおこなった。「指令」は全ロシア中央執行委員で採択され、同幹部会において6月30日に承認された。

　「指令　草案」では、レーニンがソヴェト経済の多方面に亘る深刻な実態について、関係諸機関に率直に語りかけ、問題を提起し、課題を提示し、叱咤激励もしている。言うまでもなく、協同組合の現状についても、レーニンの問題意識が鮮明に示されている。

　協同組合に関わる部分のみを紹介する。

　「全ロシア中央執行委員会が公布した法律によって、割当徴発は食糧税に代えられた。農耕者の手もとにのこる余剰を、どんな生産物とも交換する自

由が確立された。人民委員会議の決定によって、税率が公表された。税額は、およそ割当徴発の半分である。<u>余剰農産物の自由な交換に伴って協同組合の権限を拡大する新しい協同組合法が、人民委員会議によって公布された</u>。

　農民経済の状態を即時改善するうえで、耕作面積の拡張と農畜産の改善にたいする農民の関心をたかめるうえで、またそれとともに、食糧、原料、燃料の大きな国家的予備を準備し輸送する必要のない地方小工業を高揚させ発展させるうえで、非常に多くのことがこれらの法律によってなしとげられた。農民経済を改善し、工業を発展させ、農工業間の取引を確立するうえで、自主的な各地方の創意は、いまやとくに大きな意義をもつようになった。国民経済の復興に新しい人材、新しい精力をそそぐ大きな可能性が生まれてきている。

　第8回全ロシア・ソヴェト大会の決定にもとづいて、経済関係の諸人民委員部の活動を統一しこれを指導する義務を負った労働国防会議は、あらゆる地方機関に、新しい法律を厳重に執行しながら、またそうするにあたり以下にしめす基本的な命題と指示を指針としながら、農民経済を全面的に改善し工業を高揚するため全力を傾け、ぜがひでもそのため広範な活動を展開することをつよく要求している。

　われわれの経済建設を全国的規模で成功させる実際的尺度は、いまではなによりもまず二様になっている。第1には、食糧税のすみやかな、完全な、国家的に正しい徴収の成功であり、第2には——しかもそれはとくに重要であるが——農産物と工業製品との商品交換および生産物交換の成功であり、農工業間の取引の成功である」（全集第32巻、405-406頁）。

　レーニンは、当時のソヴェト経済の問題を列記するにあたって、問題を大きく4つの類に分けて取り扱った。
　協同組合は主に第1類と第2類で扱われている。
　また、国家の生産物は商品ではなくなっている、という規定が見られる。農業生産物という商品と交換されるにも関わらず、商品ではない、という理解からは、レーニンが依然として、商品・市場に対する軽視あるいは嫌悪感が読み

取れる。この辺たりの問題は、ネップ後期に向かう段階で整理される。
「第1類の問題
一　農民との商品交換
　これは——こんにち重要でありさしせまっているという点で、第1の問題である。第1に、軍隊と都市労働者にたいする食糧の完全な、規則的な供給なしには、国家は一般に経済建設をすすめることはできないのであるが、商品交換は、食糧をあつめるための主要な手段とならなければならない。第2に、商品交換は工業と農業との正常な相互関係を検証するものであり、また同様に、多少とも正常に作用する貨幣制度をつくりだすための活動全体の土台でもある。商品交換（生産物交換をもこれにふくめて。というのは<u>国家の生産物</u>——すなわち、農民の食糧と交換される社会主義工場の生産物は、<u>経済学的な意味での商品ではない、いずれにせよ、たんなる商品ではなく、もはや商品ではなく、商品ではなくなっているからである</u>）の問題にたいして、いまやあらゆる経済会議、あらゆる経済建設機関の主要な注意が向けられねばならない。
　<u>商品交換の準備は？</u>　この準備のためにいったいなにがなされているか？——食糧〔人民〕委員部によっては？　<u>協同組合によっては？</u>　<u>そのための協同組合売店の数は？</u>　それぞれの郷にあるか？　どれだけの村にあるか？
　商品交換用の予備？　『自由』市場における価格は？　穀物その他の農産物の余剰は？　商品交換の経験はあるか、そしてそれはどのような経験か？　総括と結果は？　商品交換用の予備と食糧の窃盗とにたいする対策は？」（全集第32巻、412頁）。
　「商品交換の実施とその結果にかんする数字と事実は、全国家的な経験を実行するうえにきわめて重要な意義をもっている。
　商品交換の統制および監督の機関としての食糧委員部と、<u>商品交換を実現する機関としての協同組合</u>との相互関係は正常であろうか？　これらの相互関係は、実際には、それらの地方的実現では、いったいどうなっているか？
　商品交換における私的商業の役割は？　私的商業は、いったいどれくらい発展しとげたか、あるいは発展しつつあるか？　商人の数は？　主要な生産

物、とくに食糧生産物の彼らの取引は？」(同前、413頁)。

レーニンは、この段階での「適切な記帳と統制の方法」を探求する課題を提起している。つまり、1921年5月段階では、「記帳と統制」路線は生きていたのである。ただし、「より禁止的でない記帳と統制の方法」が提起されていて、戦時共産主義時代とは趣が異なってきていることを見逃してはならない。

「二　資本家にたいする国家の態度

　商品交換と商業の自由は、不可避的に、資本家と資本主義諸関係の出現を意味する。これをおそれるにはあたらない。労働者国家は、小生産の環境のもとでは有益であり必要であるこれらの関係の発展を、必要な限度でだけ許容し、そしてこれらの関係を統制するだけの、十分な手段をその手ににぎっている。いまのいっさいの問題は、まさに、現れたことの規模の研究、国家による統制と記帳の適切な（拘束的でない、もっとただしく言えば、禁止的でない）方法の探究にある。

　割当徴発が税に代えられたのに伴い、私的商業ははたしてどれだけ発展しつつあるか？　それは計算することができるかどうか？　かつぎ屋商売だけか、それとも正当な商業もか？　それの登録と登録の結果は？」(同前)。

ネップの基本的構想と、その理論的裏づけを見てきた。幾つかの重要な弱点を含みつつもネップは党と国家の基本方針として採用され、具体化されていった。このようなネップの公式方針化において重要な位置を占めるのが、1921年5月26日から28日にかけて開催された、ロシア共産党（ボ）第10回全国協議会である。この会議で、「新経済政策」（ネップ）という名称がつけられるようになった。

いわば、ネップ前期における小さな画期として、この協議会を位置づけることができる。

第9節　ネップの展開と「基本的機構」としての協同組合

　ロシア共産党（ボ）第10回全国協議会（1921年5月2日）で、これまでの一連の新たな政策を総括し、より具体的な、より発展的な形で新経済政策路線を確認し決定した。この協議会を転機に、これまで新政策とか、食糧税政策などと呼ばれてきたものに、「新経済政策」（ネップ）という名称がつけられた。
　しかし、重要なことは、この段階でも、市場は基本的に否定されていて、商品交換を「国家資本主義の軌道にのせる」という、具体的には財の直接的な交換という方針にとどまった。
　協議会においてレーニン（1959 m）の「新経済政策に関する決議草案」では、第三項で、協同組合がそのための「基本的な機構」になると規定した。
　「四　新経済政策の諸問題についての決議草案
一、当面の根本的な政治的任務は、党およびソヴェトのすべての活動家が、新経済政策を完全に理解し、正確に実行することである。
　　党はこの政策を、数年を単位としてはかられる長い期間にわたって樹立されたものとみとめるものであり、この政策を、無条件に慎重にまた誠実に実行することをすべての人に要求する。
二、新経済政策の基本的てことしての商品交換が第1位に押しだされる。プロレタリアートと農民のあいだに正しい相互関係を打ちたてることと、資本主義から社会主義への移行期におけるこの両階級の経済的同盟の十分に安定した形態をつくりだすこととは、農工業間の系統的な商品交換あるいは生産物交換なしにはありえない。
　　とくに商品交換の実現は、農民の作付地をひろげ、農民の農耕を改善する刺激として必要である。
　　地方の事業心と自主活動は、ぜがひでも全面的に支持され発展させられなければならない。
　　余剰穀物をもっとも大量にもっている諸県は、まず第1に商品交換を実

行するうえで重点的なものとみとめられなければならない」(全集第32巻、462頁)。

　まず、ここまでを検討しよう。一では新経済政策をすべての活動家が完全に理解し正確に実行することを、当面の根本的な政治的任務とした、総論部分である。二が具体的部分の最初の項目で、ここでは、農業を中心とする地域的な事業心と自主活動が全面的に推奨されている。いわば、起業家意識の自主的発揮を呼びかけているのである。

　ただし、良く読んでみると、プロレタリアートと農民との間の商品交換あるいは生産物交換は大いに推奨されているものの、市場については語られていない。市場抜きの交換が構想されていると言わざるをえない。市場抜きの生産物交換を担うのが協同組合であるというのである。

　「三、協同組合を、商品交換を実行する基本的な機構とみなして、食糧委員部の諸機関と協同組合の諸機関とが契約をむすび、前者が後者に商品交換用の予備をわたして、国家権力の課題をその監督のもとに実現させる政策を、正しいとみとめること。

　調達をおこない、地方的工業を全面的に発展させ、一般に経済生活を高揚させる広範な可能性を協同組合にあたえること。

　協同組合の信用業務を支援すること。

　正常な自由商業をけっして妨げないで、商品交換を主として協同組合に集中することによって、無政府主義的な（すなわち、国家のあらゆる統制と監督をのがれる）商品交換とたたかうこと。

市場の研究。

　四、国家の原料予備、燃料、食糧の供給をおおむね必要としない中小の（私的および協同組合的）企業を支持すること。

　国有企業の私人、協同組合、アルテリ、共同耕作組合への賃貸をゆるすこと。地方経済機関が上級機関の許可なしにこの種の契約をむすぶ権利。このような件につきいちいち労働国防会議に報告する義務を負わせること」(全集第32巻、462-463頁)。

三で協同組合が商品交換を実行する基本的機構と位置づけられた。商業（市場を通じ、貨幣を媒介とした生産物の交換）は、「国家のあらゆる統制と監督」をのがれることはできない。「無政府主義的」ではなく、国家主義的な枠内に置かれる。この枠内にある「正常な自由商業」は妨げられない。「しかし、商品交換を主として協同組合に集中すること」が基本方針であるし、集中することによって、商業を「国家（資本）主義的」枠内に留めるというのが、ロシア共産党（ボ）第10回全国協議会「新経済政策に関する決議」である。

　三の最後に「市場の研究」という一行が入っている。上記の枠組みのもとで、市場を研究しようというのであるが、この位置づけ、姿勢からは、市場を本格的に社会主義経済建設の本道として認識していることはまだ伝わってこない。

第17章 ネップ後期
──市場経済と協同組合(その1)

第1節　第7回モスクワ県党会議における新経済政策についての報告

　レーニンの協同組合論の展開という視点からみて大きな画期をなすのは、市場を通じた社会主義への展望を確立した時期である。ネップ後期をこの時期とする。市場を国家資本主義に位置づけたのは、レーニン（1959 n）が、1921年10月29〜31日の「第7回モスクワ県党会議」において行った新経済政策についての報告である。

　新経済政策を主題とするこの報告のなかで、レーニンは、1921年春以来の経過をふりかえり、代議員の多くの関心事は、最近ソヴェト権力が出した、新経済政策に関係した、もろもろの法律や決定を熟知し評価するということであろうし、新経済政策の成果の問題についてわれわれがすでに持ちあわせている事実や数字を熟知したいということであろうし、それらは大いに必要なことでもある、としつつも、「いま私の関心をひいているのは、それとはちがった主題である。それは、われわれの政策の転換に伴ってわれわれが適用している戦術の問題、あるいは、こう言ってよければ、革命的戦略の問題であり、また一方では、この政策が自分の任務についてわれわれのもっている一般的な理解にどの程度合致しているかについて、他方では、現在の党員の知識と意識とがこの新経済政策の必要性にどれだけ適合しているかについての、状況判断の問題である。ほかならぬこの特殊な問題についてだけ、話をしてみたいとおもう」（全集第33巻、71頁）、と報告を切り出している。

　レーニンは、過去の経済政策の誤りの中身を理解しなければ、新経済政策の意味も評価することは出来ないと主張し、この視点から議論を展開している。

　「まず第一に私の関心をひいているのは、つぎの問題である。われわれの

第 17 章　ネップ後期——市場経済と協同組合（その 1）

　<u>新経済政策を評価するにあたって、どういう意味で以前の経済政策を誤りだと言えるのか</u>、それを誤りだと特徴づけるのははたして正しいであろうか、最後に、もしそうすることが正しいとすれば、こういう評価はどういう意味で有益また必要であるとみとめうるのか、という問題である」（同前、71 頁）。

　「つまりわれわれの新経済政策は広範な党員層にはまだ十分明確にされていないが、<u>以前の経済政策の誤りを明瞭に理解しないかぎり、われわれの新経済政策の基礎をつくりだすため、この政策の方向を最後的に決定するためのわれわれの活動をりっぱに遂行することはできないのである</u>」(71–72 頁)。

　続いてレーニンは、日露戦争の乃木将軍による旅順占領を例として、強襲・攻撃の時期と要塞包囲の時期とを区別し、特に日本軍の犠牲の多かった強襲を、占領という課題を達成するために必要な段階、「作戦の初期には、ただ 1 つ可能な、必要で有益な行為」（同前、73 頁）と評価し、強襲と包囲に例えて、ソヴェトの経済建設の段階とそこでの課題を示した[1]。レーニンは、政治権力を労働者階級が握ってから後の時期を、1918 年初頭から 1921 年夏まで（本格的なネップの前の時期）の強襲の時期とそれ以後の包囲の時期（ネップ期）に分けている。つまり、強制的食料徴発の時期と食料税の時期である。

　「この実例は、わが国の革命が経済建設の分野での自分の社会主義的課題を解決するにあたって、どんな状態にあったかを説明するのに適しているとおもう。この点では、2 つの時期がまったくはっきりと区別される。その 1 つは、ほぼ 1918 年の初めから 1921 年夏までの時期であり、もう 1 つは、1921 年以後の時期である」（同前、74 頁）。

　「1918 年 3 月には、帝国主義戦争の課題が解決されたあとで、われわれはようやく内戦の発端に近づきつつあったのであった。この内戦は、1918 年夏以後に、チェコスロヴァキア軍団の反乱に伴い、ますますせまってきた。その当時にもう、1918 年 3 月または 4 月に、われわれは、自分の任務を論じたさい、漸進的移行の方法にたいして、おもに収奪者の収奪をめざす闘争方法のような行動方法を、対置していた。これこそ、革命当初の数ヵ月、つまり 1917 年末と 1918 年はじめの主たる特徴となっていたものである。そ

して、その当時にもう、われわれは、記帳と統制を組織する分野でのわれわれの活動が、収奪者の収奪にかんする活動や行動にいちじるしくおくれていると、述べざるをえなかった。これは、われわれが、記帳し統制し管理し、等々することができたが、それ以上にずっと多く収奪したという意味であった。こうして、搾取者や収奪者を収奪し、その権力を破壊する任務から、記帳と統制を組織する任務に、散文的ともいうべき、直接に建設するという経済的任務にすすむ問題が提起された。もうそのときわれわれは幾多の点で、後退しなければならなかった」(同前、75頁)。

ここでレーニンは、革命後のロシア共産党(ボ)の経済政策を次のように整理している。

まず、革命直後には、「記帳と統制」を基本的方針にしていたが、現実には「収奪者からの収奪」という闘争が前面に出ていた。しかし、党の方針は、革命当初から「記帳と統制を組織する任務」であった。実際にやったことと、やろうとしたことの間に乖離があった。そこで、ブレスト講和の見通しが立ち、第一次世界大戦からの離脱によって、経済建設に向かう余裕が生まれると期待された1918年春には、「記帳と統制」路線に立ち戻ろうとしたのである。1918年春には、経済建設における市場や商業の問題を全く無視していたのである。

「当時われわれが前面に押しだした建設活動、経済活動を、われわれはある1つの視角から見ていた。その当時には、従来の経済を社会主義経済に適合させる準備期なしに、社会主義へ直接移行することが、予想されていた。国家による生産と分配とを実施すれば、それだけで、われわれは、以前の制度とはちがった、生産および分配の経済制度にはいったことになるだろうと、われわれは予想していた。われわれが国家による生産と分配を建設し、一歩一歩、生産と分配を敵対的な制度からたたかいとっていくという条件のもとで、2つの制度——国家による生産および分配の制度と、私的商業的な生産および分配の制度——はあいたたかうであろうと、われわれは予想していた。

いまではもう、収奪者を収奪することよりも、むしろ記帳、統制、労働生産性の向上、規律の向上がわれわれの任務であると、われわれは言った。わ

れわれは、1918年3月と4月にこう言った。だが、われわれは、<u>われわれの経済が市場や商業とどういう関係にあるかという問題を、全然提起しなかった</u>」（同前、76頁）。

ところで、1918年春に軌道修正を試みようとした経済政策のモデルはどのような構想であったのか。まずは、「従来の経済（資本主義経済のこと）を社会主義経済に適合させる準備期なしに、社会主義へ直接移行することが、予想されていた。国家による生産と分配とを実施」しようとしたのである。

つまり、移行準備期間なしに資本主義から社会主義への直接的移行が、「国家が生産と分配」を直接に実施することによって、可能だと考えたのである。また、修正した後のモデルは「記帳と統制」路線に他ならなかった。

「収奪者を収奪することよりも、むしろ記帳、統制、労働生産性の向上、規律の向上がわれわれの任務である」と1918年春には主張した。1918年3月の「綱領草案下書き」——商業の国家独占や全住民の消費コンミューンへの強制加入など——、同じく3月の「消費組合令」——労働者の協同組合を生産・分配における記帳と統制の組織とする——、そして4月の「ソヴェト権力の当面の任務」——「記帳と統制」は社会主義建設の全過程での中心任務、消費協同組合は大規模な生産物の「記帳と統制」の組織——等が具体的主張であるが、この時期にレーニンは、「戻るべき戦略・構想」とみなしたのは、すでに批判的に検討を加えてきた「記帳と統制」路線に他ならなかった。

市場について言えば「敵視論・消滅論」であった。まさに、「われわれの経済が市場や商業とどういう関係にあるかという問題を、全然提起しなかった」のである。

「こういうわけで、事態は、現在われわれが見ているようなものに発展したのである。<u>一方では、プロレタリア国家は、1917年と1918年の全期間を特徴づけていた異常に激しい闘争のなかで、人民の異常な感激のなかで、勝利をおさめた。他方では、ソヴェト権力は、始めは一連の漸進的な変化を予想し、より慎重なやり方で新しい制度に移行することを予想した経済政策をとろうと試みた</u>。このことは、とりわけ、私のあげた小さな実例にも現れ

ていた。ところが、こういうふうにはならないで、ソヴェト権力が、敵の陣営からえた答は、はたしてソヴェト権力が国家として国際経済関係の体系のなかでその地位をたもっていけるかどうかを、仮借ない闘争によって決めようという決意であった。この問題は、戦争によって解決するほかはなかった。そして、この戦争そのものは、内戦であったから、異常に激しい戦争となった。闘争が困難になればなるほど、慎重な移行の余地はますますなくなった」（同前、80頁）。

　レーニンたちが目指した1918年春の路線は、問題の多い「記帳と統制」路線への復帰ではあったが、革命直後から余儀なくされた「収奪者からの収奪」という闘争からの一歩前進ではあった。しかし、それすらも干渉戦争・内戦という「異常に激しい戦争」によって、「慎重な移行の余地」は極めて少なくなった。すなわち戦時共産主義を余儀なくされるのである。
　「一九二一年の春までには、『強襲』的な方法によって、すなわちもっとも近道の急速な、直接の方法によって社会主義的な生産および分配の原則にうつろうとしたわれわれの試みが敗北をなめたことが、明らかとなった。一九二一年春の政治情勢は一連の経済問題で国家資本主義の立場に後退し、『強襲』から『攻囲』にうつることが避けられなくなったことを、われわれにしめした」（81頁）。
　「われわれが、前代未聞の困難な条件のもと、内戦の条件のもと、ブルジョアジーが激烈な闘争形態をわれわれにおしつけた条件のもとで、直接の社会主義建設を試みてきたあとで、一九二一年の春にわれわれが、つぎの明白な事態に直面したということ、ここに新経済政策にうつる任務の本質がある。それは、直接に社会主義を建設するのではなく、幾多の経済分野で国家資本主義に後退しなければならず、強襲攻撃をおこなうのではなく、幾多の後退を伴う長期の攻囲という、きわめて苦しい、困難で不愉快な任務をはたさなければならない、ということである。経済問題の解決に取りかかるためには、すなわち社会主義の基礎への経済的移行を保障するためには、まさにこのことが必要だったのである」（82頁）。

第17章 ネップ後期——市場経済と協同組合(その1)

　かくしてレーニンは、ロシアにおける社会主義経済の建設は、「直接に社会主義を建設するのではなく、幾多の経済分野で国家資本主義に後退しなければならず、強襲攻撃をおこなうのではなく、幾多の後退を伴う長期の攻囲という、きわめて苦しい、困難で不愉快な任務をはたさなければならない」、という結論に達した。換言すれば、商品交換を国家資本主義の軌道にのせることにしたのである。

　「この春には、われわれは、国家資本主義に復帰することをおそれないと言い、商品交換を組織することこそわれわれの任務である、と言った。1921年春以後に出された幾多の法令や決定、大量の論文、おこなわれた宣伝全体、立法全体は、商品交換を改善するという目的に適応したものであった。この改善という概念には、どういうことがふくまれていたであろうか？　こう言ってよければ、<u>この概念によって予想されている建設計画は、どういうものであろうか？　それは、国家全体にわたって、多少とも社会主義的なやり方で工業製品と農産物を交換し、この商品交換によって社主義的組織の唯一の基礎である大工業を復興することを、予想していたのである</u>」(84頁)。

　しかし、この国家資本主義構想は失敗した。ちなみに、この構想段階では、市場は積極的な位置に置かれていない。

　「どういうことがおこったか？　おこったのは——諸君がいまではこのことを実践によってよく知っており、われわれのどの新聞・雑誌を見てもわかるように——商品交換がくずれてしまったことである。商品交換が売買の形をとったという意味で、それはくずれてしまったのである」(同前)。「もしわれわれが翼のしたに頭をかくそうとおもわないなら、もし自分の敗北がわからない人間のようにふるまいたくないなら、もし危険を直視することをおそれないなら、われわれはいまこのことをみとめなければならない」(同前)。

　では、失敗後の新しい方策とは何か。それは、本格的ネップ段階への前進にほかならない。

「後退がまだ不十分であったこと、そのうえに後退する必要があること、さらに後退して国家商品から売買の国家的規制と貨幣流通へ移行する必要があることを、われわれはみとめなければならない。商品交換はものにならなかった。私的市場はわれわれよりも強力であった。

商品交換が生まれるかわりに普通の売買、商業が生まれたのである。

この商業に適応するようにつとめたまえ。さもないと、売買、貨幣流通の自然発生性が諸君をおしながしてしまうであろう」（同前）。

「いまわれわれは、さらにもうすこし後退し、国家資本主義に復帰するだけでなく、商業と貨幣流通との国家による規制に復帰しなければならない状態にある。われわれが考えているよりも長期にわたる、こういう道に復帰しなければならない状態にある。われわれが考えていたよりも長期にわたる、こういう道によらなければ、われわれは経済生活を復興することができない。すなわち、経済関係の正しい制度を復興し、小農民経済を復興し、大工業を復興して自力で立ちあがらせることはできない。こうしないでは、われわれは危機から抜けだすことはできないであろう。これ以外の活路はない」（85頁）。

「商業と貨幣流通との国家による規制」とは、貨幣に媒介され商業によって商品が売買される市場経済を正面から認めて、国家の権限でそれに一定の規制をくわえ、そのことによって社会主義への前進にむかう方向性を確保しようということである。

従来の「市場経済＝敵」論と決定的に決別する方針である。この方針は、国家資本主義的な独自の経済組織をつくりだし、それが市場経済に対抗するというネップ初期の国家資本主義的方針とも、まったく違う構想であった。

すなわち、市場経済の禁止はもちろん、市場経済に対抗するやり方も捨て、市場経済のなかで社会主義的な前進の道を探究するというのである。市場経済のもとでの社会主義建設という内容をネップの本質とするならば、これ以降（1921年10月以降）が、本格的なネップ期といえよう。

ついでながら、新経済政策には、もし労働者階級が担う市場的経済活動がき

わめて不十分で経済的競争力に欠ける場合には、資本主義の復活（その度合いと期間については議論が多々残されるとしても）がありうるとレーニンは判断し、資本主義に負けない共産主義的商人、共産主義的協同組合活動家等々になることを労働者階級に呼びかけるのである。

■注
（1）日露戦争の旅順郊外にある203高地奪取をめぐる熾烈な攻防を素材に、レーニンが新経済政策への転換を説明する、というやや思いがけない成り行きについては、不破（2001、161–165頁）。

第2節　ロシア革命勝利の保障という戦略的位置づけ　　　　　──ネップの成功・商業の習熟

　モスクワ県党会議の後、半年ほどの間に、レーニンは新段階の新経済政策のポイントについて、一連の解明を行っている。レーニン（1959 o）はまず「モスクワ県党会議」から1週間もたたない1921年11月5日、「現在と社会主義の完全な勝利ののちとの金の意義について」を執筆して次のように述べて、当面の経済分野における鎖の特殊な一環が国内商業の振興であることを明確にした。

　「現在の時期に、問題としている活動分野でそのような環（全力をあげてそれをつかめば、鎖全体をおさえることができ、しかもつぎへの環の移行をしっかりと準備できるような、特殊な一環──同頁でレーニンが『ソヴェト権力の当面の任務』から引用して説明している──日野）になっているのは、正しい国家的規制（指導）のもとでの国内商業の振興である」（全集第33巻、163頁）。

　このレーニンの指摘が実践的には極めて困難な課題を党員とソヴェト活動家に課するのであるが、それについてはレーニン（1959 p）が1921年12月23日におこなった、「第9回全ロシア・ソヴェト大会における共和国の内外政

策について」の報告で明らかにされる。

　まず、国家の手にうつされた大工業の生産物を農民に供給しようという企てが失敗した。農民と労働者、すなわち農業と工業のあいだには、交換、商業以外の経済的結びつきはありえなくなった。この点に経済問題の核心がある。割当徴発を食糧税に代えた政策的意味は、「製品によって農民の需要をただちにみたすことのできる盛んな大工業がないときには、商業を営み、労働者国家の指導と統制のもとに農工業をしだいに現状から引きあげる道以外には、労働者と農民の強力な同盟を徐々に発展させる道はまったくない。われわれは、絶対の必要にせまられて、この道にすすんだ。ほかならぬこの点に、われわれの新経済政策の基礎と本質があるのである」（全集第33巻、153頁）。

　このように、革命勝利の基本的前提である労働者階級と農民（貧農・中農）の同盟を維持・発展させる唯一の道、ロシア革命勝利のための唯一の道として、ネップを選択したことを強調する。これを承けて、さらに商人として商業を賢明に運営する術を身につけなければ、ネップを成功させることはできないことを強調する。

　「だが新経済政策にはもうひとつの側面がある。それは、学ぶということである。新経済政策は、われわれが経済の運営を本式に学びはじめる形態であって、この面でわれわれの活動は、いまにいたるもだらしないものである。いま商業がわれわれの経済生活の試金石であり、プロレクリアートと農民とのただ１つ可能な結びつきであり、全面的に経済的向上を開始するためのただ１つ可能な紐帯であるということは、もちろん、勤労大衆の指導者である共産党員や労働組合活動家には、理解しにくいことである」（全集第33巻、168頁）。

　レーニンは政治闘争や軍事闘争で勝利することができた優秀なロシアの労働者階級や農民とそれらの前衛党員であっても、商業の運営を学ぶことは困難な課題だと注意を喚起した。

　「この商人、この私的起業家は、……どんな共産党員や労働組合活動家も

しばしばやれないような仕方で、仕事をする……すべを心得ているということが、おわかりになろう。この点にこそ、新経済政策の意義がある。学びたまえ。この学習はきわめて重大なものであって、われわれはみな習得しなければならない。……これは、貧困の環境のもとで前代未聞の苦しみ、困難、食糧難、飢え、寒さの環境のもとで提起された、苦しく、きびしい経済闘争の課題である。だが、これは、われわれがやらなければならない真の学習である」（同前）。

第3節　ネップにおける資本主義復活とのたたかい

　モスクワ県党会議で、市場を内包するネップに移行してから2ヶ月半後に行われたロシア共産党（ボ）中央委員会で、レーニン（1959 q）は「新経済政策の諸条件のもとでの労働組合の役割と任務について」という報告を行い、この報告に基づく決定を行った。労働組合幹部を意識した決定である。この決定では、やや力点を変えて、ネップ（新経済政策）は建設途上の社会主義と復活をめざす資本主義との競争を承認していることに注意をうながし、労働組合活動家がこの競争で勝利することを求めている。
　また、国家的規制のもとに置かれるとは言え、自由商業と資本主義の存在が認められているのであるから、私企業における労資対立は不可避であり、労働組合は、労働者の生活と権利を守る闘いをしなければならないことを解明している。
　要するに、レーニンは、国家的規制という新たな条件下での階級闘争、労働組合闘争のあり方に注意を喚起したのである。
　「新経済政策は、プロレタリアートの地位に、したがってまた労働組合の地位にいくつかの根本的な変化をもたらしている。工業と運輸の分野の生産手段の圧倒的な部分は、プロレタリ国家の手にのこっている。土地の国有とあいまって、この事情は、新経済政策が社会主義建設の方法と形態を根本的に変えはしても、労働者国家の本質を変えるものではないことを、しめしている。なぜなら、新経済政策は、市場を通じて何百万という多くの農民の要

求をみたすことを基盤にして、建設途上の社会主義と復活をめざす資本主義との競争をゆるしているからである。

　国家的な規制をくわえられる自由商業と資本主義が現在ゆるされ、発展しており、他方では、社会化された国営企業が、いわゆる採算制に、つまり商業的規則にうつされている。国が一般に文化的に立ちおくれ、疲弊しているので、このことは、大衆の意識のなかでは、企業の管理部と、その企業で働く労働者との対立を、不可避的に程度の差こそあれ感じさせるようになるであろう」（全集第33巻、182–183頁）。

　「プロレタリア国家が自分の本質を変えないで、商業の自由と資本主義の発展とをゆるすことができるのは、ただある程度までであり、国家が私的商業と私経営的資本主義を規制する（監督し、統制し、形態や方式を決定などする）ばあいだけである。このような規制がうまくいくかどうかは、国家権力のいかんにかかるばかりでなく、なおそれ以上にプロレタリアートと勤労大衆一般の成熟の度合に、つぎに文化の水準などにかかっている。だが、このような規制が完全にうまくいくばあいでも、労働と資本の階級的な利害の対立は、無条件にのこる。だから、今後は労働組合のもっとも主要な任務の1つは、資本とたたかうプロレタリアートの階級的利益をあらゆる面から、あらゆる手段でまもることである。この任務は、公然と第1位のものの1つとして推さなければならないし、労働組合の機関は、適当に建てなおし、形をかえ、あるいは拡充しなければならない（苦情処理委員会、ストライキ基金、共済基金などが、もうけられなければならない、もっと正確に言えば、もうけうるものとならなければならない）」（同前、183頁）。

　この報告で自主的大衆組織としての労働組合という論点から注目されるのは、労働組合の官僚制を防ぐために、自由加入制を提起していることである。労働組合への自由加入を方針にするのであれば、協同組合への加入も自由意志に委ねられることは、当然のことである。大衆団体への自由加入というルールが紆余曲折を経て、ここに定式化された。大衆組織への加入の自由を認めるならば、大衆組織を国家や党の手段・道具とみなす誤りは、存在しにくくなる。

協同組合についても自由加入の方針が打ち出されることが予測される。それは、第9章第3節や第12章第1節、第5節に見られる、協同組合（消費協同組合）への全住民強制加入論とは、対照的な方針になるであろう。

「賃金労働者をひとりのこらずすべて組合員にしようとする労働組合の形式的な態度は、労働組合にある種の官僚主義的な歪曲を持ちこみ、労働組合をその広範な組合員大衆から切りはなした。だから、個人的な組合加入についても、集団的な加入についても自由加入制をどこまでも断固として実現しなければならない。労働組合員には、けっして一定の政治的見解をもつようにもとめてはならない。この意味では、宗教にたいする批判の場合と同様に、労働組合は無党派的でなければならない。プロレタリア国家の労働組合員にもとめるべきことは、同志的な規律を理解することだけであり、勤労者の利益をまもり、勤労者の権力、すなわちソヴェト権力をたすけるために、労働者の力を統一する必要があることを理解することだけである。プロレタリア国家は、法律的な点でも、物質的な点でも、労働者を労働組合に組織することを奨励しなければならない。だが、労働組合は、義務の伴わないどんな権利ももつべきではない」（同前、186頁）。

第4節　新経済政策を全党の実践課題へ──政治局指令

「新経済政策の諸条件のもとでの労働組合の役割と任務について」が中央委員会決定になった1922年1月12日とほぼ同時期の1月9日から12日にかけて、レーニン（1959 r）「新経済政策についてのロシア共産党（ボ）中央委員会政治局の指令草案」を執筆した。この草案は、1月12日の政治局会議で検討されたうえ、16日に承認され、21日に人民委員へ手渡された。

こうした素早い対応をみると、そして、1921年12月6日から病気休暇を取っていたこと、さらに22年5月26日に最初の脳梗塞発作を起こしていることなどを考慮すると、レーニンが協同組合を重視した新経済政策路線の確立と実行に、いかに精力を傾注したかが理解されよう。

「政治局は、1921年12月の党協議会と第9回ソヴェト大会がおわったい

までは、新経済政策が十分にしっかりと、またはっきりと、またはっきりと確立されたものであることを、すべての経済機関に指示する。だから、この政策をできるだけひろく、すみやかに、実践のうえで利用することに全力をつくさなければならない。新経済政策についての一般論、理論化、争論はすべて、討論クラブに、一部は新聞にうつすべきである。すべてこうしたものを人民委員会議、労働国防会議、経済諸機関から容赦なく駆逐すべきである。政治局は、財務人民委員部に、租税の種目を急速にふやし、税収入をふやすため、また総予算に実際的・実務的修正をくわえるために、すべての努力を集中するように要求する。通貨政策の問題、食糧税を金納税に代える問題などについての談論はみな、一部は討論クラブに、一部は新聞にうつすべきである。

　委員会の活動に代えて、あらゆる関係官庁に、最短期間（1〜2日間）に、文書による修正または対案をつくるよう要求することによって、各種の委員会を最小限にちぢめること。

　政治局はすべての人民委員部に、新経済政策を実際にためすにあたって、無条件に技術的な敏速を、積極的努力を、官僚主義と事務渋滞との排除を、要求する。政治局は、生産、国内商業、外国貿易を敏速におこない、その額をふやしたできるだけ多くの責任者に報賞をあたえる制度に無条件に切りかえることを要求する。この要求は、なかでも第1に貿易人民委員部に、つぎにゴスバンク（とくにその通商部に）、消費組合中央連合、最高人民経済会議にあてはまるものである。
レーニン

　政治局で採択されたのち、すべての人民委員部参与の全員と、全ロシア中央執行委員会幹部会の全員に明示すること」（全集第33巻、194–195頁）。

　レーニンは、第7回モスクワ県党会議で、市場を内包する社会主義経済建設というネップの新段階に踏み込んだ。その後、一連の機関の決定等の中で、この路線の意味を説明し、細部にわたって議論を展開し、全党・全ソヴェトの活動家が、新経済政策の自覚的実践者になるように、精力的な取り組みを行った。

第 17 章　ネップ後期──市場経済と協同組合（その１）

　新経済政策が全党の方針として確立したのは、1922年3月27日から4月2日まで開催されたロシア共産党（ボ）第11回大会である。
　この大会を準備する過程で、レーニンは、政治局員などの党幹部に対して、協同組合に関する詳細な指示を出している。これらの文書から、新経済政策が全党的に確立される過程での党内の問題状況を垣間見ることができる。
　まず、レーニン（1959 s）の「政治局員のために同志モロトフへ──同志プレオブラジェンスキーのテーゼについて」という1922年3月16日付けの手紙を見よう。党大会を準備する過程で、プレオブラジェンスキーがテーゼを提出した。それに対するレーニンの批判文書であり、中央委員会は3月20日にプレオブラジェンスキーの提案を否決し、レーニンの提案を採択した。
　「四、『協同組合化』については、第1節でもその他の各節でも、むきだしに抽象的にものを言っている。それはもう何回もあきあきするほど言われたことである。『協同組合化せよ！』というむきだしのスローガンをくりかえすことなしに、協同組合化の**実際の経験**はどうか、それをどう助けるか、を具体的にしめして、全然別なふうに述べるべきである。もしこの資料を起草者がもっていないならば、この資料をあつめて、アカデミックでなく、実際的にそれを研究するという要求を大会決定にいれるべきである。（同志プレオブラジェンスキーのテーゼはみな、きわめてアカデミックであり、超アカデミックである。つまりインテリゲンツィア気質であり、サークル気質であり、文筆家の空論であり、実践的な国家活動や経済活動ではない）。
　五、『集団経営は例外として』発展でなく『衰退の傾向』がみとめられる（貧農には）、と。これは適切な言い方でない。第1に、『集団』のほうが一般によいということは証明されていない。偽りの共産党的自画自賛で農民を刺激すべきではない。第2に、『衰退の傾向』はなく、いたるところで発展がおさえられ、衰退がしばしば生じているのである。
　六、『経営上手な農民』は『農作物改善の任務』に**『夢中になっている』**と。これはまずい表現である。そして残念なことには、やはり『共産党的自画自賛』である。『緩慢にではあるが、はじめている』と言うべきである（第1節）」（全集第33巻、238-239頁）。

レーニンは協同組合について、抽象的・一般的なことをくどくどと大会報告や大会文書に書き込むのではなく、具体的経験を示し、具体的に援助する方策を示すように強調している。この観点は、1月16日の政治局指令でも強調されていたことである。後で見るように、大会当日、レーニンが行った政治報告の協同組合に関する部分では、具体的な内容になっている。
　レーニンが痛烈に批判している対象は、事実を知らないことであり、問切り型の作文であり、抽象論であり、総じて党内の官僚主義である。
　「一二、実のところ、第3節全体を通じて、わかりきったことが優位をしめしている。これではなんにもならない。こうしたことをこのように無内容にくりかえすことは、有害であり、吐き気を、退屈を、反復にたいする嫌悪の情を、よびおこすであろう。
　そうするかわりに、たとえ1つの郡でもよいから取りあげ、そして、ばかげた共産党的協同組合遊びで農民を怒らせるのではなく、『協同組合化』をどう援助するか──どのように、またどういう点で、われわれはまさに事実上、農業の改善を援助したか、また援助しなければならないか等々を、実際的な分析によってしめしたほうがよい。
　主題をこのように取扱うのはよくない。有害な取扱いである。きまり文句で、だれでもうんざりしてしまうだろう。きまり文句は官僚主義をはびこらせ、それを鼓舞する。……
　そうするかわりに、たとえ1つの郡についてでも──たとえ1つの郷についてでもいい──実際の経験の資料を取り、それをアカデミックにではなく、実践的に研究するほうがよい。親愛な共産党的官僚主義者諸君、まさにこれこれのことはしてはならず（具体的に、実例をあげ、場所を名ざし、諸事実を圧確に指摘して）、まさにこれこれのことをすべきである（おなじく具体的に）と言うことを学びたまえ。
　『協同組合』にかんしては、この第4節では、テーゼのこの欠陥はとくに大きく、とくに有害である」（同前、241頁）
　「その結果つぎのような結論をくださなければならない（さきに、（一）に

第17章　ネップ後期──市場経済と協同組合（その1）

しめされた提案を変更して）ほどである。すなわち、

テーゼを不適当なものとみとめること、

起草者にさらにオシンスキー、テオドロヴィチ、ヤコヴェンコをくわえて、農村で働く代議員の協議会を大会で組織するよう委託する。

協議会のテーマはけっして『原則』等々ではなく、もっぱら

どう協同組合化するか？

不良なソフホーズ、不良な協同組合および集団経営とどうたたかうか？

全ロシア農林労働組合をどう強化するか？（そこへ起草者を派遣し、長期間の活動につかせること）

についての実際の経験の研究と評価である。

中央委員会からこの協議会の任務として──けっしてわかりきったことのくりかえしに陥ることなく、もっぱら、地方の（郡、郷、村の）**実際**の経験を綿密に研究することを、提起すること」（241-242 頁）。

この種の文書では、最後にレーニン（1959 ｔ）「11 回党大会での政治報告の大綱についてヴェ・エム・モロトフにあてた手紙」（1919 年 3 月 23 日）を出すことにする。病をおして自ら行う予定の政治報告の中では、新経済政策が解明を要する中心課題であることを強調している。

レーニンは、すでに協同組合と商業を賢く運営できる革命的商人になることを、協同組合活動家や、もっと広く革命的労働者に要請したが、自らが出席できた最後の党大会を前にして、より一般的な表現で、「新経済政策は、社会主義経済の土台を建設する可能性を、経済的にも政治的にもわれわれに完全に保障する。問題は『ただ』プロレタリアートとその前衛との文化的能力だけである」と述べている。レーニンによって、文化的能力は、新経済政策を実現するためにも、その重要な内容である協同組合や商業を運営するためにも、また、一般に官僚主義を克服するためにも、もっとも確かな保障であると規定された。

「同志モロトフ！

中央委員会総会へつぎのことを伝えるようお願いする。

一、病気ため総会への出席を免除していただきたいという私の要請（総会で

の諸会議にも、大会での報告にも、私は耐えられないであろう)。

二、もし以下に述べる報告大綱について読明するため、総会への私の出席が必要とされるならば、私は、かならず出席するであろうし、召還から2〜3時間後には出席するであろう。

三、私の予定している、大会における中央委員会の政治報告の大綱は、基本的には、1922年3月6日の金属労働者大会の演説で述べられたことのくりかえしであり、ある点ではそれの発展である。ジェノヴァについはまったく簡単に、新経済政策や「国家資本主義」の概念についてはややくわしく。退却（経済上の）の停止と、勢力再編成の任務。スメーナ・ヴェーフ派のウスリャロフの口をかりて、新経済政策はボリシェヴィズムの「戦術」ではなくて「進化」だと言明するブルジョアジーのわれわれにたいする警告。

われわれに不足している主要なものは——文化性であり、管理能力である。

小さな実例によるそれの例解。新経済政策は、社会主義経済の土台を建設する可能性を、経済的にも政治的にもわれわれに完全に保障する。問題は「ただ」プロレタリアートとその前衛との文化的能力だけである」（全集第33巻、252-253頁）。

第18章 ネップ後期——市場経済と協同組合（その2）

ネップ後期をさらに分けるとすれば、市場経済を重視する方針が第11回党大会で確定したことが画期となるであろう。

第1節　第11回党大会（1922年3月27日〜4月2日）
——市場経済への新たな位置づけを党の方針として確定

　レーニンはロシア共産党（ボ）第11回大会を前にして、政治局員たちに手紙を出すなど、周到な準備をした。レーニンは体調を崩して1921年12月6日から翌年3月まで休暇を取っていたが、1922年3月27日における開会の辞と同日の中央委員会政治報告、28日の政治報告の結語、4月2日の閉会の辞を担当し、大会を実質的に指導した。ネップ後期を画する「第7回モスクワ県党会議における報告」から約半年後に開かれたこのロシア共産党（ボ）第11回大会でレーニン（1959 u）は協同組合に関して、次のように報告した。
　政治報告では、約半年間の新たな段階における新経済政策の実践を踏まえて、レーニンは新経済政策に関して多くのことがらに言及した。大会では、市場経済を経て社会主義に進むという戦略が確認され、その具体化に何が必要か——党と労働者階級が、資本家に劣らぬ実務水準をもって商業を担うこと——が、くりかえし強調された。
　商業における資本家との競争と言う場合、党と労働者階級が経営する企業形態の主要なものが協同組合であることは、これまでに見てきたとおりである。党大会の諸報告等では、協同組合への直接的言及はないが、これまでの発言およびレーニン（1959 y）が1923年1月に執筆した「協同組合について」とを総合的に理解すると、上記の内容になることに疑いの余地はない。この点については、後述のクルプスカヤからの引用部分でも、彼女は第11回大会での

レーニンの報告と「協同組合について」とを一体的に扱っている。

まず強調しなければならないのは、レーニンが新経済政策をロシア革命における「社会主義経済建設の唯一の道」と明確に規定している点である。

「新経済政策への転換は、このまえの大会で、なみなみならぬ意見の一致をもって決議された。その一致は、わが党（一般に意見の非常な一致があるということが、この党の特色であることを、みとめなければならない）で他のいろいろな問題を解決するさいに見られた意見の一致にくらべても、ずっと大きなものであった。こういう意見の一致が得られたことは、社会主義経済に新しい仕方で取りかかる必要が完全に成熟していることを、しめすものであった。多くの問題についてちがった意見をもち、いろいろな見地から情勢を評価していた人々が、なんの動揺もなく、すぐに、<u>つぎの点で意見の一致を見たのである。すなわち、わが国はまだ本物の社会主義経済に、社会主義経済の土台の建設にとりかかっていないということ、それにとりかかる方法はただ一つあるだけで、それが新経済政策であるということである</u>」（全集第33巻、269-270頁）。

第2節　新経済政策の推進を可能とする3つの内外条件

レーニンは新経済政策を推進する問題を慎重に扱い、3つの内外条件が満たされる場合には、新経済政策を遂行することが、具体的には彼が大会に対する政治報告で提起した3つの教訓＝課題に取り組むことが、ロシア革命の当面の最重要課題であるとしている。

3つの条件とは、「第1に、武力干渉がないという条件である」（同前、313頁）。確かに、新経済政策への転換を可能としたものが、干渉戦争における基本的勝利と、それにともなう戦闘の終結であったことを想起すれば、当然の条件である。

「第2の条件は、財政危機があまりひどくならないということである」（同前）。これもまた、財政危機が深刻になれば、農民に対する増税策を取らざるを得なくなるであろうし、新経済政策の眼目である、租税負担後に残る作物の自由売

買、市場の活性化等々は、消えてしまうであろうから、当然の条件である。
　「第3の条件は、この期間に政治的な誤りをおかさないということである。もちろん、政治的な誤りをおかせば、そのときには、経済建設全体がめちゃめちゃになるであろう。そのときには、誤りの訂正やすすむべき方向についての論争をしなければならないであろう」(同前)。これまた、多言を要さない。
　以上の条件が存在するならば、「活動全体の限目は、人間をえらび、実行を点検することにある。もしわれわれがこの点で実地に学び、実際の利益をもたらすなら、われわれはいま一度あらゆる困難を克服するであろう」(同前、314頁)と言うのである。

第3節　新経済政策の意義は農民との経済的結合を作り上げること——その中心は商業であること

　レーニンの政治報告で第1の課題とされたのは、労働者階級と農民との経済的結合(労農同盟の経済的実質化と言うことができよう)である。この結合を打ち立てることが、とりもなおさず、新経済政策の眼目と位置づけるのである。また、この結合は、具体的な成果を、農民の目に見える形であげることができるような結合でなければならない。さらに、この課題の時間的猶予は、農民のソヴェト権力に対する信用にかかっており、決してのんびりした課題ではない。
　「われわれは、農民とむすんで自分の経済を建設している。われわれは、この経済を何度でもつくりかえ、大工業や農業におけるわれわれの社会主義的な仕事と、ひとりひとりの農民が従事している仕事、農民が利口ぶらずに(というのは、このうえもなく苦しい餓死をする直接の危険から抜けだし、それをまぬかれようというのに、利口ぶりようがないではないか！)困窮から抜けだそうとつとめて全力をあげて営んでいる仕事とのあいだに結合をつくりだすような仕方で、この経済を建設しなければならない。
　<u>われわれは、この結合が自分にもはっきり見え、全人民にも見えるように、また、農民大衆の現在のつらい、前代未聞の落ちぶれた、前代未聞にみじめな、苦しい生活と、遠い社会主義的理想のためにおこなわれている仕事との</u>

あいだには、つながりがあるということが農民大衆全体に見てとれるように、この結合をしめさなければならない」(272-273頁)。

「新経済政策の意義はまさにこの点にあり、われわれの全政策の基礎はまさにこの点にある。これが、新経済政策を実施した、この全一年を通じてわれわれが得た主要な教訓であり、またつぎの年度にたいするわれわれの、いわば主要政治準則である。農民は、われわれに信用をあたえてくれているし、またこれまでの経験があるからには、もちろん、信用をあたえてくれないわけはない。『よろしい、もし諸君にその能力がないなら、われわれは待とう、たぶん、そのうちに諸君も学びとることだろう』、農民の大多数はこう同意している。しかし、この信用は無尽蔵のものではありえない」(273-274頁)。

レーニンは、農民との結合をつくりあげるに際して、極力ゆっくりと、しかし立ち止まらずに農民大衆とともに事を運ぶことを、強く要請している。性急なやりかたは厳禁だというのが、内戦・干渉戦争終結後の経済建設から得られた最大の教訓なのである。

「われわれは農民大衆、一般の勤労農民と結合して、われわれがかつて夢みていたよりもはるかに、限りなくゆっくりと、だが、そのかわり、全大衆がわれわれといっしょにほんとうに前進するようなやり方で、前進をはじめなければならない。そうすれば、この運動が、いまのわれわれに夢みることもできないほど早くなる時がくるであろう。以上が、私の考えでは、新経済政策の第1の革命的な政治的教訓である」(274-278頁)。

第4節　第2の教訓は商人としての能力を実証すること

レーニンは第1の一般的な農民との結合という教訓＝課題に引き続いて、国有企業や協同組合企業が、具体的には個々の活動家が、資本主義企業および資本主義的番頭に引けを取らないということの実証をあげている。

「『しかし、とにかく資本家には物資を供給する能力があった。ところで、諸君は能力があるか？　諸君にはその能力はない』。昨年の春にはまさにこう

いう声がきこえた。それは、かならずしもはっきりした声ではなかったが、とにかく、昨年春の危機全体の基盤となっていた。『諸君はすばらしい人々であるが、諸君の着手した事業、経済的な事業をやる能力は諸君にはない』と。これが昨年度に農民が、また農民を通じて幾多の労働者層が、共産党にくわえた、もっとも単純で、もっとも痛烈な批判である。だからこそネップ問題のこの眼目、この昔からの眼目が、このような意義をもつようになるのである」(276頁)。

「しかし、経済部面でわれわれがやらなければならないことがある。それはいま、普通の番頭との、普通の資本家、商人との競争に及第するということである。この商人は、農民のところへやってきて、共産主義について議論したりせずに——考えてもみたまえ、この商人は、共産主義については議論しようとしないのだ——つぎのように論じはじめるだろう。『なにかを手にいれたり、正規の取引をしたり、建設をする必要があるなら、私が高い値段で建設しよう。だが、たぶん、共産主義者が建設すれば、もっと高く、十倍も高くつくかもしれない』と。いまでは、こういう煽動が問題の核心となっており、この点に経済の根源がある」(278頁)。

「そして、どこの国営トラストや合弁会社にも、責任ある優秀な共産主義者がいるからといって安心していてはならない。それにはなんの意味もない。なぜなら、彼らには経営能力がなく、この点で大工場や大商社で訓練された普通の資本主義的番頭におとっているからである。われわれはこのことを自覚していない。ここに共産党員の高慢が、あの同じ偉大なロシア語で言いあらわせば、コムチヴァンストヴィが、のこっている。責任ある共産主義者——優秀でもあり、誠実だということで知られてもおり、献身的でもあり懲役に耐えぬき、死も恐れなかった共産主義者に、実務家でないため、商売をやることを学んだことがなく、学ぼうともせず、イロハから学ばなければならないということを理解していないために、商売をする能力がないということ、ここに問題がある」(278-279頁)。

党大会における政治報告の中で、レーニンは改めて市場と正面から向き合う

ことを強調している。レーニンが出席できた最後の党大会で行った政治報告の中だけに、市場から逃げるなという指摘には、重い響きがあると言わざるを得ない。

「くりかえして言うが、はじめから、学びはじめなければならない。もしわれわれがこのことを自覚するなら、われわれは試験に及第するであろう。それは、せまりくる財政危機がおこなう重大な試験であり、ロシア市場と国際市場——われわれはこの市場に従属しており、この市場と結びついており、この市場から抜けだすことはできない——がおこなう重大な試験である。この試験は重大である。なぜなら、われわれはここで経済的に、また政治的に打ち負かされる恐れがあるからである。

問題はこういうふうになっており、もっぱらこういうふうになっている。なぜなら、ここでの競争は重大であり、決定的な競争だからである。われわれには、わが国の政治的困難や経済的困難から抜けだすための、さまざまな通路や抜け道がたくさんあった。これまでのところ、われわれは、さまざまな事情に応じていろいろに組合せながらこれらすべての通路や抜け道を利用することができたと、ほこらかに言うことができる。しかし、いまでは、われわれにはもうどんな抜け道もない。すこしも誇張せずにこう言うことをゆるしていただきたい。だから、この意味で、これは実際に『最後の決戦』である。もっともそれは、国際資本主義との『最後の決戦』ではなく——それとのあいだでは、まだたくさんの『最後の決戦』をやることになろう——、ロシアの資本主義との、すなわち、小農民経済から成長してくる資本主義、小農民経済によって支持されている資本主義との、『最後の決戦』である。ここでは、その期限を正確に決めることはできないが、戦いはきわめて近い将来にせまっている。ここでは、『最後の決戦』がせまっている。ここでは、政治的な回り道も、その他のどんな回り道も、もはやまったくありえない」(280頁)。

第5節　資本主義の舵取りをする人材の適切な配置を

　第3の数訓は、国家資本主義にかんするものである。レーニンはロシアにあるような形の国家資本主義は、全く新しい現象であり、マルクスによっても検討されていない問題だと指摘したうえで、その特徴を「われわれが一定の枠にはめこまなければならない資本主義である」としている。そして問題は、枠にはめることができないでいること、すなわち経済活動において党と労働者階級が指導性を発揮できないでいることを、以下のように示している。

　「わが国の社会は、資本主義の軌道からはずれたが、まだ新しい軌道にのっていない社会であるが、この国家を指導しているのは、ブルジョアジーでなく、プロレタリアートである。われわれが『国家』と言うときには、その国家とはわれわれのことであり、プロレタリアートのことであり、労働者階級の前衛のことであるということを、われわれは理解しようとしない。国家資本主義とは、われわれが制限をくわえることができ、その限界をさだめることができるような資本主義のことである。この国家資本主義は国家に結びついているが、その国家とは、労働者であり、労働者の先進的な部分であり、前衛であり、われわれである。

　国家資本主義とは、われわれが一定の枠にはめこまなければならない資本主義である。しかし、いままでのところ、われわれはこれをその枠にはめこむことができないでいる。これが肝心な点である。そして、この国家資本主義がどういうものになるかは、われわれにかかっている。われわれのもっている政治権力は十分であり、まったく十分である。われわれの自由になる経済的手段もまた十分である。だが、先頭にたたされた労働者階級の前衛に、直接に管理し、境界を決め、分解線をつける能力、人に服従するのでなくて、人を服従させる能力が不足しているのである。ここで必要なのは能力だけだが、その能力がわれわれにはないのである」（282-283頁）。

第6節　干渉時代と新経済政策時代における眼目の変化

　レーニンは1919年と1920年の内乱・干渉戦争期と1921年の新経済政策移行期と1922年における活動上の眼目を比較した。最初の時期は軍事的抵抗が眼目であったし、これは分かりやすい課題であり、特段の宣伝をしなくても党外のどの農民も、なにがおこっているかを理解したし、農民の大多数は共産主義者に味方した。しかし、新経済政策を提起した1921年の眼目は、整然と退却することであったし、最大の任務は、秩序を維持することにあった。そして、現在（1922年）の眼目は何かと問題を立てた。

　「ところで、いまでは、なにが眼目であろうか？　この眼目は——私は、自分の報告をこれに集約して、報告のしめくくりをつけたいとおもっているのだが——方向転換という意味での政策にはない。……現在の情勢の眼目は人間に、人間の選択にある。些細な改良や、文化活動専一主義にたいして闘争しつけており、機関の改造のかわりに個人の役割をおしだしているような革命家には、このことは、なかなか理解できない。しかし、われわれは、政治的に冷静に評価しなければならない情勢に達している。それは、われわれが非常に遠くまで進出したので、すべての陣地を保持することはできもしないし、維持すべきでもないという情勢である」（310-311頁）。

　「眼目は、適材が適所に配置されていないということにあり、革命全体をみごとにやりとげた責任ある共産主義者が、なに一つ彼にはわからない商工業の実務につけられて、実状が見えないように妨げているということにある。というのは、策士やぺてん師がうまく彼の背後に身をかくしているからである。わが国では、実行を実地に点検していないことに、問題がある。……情勢全体の眼目は、狭い意味での政治にはない（新聞で言っていることは、政治的むだ話であって、そこには社会主義的なものはなにもない）。情勢全体の眼目は、決議や、機関や、組織がえにはない。そういうものがわれわれに必要なかぎりでは、われわれはそれをやるだろう。しかし、そういうものを人民のところに持ち込んではならない。必要な人間をえらび、実地に実行

を点検したまえ。そうすれば人民はそれを評価するであろう」(同前、311-312頁)。

まさに1922年春におこなわれたロシア共産党(ボ)第11回大会時点での眼目は、人材の問題である。商工業の実務ができる人材を選び出し、適材適所に配置することが、この段階での革命を進める眼目なのである。

第7節　共産主義インタナショナル第4回大会における報告

1922年11月5日から12月5日までペテログラードで開催された共産主義インタナショナル第4回大会で、レーニンは主報告を行う予定であった。しかし、すでに同年5月26日に、レーニンは最初の脳梗塞発作を起こしていた(2度目の発作は同年12月13日、3度目の大きな発作は同年12月16日、4度目の発作は同年12月23日)。

このためレーニン(1959 v)は、報告の冒頭で次のように述べ、報告を新経済政策に限定している。

「私は、演説者の名簿には主報告者としてはいっているけれども、長い病気のあとであり、大きな報告をすることができないのは、諸君もおわかりとおもう。私ができるのは、もっとも重要な問題の序論を述べることだけである。私のテーマはきわめてかぎられたものとなろう。『ロシア革命の5ヵ年と世界革命の展望』というテーマは、およそひとりの弁士が一度の演説でそれを言いつくすには、範囲が広すぎ大きすぎるものである。そこで私はこのテーマの小さな部分だけ、つまり『新経済政策』の問題だけをとってみる。

私は、いまもっとも重要なこの問題——いまそれに取りくんでいるので、すくなくとも私にとっては、もっとも重要な問題——を諸君に知ってもらうために、わざとこの小さな部分だけを取りあげる」(全集第33巻、434頁)。

レーニンは「わざとこの小さな部分だけを取りあげる」と、控えめな表現を

しているが、これまでに見てきたように、この「小さな部分」は、社会主義経済の土台の建設にとりかかる唯一の方法」であり、極めて大きな課題なのである。

　レーニンの報告は、新経済政策という、一見すると社会主義からの後退に見える戦略をなぜロシア共産党（ボ）が採用したのかを、懇切丁寧に外国の党員・活動家に説明している。この意味では、新経済政策の解説として独自の意義を持つ報告と言うことができる。

　しかし、われわれは、すでに詳細に経過を見てきたので、レーニンの報告を一々紹介はしない。ただ、新経済政策が、革命の最も深刻な危機に直面する中で、模索され選択された方針であることの確認の意味で、以下の生々しい発言を引いておきたい。

　「1921年にわれわれが内戦のもっとも重要な段階を乗りきり、しかも勝利をもって乗りきったあとは、われわれはソヴェト・ロシアの大きな――おもうに、もっとも大きな――国内の政治的危機にぶつかった。この危機は、農民のいちじるしい部分の不満を呼びおこしたばかりでなく、労働者の不満をも呼びおこした。それは、ソヴェト・ロシアの歴史上、農民の大多数が意識的にではなく、本能的、気分的にわれわれに反対した最初の機会、そして最後であってほしい機会であった。この独特な、そしてもちろん、われわれにとって非常に不愉快な状態は、どこからおこったのであろうか？　その原因は、われわれが自分の経済攻勢で、あまり遠く前進しすぎ、十分な陣地を確保しなかったことであり、当時は、われわれがまだ意識的にまとめあげることはできなかったが、まもなく数週間後にわれわれもまたみとめたことを、つまり、純社会主義的な経済形態、純社会主義的な分配に直接に移行するのは、われわれの力にあまることであり、もっと容易な任務にとどめるために、退却をおこなうことができなければ、破滅の恐れがあるということを、大衆が感じていたということである。危機は、1921年の2月にはじまったとおもわれる。すでにその年の春に、われわれは新経済政策に移行することを一致して決定していた――これについては、われわれのあいだに大きな意見の不一致はなかった」（同前、437-438頁）。

レーニンが語っている危機にはクロンシュタットにおける海軍の反乱も含まれている。農民、労働者、兵士からの深刻な不満が、一部は反革命という形を取りつつ、大規模に現れたのが、1921年2月の危機である。
　レーニンの報告は続いて、1922年末時点（報告の時点）における、新経済政策の成果を総括的に論じている。
　「1年半たった1922年末の現在、われわれはもういくつかの比較をすることができる。いったい、なにがおこったであろうか？　われわれは、この1年半以上をどうすごしたか？　結果はどんなものか？　この退却は、われわれに利益をもたらしたか？　それはほんとうにわれわれをすくったか？　それとも、結果は、まだはっきりしていないか？　これが、私の自問しているおもな問題である。このおもな問題は、すべての共産党にとっても、第一級の意義をもっているとおもう。というのは、否定的な回答が出てくれば、われわれはみな破滅の運命に陥るであろうからである。私の考えでは、われわれはみな、この問題に肯定的に答えることができる、つまり、過去の1年半はわれわれがこの試験に及第したことを積極的に、また完全に証明しているという意味で、安心して答えることができるとおもう」（同前、438頁）。

　このように共産主義インタナショナル第4回大会においてレーニンは、各国からの代議員や参加者、さらにはソヴェトからの参加者の前で、新経済政策がまずは成功裡に推移していることを報告したのである。

第19章　「協同組合について」──
　　　　レーニン協同組合論の総決算

第1節　歴史的文脈において理解すること
　　　──クルプスカヤの助言

　ネップ後期におけるレーニン（1959w）の協同組合論を代表するのが、1923年1月4日と6日に書かれた「協同組合について（一）（二）」である。構想・戦略上の新たな提起はない。しかし、この小論からは、協同組合を重視せよ、ソヴェト政権は政治的・経済的に協同組合を支援せよ、農民大衆や都市住民たちが能動的に協同組合に参加するように思い切った取り組みをせよ、というレーニンの切々たる思いが伝わってくる。
　さらに、ここでは、共産主義者の任務として、有能な読み書きできる商人となること、立派な協同組合活動家として十分な能力を身につけること、そしてこうした能力と革命的奮起と結合せよ、と呼びかけている。
　ところで、協同組合に関する社会主義建設上の戦略的位置づけや当面の課題等について、特段の新しい提起を含まない文書を、レーニンはなぜ体力の衰えた時期に、他の諸課題よりも優先させて、文字通り「死力をふりしぼって」執筆したのであろうか。まず、この論点から検討していこう[1]。
　この論点に関係して、クルプスカヤは「コルホーズ建設についてのイリイチの考え」（クルプスカヤ［1970］）で、「協同組合について」の読み方に関して、興味深いコメント・助言を残している。
　「第11回大会でイリイチがとくに強調したのは、あらゆる活動で農民大衆と、普通の勤労農民と、いっそう緊密にむすびつき、かれらをひきいてすすむことが必要だということであった。その最後の論文『協同組合について』のなかでも、彼はもう一度、協同組合の全重要性について語り、また、どのように農民をひきい、協同組合化の道をとおって、農業のいっさいの基礎の

第19章 「協同組合について」——レーニン協同組合論の総決算

改造にすすむべきか、どのようにして農民を社会主義にみちびくべきかについてのべている」（55–56頁）。

「わたしが、イリイチからたいへんたくさんの引用をしたのは、イリイチの『協同組合について』という論文がきわめてさまざまに解釈されていて、この論文のなかでイリイチがのべていることと、かれがそれ以前にこの問題について書いたり言ったりしたこととの関連がしばしば確認されていないことを、見かけたからである」（56頁）。

クルプスカヤが「コルホーズ建設についてのイリイチの考え」を発表したのは1929年1月20日であり、「協同組合について」の発表から約6年後である。すでにスターリン主義の枠組みが形成されつつあった時期である。わずか6年後なのに、クルプスカヤをして引用したような文章を発表する必要性を感じさせるほど、「協同組合について」を正確に理解することは、簡単ではなくなっていたのである。問題の核心は、歴史的文脈の中でレーニンを読み理解せよ、ということである。

レーニンが主導した1920年以降の新経済政策や協同組合政策には、短期間の間に飛躍的発展が何度もあること、また、1920年初頭までに発表してきた経済政策、協同組合政策との乖離が大きいことから、何が連続している部分であり、何が断絶的・飛躍的に展開された部分なのかの仕分けを、意識的に行わないと、レーニンを引用しつつも、その文献でレーニンが語ろうとしたことに反することをレーニンのものだとして誤った主張をする結果になりかねないこと、等々の事情が伏在するので、とりわけ歴史的文脈の中でレーニンを読むことが必要である。

■注

（1）1921年のネップ初期から1924年にレーニンの死までに、レーニンが行った諸闘争を克明に検討した仕事として、モッシュ・レヴィン（1969）がある。レヴィンは、死の直前にレーニンが行った闘争を、3つの問題に整理している。

「レーニンの病臥中にソ連政権のおかれていた状況、最後の数ヶ月のレーニンが直面されていた諸問題は、今日の世界にとって大きな現実性を有している。従ってわれわれは、

1つの伝記の範囲を超えた問題点に直面することになるだろう。レーニンは、彼が確立に力を貸した政権に適切な社会——経済的枠組みを与え、この枠組みと革命の究極的な目標の双方に適応することができる管理の方法を創出したいと望んでいた。その結果がネップ、つまり新経済政策であった。彼は、独裁的な機構に新しいスタイル、活力、能率を分け与えようとしていた。彼の行動は、社会主義的であると自称する独裁制の指導者に課せられた義務と責任という問題を提起している。これら3つの中心問題は、ソヴィエト型の政権、後進国を発展させることに着手した独裁制の初期においては、常に未解決のものとして現れてくる」（まえがき xiv 頁）。

ネップは第1の問題であり、その中で協同組合は死活問題であった。このことが、重い病臥にあってレーニンが死力を振り絞って、「協同組合について」を口述した理由である。

第2節 「協同組合について」執筆の背景
　　　——私的商業への対抗として再評価[(1)]

新経済政策＝ネップの導入は、まずは「戦時共産主義」的熱狂からの脱却と、革命直後の構想への復帰から始まった。それが1921年春の段階の政策内容であり、「割当徴発を現物税に代えることについての報告」（3月15日）が象徴的である。

さらに、新経済政策は、市場や商品＝貨幣関係という、国家と小農民との経済的結合の形態がはじめて発見されたことにともなう、社会主義への直接的移行とは異る迂回的移行の道の確定へと発展した。1921年10月29日「第7回モスクワ県党会議における報告『新経済政策について』」が画期をなす。

「割当徴発を現物税に代えることについての報告」（3月15日）は、協同組合を国家の下請機関とした第9会党大会決議を廃止し、通常の商業機関の1つとして、独立採算制にもとづいて活動し、私的商人と競争していくことになった。

当時の協同組合は、財政的にも、物質的にも、人的にも、きわめて困難な状態にあった。協同組合の中心をなす消費協同組合では、加入金や出資金の徴収

第19章 「協同組合について」——レーニン協同組合論の総決算

が認められ、国家予算融資から独立採算制に移されたが、自己流動資産をほとんどもたず、国家の援助は不可欠であった。他方で、復興した工業（主に軽工業）は、製品を私的商業を通じて現金で販売することを基本とした。レーニンの11回党大会における報告で、具体的に生き生きと語られたように、私的商業は協同組合よりはるかに機動性があり、安価で、住民のニーズをすばやくキャッチし、これに対応することができた。

1922年1月から6～8月の間に、工業品流通に占める協同組合の割合は20％から6～7％に下がり、逆に私的商人の比重は22％から30～40％に増大した（岡田［1998］、160頁）。商業取引の拡大を担うべき協同組合の発展は不十分であった。1923年初頭に私的商業の比重は大卸売商業では14.5％、中卸売商業で50.4％、小売商業で83.4％を占めていた（カントール［1970］、233頁）。協同組合は、新経済政策において自らに付与された国家的規模の大事業を担う任務に、対応・適応できずにいた。不適応は、物資の管理、資金調達、適材適所への人事等々の多面にわたって露呈していた。

1922年8月の第12回党協議会の協同組合に関する決議では、協同組合が全面的な支援を必要としていること、その自主性と物質的関心をより強化する必要があること、特恵的信用を与え、また国有工業企業との連携を強めるべきこと、などが提起された。

長い間、「ブルジョア的機構」として否定・軽視し、ある時期には事実上の国家機関として他の上級国家機関への従属を強要してきた協同組合を、今度は私的商業に対抗して国家が商業や貨幣流通を規制しうる唯一のルートとして再評価したのである。この変化に対応できないのも無理からぬことと言わざるを得ない。

自主的大衆組織という伝統的な協同組合的原理を復興させるには、従来からの協同組合活動家に自信と展望をもたせ、新しい活動家を育てることが焦眉の国家的急務となった。レーニンは4度の発作を経て執筆不能状態にあったが、協同組合に関する多くの文献をとり寄せ、協同組合に関する遺書ともいうべき「協同組合について」を口述したのは、上記の事情を背景にしていた。

■注
（1）「協同組合について」執筆の背景の部分は、岡田（1998）の「第Ⅱ編　体制転換とロシアの『社会的経済』」およびカントール（1970）「第8章　復興期の協同組合」に依拠している。

第3節 「協同組合について（1）」
──協同組合分野の人材像

　前年以来4回の脳梗塞発作に襲われたレーニンにとって、1923年1月に口述したこの短文は、協同組合に関する最後の論文となった。いささか長いきらいはあるが、論文の冒頭から、以下に引いておく。ここでは、ロシアにおける協同組合発展を困難にした理由が語られている。

　まず、ロシアでは、協同組合がこれまで長期に亘って軽視されてきた事情を振り返る。この事情は、正確な協同組合方針の確立がロシアでは特別に困難であった理由の説明になる。

　「わが国では協同組合に十分な注意がはらわれていないようである。10月革命このかた、ネップとはかかわりなく（それどころか、この点では、ほかならぬネップのために、と言わなければならない）、いまではわが国では協同組合がまったく特別に重要な意義をもっているが、このことは、おそらくすべての人々が理解しているわけではないであろう。古い協同組合活動家の念願には、多くの空想がふくまれている。その念願は、空想的なためこっけいなことがしばしばある。だがその空想性は、どういう点にあるのか？

　それは、搾取者の支配を打倒するための労働者階級の政治闘争の基本的・根本的な意義を、人々が理解していない点にある。いまやわが国では、この支配は打倒されている。そしていまや、古い協同組合活動家たちの念願のなかで空想的であったもの、ロマンティックでさえあったもの、卑俗でさえあった多くのものが、このうえなく飾り気のない現実となっているのである」（全集第33巻、187頁）。

ここでレーニンが指摘しているのは、マルクスやエンゲルスの協同組合論の基本でもあった、資本主義社会の変革にあたって、協同組合のみを拡大・強化させれば可能だという空想への批判であり、この批判が妥当するような少なからぬ人々がロシアにおける協同組合運動の指導的地位にあったことである。

そして、政党と政治闘争を通じた国家権力の奪取を無視・軽視・敵視する連中に対する、共産主義者たちの軽蔑と敵意が広く存在し、協同組合一般の軽蔑・敵視が蔓延していたことが、協同組合の意義を正確に理解するのを困難にしてきたのである。

これに続いて、1917年のロシア革命によって、国家権力は労働者階級（そして労働者階級と同盟した中・下層農民）の手に握られるにいたって、事態は一変したことをレーニンは強調する。権力を握った労働者階級にとって、残された最大の課題の１つが協同組合に労働者・農民＝住民を組織することになったのである。

「実際、わが国で国家権力が労働者階級の手ににぎられたからには、またすべての生産手段がこの国家権力に属するようになったからには、実際、わが国で任務となったことは、住民を協同組合に組織することだけである。住民が最大限に協同組合に組織されると、以前に階級闘争や政治権力獲得のための闘争などが必要だと正当にも信じていた人々からは、当然にもあざけられ、わらわれ、軽蔑されていたその社会主義が、ひとりでにその目的を達する」（同前、487頁）。

ロシア革命の展開が協同組合に多大の期待をかけ、また、協同組合による商業の発展と市場における協同組合商業の優位を勝ち取る道を通じてのみ、社会主義経済が建設可能になるにもかかわらず、協同組合の意義を理解していない活動家が多いのが実情である。そのことをレーニンは指摘し、嘆く。

「ところが、いまロシアの協同組合がわれわれにとってどのように大きな、かぎりない意義をもっているかについては、かならずしもすべての同志が、理解しているわけではない。ネップを採用して、われわれは商人としての農

民に、私的商業の原則に、譲歩した。まさにこのことから（普通考えられているのとは反対に）、協同組合化の巨大な意義が出てくるのである。<u>実のところを言えば、ネップの支配のもとでロシアの住民を十分にひろく、またふかく協同組合に組織することが、われわれにとって必要なすべてのことなのである</u>」（同前、487-488頁）。

続いてレーニンは、何故、いまロシアで、協同組合が格別に重要なのかをさらにていねいに説明する。

「わが国では、この協同組合が、第1には、原則的な面（生産手段の所有が国家の手にあるということ）で、第2には、農民にとってできるだけ簡単で、容易で、わかりやすい方法で新しい秩序に移行するという面で、どんな重要な意義をもっているかということを、理解せずに協同組合を軽視しているのである」（同前、488頁）。

「われわれがネップにうつるにあたって行きすぎをやったにしても、それは、自由な商工業という原則にあまり重きをおきすぎたということではない。<u>ネップにうつるにあたって行きすぎをやったのは協同組合について考えるのを忘れたことであり、いまでも協同組合を過小評価していることであり、またさきに述べた2つの面での協同組合の大きな意義をもう忘れはじめたことである</u>」（同前、489頁）。

大別すれば、「協同組合について（一）」の中の以上の部分が、協同組合の意義を論じたところである。後半は、協同組合事業に全住民を参加させるためには、つまり文字通りに協同組合を全住民の事業にするには、協同組合をして社会主義経済建設を担いうる実態たらしめるには、住民（と党員）の文化水準の向上が不可欠だという論点が展開されている。

具体的には、協同組合の仕事に全住民を参加させるには、文化が、読み書きする能力が必要であること、つまり、協同組合を発展させ、市場で有能に振る舞い、社会主義を建設するには、住民の文化水準の向上、すなわち文化革命が必要であることを、レーニンは力説する。

第19章 「協同組合について」——レーニン協同組合論の総決算

「この問題にはまた他の側面もある。すべての人をひとりのこらず協同組合の仕事に参加させ、しかも受動的にでなく、能動的に参加させるために、われわれがまだしなければならないことは、『開化した』（なによりまず読み書きできる）ヨーロッパ人の目から見て、ごくわずかである。<u>実を言えば、われわれにのこされていることは、ただつぎのこと『</u>だ<u>け</u>』である。すなわ<u>ち、わが国の住民が、協同組合に全員参加することがどんなに有利であるかを理解して、こういう参加を組織するほど、それほど、彼らを『開化したもの』にすることである。ただこれ『</u>だ<u>け</u>』<u>である。社会主義にうつるには、現在のところわれわれには、これ以外のどんなたいした知恵もいらない</u>」（同前、490頁）。

レーニンは、住民を「開化したもの」にするだけが、社会主義にうつるために必要なことだと言い切っているが、実は、このことを実現するには、大変な取り組みと時間（優に一世代はかかる）を要することにも言及している。

「けれども、これ『だけ』をやりとげるためにも、完全な変革が、全人民大衆の文化的発展のまる一時代が、必要である。……ネップを通じて全住民をひとりのこらず協同組合に参加させるためには、それこそ、歴史的な一時代が必要である。うまくいけば、われわれは、10年か20年でこの時代を通りすぎることができるかもしれない。それでもやはり、これは特別の歴史的時代であろう。そしてこういう歴史的時代がなければ、全住民がひとりのこらず読み書きできるようにならなければ、十分な程度の理解力がなければ、また住民に本を読む習慣を十分に身につけさせなければ、そしてこのための物質的な裏付けがなければ、たとえば不作や飢饉などからある程度保護されなければ、こういうことがなければ、われわれは、自分の目的を達成することはできないのである」（同前、490頁）。

さらにレーニンは、ロシアの協同組合分野で必要とされている人材像を描いてみせる。

それは革命家と商業実務家の資質を兼ね備えた協同組合活動家である。

「いまやすべては、われわれがすでに発揮し、しかも十二分に発揮して、完全な成功をおさめた、あの革命的奮起、あの革命的熱狂と、（私はこうまで言おうとするのだが）有能な、読み書きできる商人となれる能力——りっぱな協同組合活動家としてまったく十分な能力——とを、うまく結合することである。私が、商人となれる能力というのは、教養ある商人となるという意味である。商売さえすれば商人になれると考えているロシアの人々、あるいは素朴な農民たちは、このことをおぼえておくがよい。それはまったく正しくない。

商売するからといって、教養ある商人となれるまでには、まだ非常にほど遠い。いまはアジア的に商売をしている。しかし、商人になるには、ヨーロッパ的に商売しなければならない。そうなるまでには、まる一時代もあるのである」（同前、490-491頁）。

最後にレーニンは、政府・党機関に対して、協同組合に対する具体的な援助策を提起する。レーニンは、第1論文の終わりを、ロシア階級が権力を掌握している場合の社会主義的経済制度とは、「開化した協同組合活動家の制度」にほかならない、と結んでいる。

「結びとして言えば、——一連の経済、財政、金融上の特典を協同組合にあたえること、——これが、住民を組織する新しい原則をわが社会主義国家が支持する方式でなければならない。だが、これでは、任務は概括的に提起されただけである。なぜなら、これだけでは、まだこの任務のすべての内容が明確にされておらず、くわしく実践的に述べられていないからである。すなわち、われわれが協同組合化にたいしてあたえる『報賞』の形態（とその交付の条件）、われわれが協同組合を十分にたすけるための報賞の形態、開化した協同組合活動家をつくりだせるような報賞の形態を、見つけださなくてはならない。そして生産手段の社会的所有のもとでの、ブルジョアジーにたいするプロレタリアートの階級的勝利のもとでの、開化した協同組合活動家の制度、これこそ社会主義の制度である」（同前、491頁）。

第19章 「協同組合について」──レーニン協同組合論の総決算

以上が1月4日に執筆した（一）である。次に1月6日に執筆された（二）を見ていく。

第4節 「協同組合について（2）」
──市場を通じて社会主義へ

　レーニンは、新たに、協同組合企業という問題を立てる。そして、現在のソヴェト国家体制のもとでは、協同組合企業は社会主義企業にほかならない、すなわち社会主義的企業形態の1つが協同組合企業であることを、解明する。
　「資本主義国家のもとでの協同組合が、集団的な資本主義的施設であることは、疑いない。またわれわれの現在の経済的現実のもとで、われわれが──ほかならぬ公共の土地に、ほかならぬ労働者階級に属する国家権力の統制のもとで──私的資本主義的企業を、徹底的に社会主義的な型の企業（生産手段も、企業のたっている土地も、企業全体も国家に属している）と結びつけるときには、ここにさらに、以前には原則的に他の企業とはちがう独立した企業とは見なされていなかった第3の型の企業、すなわち協同組合企業の問題がおこってくることも、疑いない。
　私的資本主義のもとでは、協同組合企業が資本主義的企業と異なっているのは、集団的企業が私企業と異なっているのと、同じである。国家資本主義のもとでは、協同組合企業は、第1には、私的企業である点で、第2には、集団的企業である点で、国家資本主義的企業とは異なっている。われわれの現在の制度のもとでは、協同組合企業は、集団的企業である点で、私的資本主義的企業とは異なっているが、もしそれが、国家すなわち労働者階級に属する土地に、国家の生産手段でたてられているならば、協同組合企業は、社会主義的企業と異ならないのである。
　協同組合について論じるばあい、わが国では、まさにこの事情が十分に考慮されていない。わが国では、わが国家制度の特質のおかげで、協同組合はまったく特別の意義をもつようになっているが、それがわすれられている（同前、492-493頁）」。

続いてレーニンは、協同組合企業が社会主義企業であることを、オーエン等の空想的社会主義と結びついた古い協同組合と、国家権力を労働者階級が把握しているという新たな条件のもとでの協同組合とを比較しつつ明らかにする。

まずレーニンは、古い協同組合活動家の誤りを示す。誤りの核心は、国家権力の奪取を考慮しない点である。

「協同組合は、わが国の事情のもとでは、ほとんどつねに社会主義と完全に一致する。

私の考えを説明しよう。ロバート・オーウェン以来の<u>古い協同組合活動家の諸計画の空想性は、どういう点にあるのか？ それは、彼らが、階級闘争、労働者階級による政治権力の獲得、搾取階級の支配の打倒というような、基本的問題を考慮しないで、社会主義による現代社会の平和的改造を夢みていた点にある</u>。だからこそ、この『協同組合的』社会主義を、住民をたんに協同組合に組織することによって階級敵を階級協力者に転化し、階級戦争を階級平和（いわゆる国内平和）に転化することができるという念願を、まったくの空想、なにかロマンティックなもの、卑俗でさえあるものと、われわれが見なすのは、正しいのである。

現代の基本的任務という見地からみて、われわれが正しかったことは、疑いない。なぜなら、国家の政治権力を獲得するための階級闘争がなければ、社会主義は実現できないからである」（同前、493 頁）。

次にレーニンは、現在のロシアの協同組合企業が社会主義企業に他ならないことを示す。

「いまではわれわれは、協同組合のたんなる成長も（さきにあげた「小さな」例外はあるが）、われわれにとっては社会主義の成長と同じである、と言ってさしつかえない。それとともに、われわれは、社会主義にたいするわれわれの見地全体が根本的に変化したことを、みとめないわけにはいかない。この根本的変化は、以前はわれわれが<u>重心</u>を政治闘争、革命、権力の獲得などにおいていたし、おかないわけにはいかなかったが、いまではこの重心が平

和な組織的・『文化的』活動にうつされるまでにかわってきている、ということである」（同前、494頁）。

　レーニンは、協同組合を住民が自主的に、成功裏に運営することができるためには、文化が不可欠であり、この文化を身につけるには、これまた大きな戦い（文化革命）が必要であることを、「協同組合ついて（一）」と同様に強調している。
　「国内の経済関係にかぎれば、いまではわが国の活動の重心は、実際に文化活動にうつっているのである。われわれのまえには、1時代をなす2つの主要な任務がある。それは、第1にはまるきりなんの役にもたたない、われわれがまえの時代からそのまま受けついだわれわれの機構を、つくりかえるという任務である。われわれは闘争の5年間に、言うにたるほどの重大な改造をついにやらなかったし、またやることもできなかった。われわれの第2の任務は、農民のための文化活動である。そして、この農民のあいだでの文化活動は、経済的目標として、ほかならぬ協同組合化を目ざしている。完全に協同組合化すれば、われわれは、すでに社会主義の基盤にしっかり立つことになる。だが、この完全な協同組合化という条件は、完全な文化革命なしにはこの完全な協同組合化が不可能なほどの、農民の（まさに膨大な大衆としての農民）の文化水準を、そのなかにふくんでいるのである」（同前）。

　レーニンは、切々たる協同組合への思いを開陳しつつ、しかも極めて現実的に、協同組合の可能性を十分に開花させて、市場を通じた社会主義への、すくなくとも一時代は優にかかる道程を歩もう、協同組合企業をりっぱに経営するために、文化的水準を飛躍的に高めよう、と情熱的に呼びかけた。
　この論文を最後にして、レーニンによる協同組合へのまとまった言及はなくなる。その理論活動の最後の最後に、レーニンは自由意志による協同組合への加入という大原則を擁護するに至った。マルクス、エンゲルスの協同組合理解の眼目が、労働者、農民、勤労者の自主的経済組織として協同組合を把握することにあったことを想起すれば、レーニンが多くの試行錯誤を経て到達した見

地は、マルクス、エンゲルスたちと同質のものであったと言えよう。
　また、革命的奮起と優れた商業実務家という2つの能力を兼ね備えた、社会主義的協同組合企業家が、社会主義経済建設を担う有力部隊であることを、遺言として残した。

第20章　レーニン死後

　レーニンは、今から見れば若すぎるといって過言ではない53歳で死亡した。その直後の数年は、ロシア共産党（ボ）の協同組合（と新経済政策）に関する方針は、レーニンが到達した水準を保つが、国家機関においては古い体質から脱却できず、具体的に協同組合企業が発展するには至らなかった。

第1節　中央委員会回章

　レーニンの死（1924年1月21日）の直前に出された「中央委員会回章」（1月4日）では、自由意思による協同組合加入への移行と組合員の積極性と自発性が強調された。
　この党中央委員会回章によって、組合加入の自由意志制度への移行との関連において消費組合の組合員の積極性と自主的活動とをすべての策をつくして強めることが提議された。この方針を実施するにあたっては、とくに労働組合のイニシアティブが強調された。
　「十分な協同組合的および経済的経験のある活動家を協同組合諸機関に終始一貫して着実に補充し、とくに農村下級細胞に注意をはらいつつ、協同組合諸機関に必要な共産主義的勢力を保証すべきこと」が各経営の党委員会に提議された。
　「それと同時に、協同組合の諸任務、協同組合研究団の組織の広範な普及、『あらゆる細胞、党および労働者集会、党外会議、労働者農民の代表者集会、諸会合等々』における傍聴、協同組合に関する諸報告の熟読、が提議された」（カントール［1970］、235頁）。

第2節　第13回党大会以降

　レーニン死後最初の党大会となったロシア共産党（ボ）第13回大会（1924

年5月）では、商業領域における党の政策（確立された1923年レベルの新経済政策）に対して、概ね国家機関は対応できないことが指摘された。国家機関に旧来から存在した消費者に対する官僚的態度を払拭できなかったというのである。

「上級から下級にいたるまで国家機関のなかでは『戦時共産主義』の普遍的な習慣が存続されており、はなはだしく頑迷であったため、消費組合において普及すべき組合員の自由意志ということすら不確実にわずか行なわれたにすぎなかった」（カントール［1970］、234頁）。

1925年以降のスターリン指導下での党と国家の協同組合政策については、慎重な検討が必要である。少なくとも、1926年10月26〜11月3日のロシア共産党（ボ）第15回協議会の段階では、復興期の終結が宣告され、経済再建期という位置づけになり、全住民を協同組合に組織するという路線が前面に出てくる（すでに1924年4月27〜29日の第14回協議会で全域的協同組合化という、レーニンの構想とは微妙に異なる方針が出ている）。15回協議会ではブハーリン等「反対派ブロック」との権力闘争が全面に出てくる。スターリンとトロツキーやブハーリン等との争点に、労働者と農民の関係、中農に対する方針、農業集団化の方法なども絡んできて、協同組合も権力闘争の磁場に置かれることになる。

第3節　1930年代──「ソヴェト型社会＝政治体制」の原型成立

藤田（2007）は、まずソ連に形成され、中東欧・アジア諸国に拡大していった体制を「ソビエト型社会＝政治体制」と規定して（第4章第3節、363-364頁）、その形成の第一歩を「大転換」の時期として把握し、具体的には1928/29年から1933〜34年の幅をもったものとする（205-206頁）。

この体制は次のように概括される。「ロシア革命は、反専制民主主義革命の社会主義革命への転化過程として進行したが、後進的ロシア一国で進行したこ

の『早期社会主義革命』は、帝国主義列強の軍事干渉と国内戦に耐えたのち、短い数年のネップ期、そして「大転換」を経て、史上類例のない特殊な型の社会体制、その原型を塑造した。この体制は、その後約半世紀にわたり、さまざまな変容をともないつつ再生産されたばかりでなく、この間に、中東欧・アジア諸国における社会主義的変革の基準型となり、局地的とはいえ、この型の社会体制の拡大は大きな世界史的事象となった」(363-364頁)。

他方で、渓内 (2004) は、ロシア・ソ連で進行した革命が「上からの革命」として、具体的には「スターリン主義」として終焉すると見る。渓内は、「上からの革命」の基本的枠組みが明確な形を取るのは1928年からとしている。「農村の政治変動へと目を転じると、1928-29年は、『上からの革命』の準備期というよりは、本質を宿す形成の機序を決定した『革命』のプロローグであったと段階規定するほうが真実に近い。この2年間は、集団化が、運動の担い手、形態、速度、方法、基本的駆動力において、それまでの集団化の理念と実践から飛躍して、『上からの革命』としての形質を具備した転換点であった。転換は、1927年末を起点とする穀物調達をめぐる権力と農民の紛争、相互関係の展開のなかから生成しついには定型化した農民統治の方法の集団化への転位の結果にほかならない」(5ページ) と指摘している。

また、危機の発端は1927年の穀物調達危機であり、第15回党大会と同時に進行したと指摘している。「大会［1927年12月の第15回党大会］は、村ソヴィエトと共同体の相互関係については慎重に、『ソヴィエトの指導性確保およびソヴィエト選挙人名簿から除外された者からの農村共同体における（スホードにおける）表決権の剥奪の見地からソヴィエトと農村共同体の相互関係改善の問題を解決することを中央委員会に委託する』と決議するにとどまった。慎重な態度は農業集団化政策にも貫かれた。……農業問題の基調報告においてモロトフは、『説得と合意』という党の伝統的立場を繰り返し、それ以上の処方箋を示さなかった。集団化にせよ共同体に対する外的規制にせよ、それらを農民との合意を前提とする長期にわたる漸進的過程とする構想は依然として堅持された。……国家と農民の合意の関係、すなわち「結合」は、1927年末、第15回党大会の開催とほぼときを同じくして重大化する穀物調達危機によって震憾

されることになる。そして危機に際して農民に適用された方法は、のちの歴史からみて、事実上形成途上にあったネップ的秩序に対する最初の原理的挑戦となった」(同前、18–19頁)。

著者は藤田の枠組みを支持する。なぜなら、藤田の枠組みは、スターリンの死で終わるのでも、ソ連に限局されるのでもなく、歴史的にも空間的にも広がりをもった枠組みだからである。

さて、話をレーニンと協同組合にもどすと、少なくともレーニン死後4年を経ずして、「事実上形成途上にあったネップ的秩序に対する最初の原理的挑戦」を、スターリンを筆頭とする当時の党幹部の多くから受けることになる。ネップ(新経済政策)と自主的協同組合の発展に心血を注いだレーニンの仕事を跡づけてきた立場からは、誠に残念極まりない歴史の展開と言わざるを得ない。

第4節　スターリンによるネップ開始期の偽造とネップの放棄

スターリンが第15章から第19章までの論点との関係で問題になるのは、新経済政策(ネップ)に関する歴史的歪曲と、レーニンの協同組合計画の非歴的過大評価である。ネップに関する歴史的歪曲は、レーニン死後のネップ路線の乱暴な歪曲・放棄・変質と深く関わる問題である。周知のようにネップは、内乱・干渉戦争おけるソヴェトの基本的勝利が視野に入った時点で、具体的には1920年11月21日にロシア共産党(ボ)モスクワ県党会議でおこなった演説「わが国の内外情勢と党の任務」においてレーニン(1959 g)が提起した路線である。

この演説ではソヴェト共和国が国際的な存立をかちとったこと、そして新しい次期に入ったこと、したがって新しい経済関係を建設することがロシアの社会主義革命の任務であること、総じてネップを準備する認識を示した(全集第31巻)。本格的な展開は1921年3月のクロンシュタット反乱を経た4月のレーニン(1959 j)執筆の小冊子『食糧税について――新政策の意義とその諸条件』を出発点としている。ここで、戦時共産主義は戦争と荒廃がもたらした一時的

な方策であることを確認し、新たに工業製品と穀物との交換を国家資本主義的に組織する、新たな経済政策を提起した（全集第32巻）。

ところがスターリンは、1928年7月には、ネップの開始時期を戦時共産主義の前であると主張する。スターリン（1953）は、すでに外国からの干渉以前に「新経済政策の諸原理を否定することのない国内戦の状態を想像することは、完全に可能である」（「ソ同盟共産党（ボ）中央委員会総会」、全集第11巻、169頁）として、ネップの政策内容が干渉戦争以前に出来ていたと主張する。

同報告の他の箇所でも、「わが党がネップの基礎を明らかにしたのは、……（中略）……1918年の始めのことであった」（186頁）と繰り返している。また、レーニンが1918年4月24日に執筆した「ソヴェト政権の当面の任務」（レーニン全集では「ソヴェト権力の当面の任務」）が、「新経済政策諸原理の最初の基礎づけをあたえている」（168頁、186-187頁も参照）と主張した。

こうしたネップ開始期を干渉戦争、戦時共産主義以前に移し替えるという、歴史的歪曲を行った上で、「市場と貨幣経済の諸条件のもとで、すなわち新経済政策の諸条件のもとで、社会主義を建設する必要を党がみとめたのは、やっと戦時共産主義がおわったあとのことである」というのは、誤りなのだと強調する（187頁）。

しかし、スターリンが論拠としているレーニン（1958e）の「ソヴェト政権の当面の任務」は、「全人民的な記帳と統制のための闘争の意義」（全集第27巻、256頁）を強調し、全住民を強制的に消費組合に組織し、それを市場に代替させること、しかも「ほかならぬ独裁（執権）の形態での強制」（同前、268頁）を、社会主義建設の中心任務と定式化したものである。

ネップ期にレーニンが克服していった戦時共産主義の本質的弱点（強制による社会主義建設）を、スターリンは全く認識していないか、意識的に歪曲しているか、どちらかであることが分かる。

スターリンは、市場経済や貨幣経済による社会主義建設という基本方針を、ロシア革命初期（遅くとも1918年始め）には確立していた、と主張することによって、第1にロシア共産党（ボ）は正しい経済政策を一貫して持っていたという「神話」を作りだし、第2にレーニンの権威を借りつつ、1917年10月

以来のロシア革命全体を通じた自らの無謬性を演出していくのである。
　1920年から21年にかけて、レーニンはロシア革命が崩壊の危機に直面しているという適切かつ切実な現実認識を獲得し、そこから出発して、従来のみずからの政策的・理論的誤りに正面から向き合い、誤りを認識し、試行錯誤を経て、しだいに誤りを克服し、新たな方針を練り上げ、最終的には今日的視点から見ても正確な協同組合論に手を届かせたことと比べると、スターリンのネップに対する理解や理論的姿勢は、浅薄さと事実に対する不誠実さが目立つのである。
　周知のようにスターリンは1920年代後半に、暴力的な農業の集団化を強行する。そしてネップの政策思想と政策体系を完全に放棄し破壊してしまう。このスターリンの政策の誤りを、ロシアにおける生産の社会化の水準という視角から把握したのが、岡田（1998）である。
　岡田が提起した二様の「生産の社会化」と、それに対応した二様の「所有の社会化」という視角は、ロシアにおける社会主義を考察する上で有効なものである（第Ⅰ編、第一章、2　生産の社会化と社会的所有）。岡田の記述に依りつつ、ネップに関わるスターリンの誤りを確認しておく。
　革命前のロシアでは、資本主義的大企業は、レーニンの言葉を借りれば原始共産主義的現物経済すら含む、前資本主義的諸関係の大海に浮ぶ小島のような存在であり、少数の大企業への生産の集中は進みつつあり、多数の労働者が企業に集積されていたことは事実であっても、全体としては教育水準も低く、識字率も低く、社会主義的生産組織を自主的・自覚的に担う主体の形成は極めて遅れていた。レーニンが、官僚主義（テクノクラシーを含む）に対して執拗に、精力的に批判を加え、官僚主義との戦いが革命の帰趨を決定する基本問題であるとしたのも、こうしたロシアの後進性を十分に認識していたからである。
　また、社会的分業は未発達であり、部門間・企業間の協業的連関も未発達であり、したがって全国的かつ全般的な国民経済計画化の前提条件を欠いていた。岡田は、こう言い切る。
　「要するにこうした国で社会主義を実現できる可能性はなかったのであり、このことはヨーロッパ革命を不可分のものと考えていたレーニンをはじめ当時の革命指導者たちによって十分意識されていた（ただし戦時共産主義期に

は、のちにレーニンが自己批判したように、このことが一時『忘れられて』しまったが）。

　その後ヨーロッパ革命の挫折のもとでロシアに残された唯一の可能性は、ソビエト権力にもとづいて、社会主義への移行のための経済的・文化的前提条件を長期にわたって徐々につくりあげることであり、その意味で『ネップ』的混合経済は不可避であった。

　ところがその後、国際情勢の緊迫化を背景として、スターリンが超高テンポの工業化と強制的農業集団化の政策に踏み切ってこうした漸進的な歩みを強行的に打ち切り、これにより多ウクラードは解消されて『国有にもとづく社会主義』の一元的システム（行政的指令的計画経済モデル）がつくりだされた。つまりロシアでは、もともと生産の社会化の水準という点では十分な条件がなかったにもかかわらず、初期の全面的国有化や20年代末の多ウクラードの強行的解消という形で、形式的な所有の社会化が人為的に強行されたのである」（岡田［1998］、130）。

言うまでもなく、革命初期の全面的国有化は、20年代前半にレーニンによって、ネップによって訂正された。しかし、レーニン死後の1920年代末に進められた強制的集団化は、訂正されることなくソ連の国家的動揺期まで継続する。

あとがき

　やっとあとがきを書くことが出来て安堵の気持ちと、長かったという気持ちと、いささかの脱力感とが入り交じっている。

　本書を構想したのは1990年前後であった。2つのインパクトが働いた。1つはソ連・東欧の崩壊である。著者はベルリンの壁が崩壊した前後に現地に居た。もっと詳しく言えば、東ドイツは著者の調査フィールドであり、1977年以来、ほぼ2年に1度の割合で調査に出かけていた。友人もでき、東ドイツの政治・経済・文化・医療に関する文献や統計を読み、いくつかの論文も書いていた。

　著者の決して豊富とは言えない体験の中にも、自分が理解している「マルクス理論」や「社会主義像」とかなり異なる現象に出会った。例えば教科書の国定化である。ベルリンで調査・視察をしたときに、たまたま日本の教科書裁判が話題になった。随行したドイツ社会主義統一党の幹部でもある係官は、「教科書は1つにすべきだ」と主張した。理由は「真理は1つだからだ」。真理が何であるかはどうして決めるのか。自由な研究・論争によって真理に近づくのではないか、と尋ねたところ、「真理は党が決める」という答えが返ってきた。著者が、そういう態度は、日本の検閲官と同様のもので、日本では日本共産党も含めて多くの学者や教育者や親たちが反対している姿勢だと批判したところ、「そのようなことを言うのであれば、あなたの入国は今後認められなくなる」と恫喝してきた。

　また、フンボルト大学付属病院の幹部医師に、医療における患者・住民参加の実態を尋ねたところ、「医療においては医師が主人公で、患者の参加などはありえない」とキッパリした回答が反ってきた。1980年前後、東ドイツの医療は、現場に医師や看護師と集め、生活点・生産点に手厚い医療システムを築き、それを重装備の国営外来施設がバックアップし、さらに後方に大規模な病院が控えるという、合理的・計画的な医療提供体制をいち早く実現し、医療費の低下に成功していた。著者たちは日本生活協同組合連合会医療部会のヨーロッパ

Postscript

　医療視察を1977年から不定期にではあるが（おおよそ2年に1回）積み上げてきた。東ドイツの医療には、大きな期待を持っていた。しかし、「上から医者が中心になって患者に良い医療を与えてやる」という善政主義から一歩も出ていなかった。

　上記の出来事は、振り返ってみれば、労働者・人民が社会の主人公になるという社会主義社会における民主主義の問題に深く関わっていた。ソ連でも、東ドイツでも、またチェコスロバキアでも、民主主義は生活の中に生きていなかった。1990年にチェコスロバキアを訪れたときに通訳をしたのは、1968年の「プラハの春」がソ連・東欧の軍隊によって弾圧されたときにスイスに亡命した、美術史を専門とする中年の男性であった。

　彼は、「今は幸せだ、ものを自由に言える。誰も自分の話すことを監視していない」と繰り返した。私は、「日本の共産党は『自由と民主主義の宣言』を大会で採択して、共産党が政権についた場合も、民主主義を原則とした政策を実施することを国民に約束している」と話したところ、彼は「民主主義を尊重する共産党などは想像もできない。もし民主主義を尊重するのなら共産党ではない」と語った。

　ベルリンの壁がもろくも崩れ、ソ連・東欧が体制として崩壊したときに、著者は、これらの国の指導部が公式には指針としたマルクス理論（あるいはスターリン流のマルクス・レーニン主義）と、こうした国々の実態はどういう関係にあるのかを真剣に考えざるをえなかった。理論が間違っていたのか、実践が間違っていたのか、理論も実践も間違っていたのか。16歳からマルクス理論に触れ、18歳以降は、マルクス理論を指針として考え、行動してきた著者としては、上記の問題を解決しないことには、生きていくことが困難であった。

　1990年夏から、マルクス・エンゲルス・レーニンの日本語で読める全著作を系統的に読む作業に取りかかった。その際に、何らかの問題意識の核が必要であった。その核としたのが協同組合であった。無闇に大量の文献を読み進めても、論点が分散するだけで、自分の課題を解決することはできないだろうと考えた。著者が実践的にも政策的にも深く関わっていた協同組合をキーワードにしてマルクス・エンゲルス・レーニンを読むことにした。

あとがき

　著者は、日本生活協同組合連合会医療部会と1975年から付き合いがあり、医療生協運動に関する様々な理論問題を自由に展開する機会を与えられた。また、日本生活協同組合連合会が1989年に「生協総合研究所」を設立し、著者は設立当初から2010年まで評議員を務めた。1992年には日本生活協同組合連合会医療部会が中心になって準備した「第1回国際保健・医療フォーラム」が東京で開催され、著者は共同議長を務めた。こうした、保健・医療協同組合運動の展開と「生協総研」の評議員という立場は、協同組合運動の理論的諸問題を考える契機を与えてくれた。

　このような事情で、マルクス・エンゲルス・レーニンの「協同組合読み」を数年間続けたが、この作業の最初の産物は「マルクス・エンゲルスの協同組合論の骨格」(『医療経済研究会会報』、No.48、1994)である。レーニンについては2006年から2007年にかけて『経済』に「レーニンの協同組合論−ネップ期における転換」を9回連載した。

　作業開始後20年が経過した。その間に、作業をまとめる義務・責任を感じてはいたが、時間的条件が得られず、不完全燃焼状態が長く続いた。幸い、2009年3月に東北大学を定年退職し、時間的には余裕ができた。

　時間が出来ても出版の見通しが立たない。昨今の出版不況で、この種の余り売れそうにない堅い本を出すのは困難である。「本の泉社」の比留川さんに相談したところ、出版を快諾された。誠に有り難いことで、ただただ感謝あるのみだ。

　本書は多くの先輩や周囲の人びとの支援でできあがったものである。医療生協運動に著者を引き合わせてくれた野村拓氏（元国民医療研究所所長）、著者に医療生協運動や協同組合論に関する様々なテーマを考えさせ発表させてくれた篠崎次男氏（元日本生活協同組合連合会医療部会事務局長）、著者を大学院での経済学ゼミに出席させてくれ、初めて経済学の専門家と議論をする機会を与えてくれた宮本憲一氏（大阪市立大学名誉教授）、レーニンの協同組合論に関して貴重な教示を頂いた岡田進氏（東京外語大学名誉教授）、この作業が完成するように長年にわたって励ましてくれた角瀬保雄氏（法政大学名誉教授）。上記の人びとは先輩の皆さんである。角瀬氏は、第28回日本医療経済学会総

Postscript

　会（立命館大学、2004）で著者が行った会長講演「レーニンの協同組合のネップ期における転換」を聞いて下さった。会場から出て宿舎にむかうバスに角頼氏と同乗した。その折に、「レーニンは最後に正しい道に進んだのですね。安心しました。それにしてもレーニンは忙しい人でしたね」と感想を語られたが、なぜか、今も鮮明に記憶に残っている。

　同僚や後輩からも多くの支援を頂いた。大村泉氏（東北大学大学院経済学研究科教授）には、主にマルクス理論に関わるいくつかの問題で相談に乗ってもらった。また、著者が経済学研究科科長・経済学部長の任にあった時には（2005年4月～2008年3月）、部局の幹部として様々な局面で支援を頂いた。藤谷恵三氏（日本生活協同組合連合会医療部会事務局長）からは、資料面での支援を受けたし、また、現実の運動に関する詳細な情報・データを使わせていただいた。さらに拙著の普及にも尽力を頂いた。

　最後に、60年近い友人であり、40数年来の同士であり妻である日野よし子に本書を献呈したい。よし子の長年にわたる支援が無ければ、著者の研究活動は不可能であった。研究生活に入ってから5度の勤務変更、13度の引っ越し、3人の子育てに加えて、2人とも多くの社会的諸活動に参加し、責任ある立場にも就いた。多くの困難に直面しつつも、私の研究生活を一貫して支援してくれたよし子に、改めて感謝したい。

2010年3月3日　　日野秀逸

文献

今井義男（1988）『協同組合と社会主義』、新評論。

上田耕一郎（1963＝1973）「生活の問題」、岩波講座『現代』第1巻、岩波書店（『先進国革命の理論』、大月書店に再録）。

フリードリヒ・エンゲルス（1960）「共産主義の原理」、『全集第4巻』、大月書店。

フリードリヒ・エンゲルス（1968）「反デューリング論」、『全集第20巻』、大月書店。

フリードリヒ・エンゲルス（1971 a）「フランスとドイツにおける農業問題」、『全集第22巻』、大月書店。

フリードリヒ・エンゲルス（1971 b）「カール・マルクス『フランスにおける内乱』（1891年版）への序文」、『全第22巻』、大月書店。

フリードリヒ・エンゲルス（1971 c）「エンゲルスからマルクスへの1844年11月19日付け手紙」、『全集第27巻』、大月書店

フリードリヒ・エンゲルス（1971 d）「エンゲルスから共産主義通信委員会への1846年9月16日付け手紙」、『全集第27巻』、大月書店。

フリードリヒ・エンゲルス（1975 a）「エンゲルスからアウグスト・ベーベルへの1884年12月30日付けの手紙」、『全集第36巻』、大月書店。

フリードリヒ・エンゲルス（1975 b）「エンゲルスからオット・フォン・ベーニクへの1890年8月21日付けの手紙」、『全集第37巻』、大月書店。

大内力（1993）「経済社会における協同の価値と機能」、生協総合研究所編『協同組合の新世紀』、コープ出版。

大村泉・窪俊一・橋本直樹（2006 a）「『共産党宣言』普及史研究の到達点と課題（1）」、『経済』No.130、2006年7月号。

大村泉・窪俊一・橋本直樹（2006 b）「『共産党宣言』普及史研究の到達点と課題（2）」、『経済』No.131、2006年8月号。

大村泉（2009）「幸徳秋水／堺利彦訳『共産党宣言』の成立・伝承と中国語訳への影響」、『大原社会問題研究所雑誌』No.603、2009年1月号。

大谷正夫（1992）「ＩＣＡの軌跡と世界の生協運動」、西村豁通編著『現代の協同組合とそ

の基本問題』啓文社。

岡田進（1974）「解説」、『レーニン協同組合論』、大月書店（国民文庫）。

岡田進（1998）『ロシアの体制転換—経済危機の構造』、日本経済評論社。

岡野昇一・井上周八（1976）『協同組合論・批判と考察』、文真堂。

岡本正、上島武、建林隆喜（1974）『現代社会主義経済論』、日本評論社。

木原正雄・長砂實（1976）『現代日本と社会主義経済学（上）』、大月書店。

シャリン・カスミア著、三輪昌男訳（2000）『モンドラゴンの神話』、家の光協会。

エム・カントール著、平舘利雄訳（1970）『協同組合論』、民衆社。

エヌ・カ・クルプスカヤ著、高橋勝之訳（1970）「コルホーズ建設についてのイリイチの考え」、『レーニンについて（下）』、新日本出版社。

マイケル・ケーザー著、日野秀逸訳（2001）『ソ連・東欧諸国の保健・医療』、本の泉社。

国際協同組合同盟（1994）「21世紀における協同組合のアイデンティティー背景資料」、日本生活協同組合連合会（1994）『協同組合原則の検討資料』所収。

近藤康男（1936）『協同組合原論（増補版）』、高陽書院。

篠崎次男（1992）『医療における住民参加の実践　証言：医療生協運動』、日本生活協同組合連合会医療部会。

ヨルマ・シピラ著、日野秀逸訳（2003）『社会ケアサービス――スカンジナビア福祉モデルを解く鍵』、本の泉社。

新村拓（2006）『健康の社会史――養生、衛生から健康増進へ』、法政大学出版局。

鈴木岳（2002 a）「協同思想の源流を探る　No. 1」、『生活協同組合研究』No.315、2002.4、連載は2005年3月号までの各号。

イ・ヴェ・スターリン（1952 a）「ロシア社会民主主党とその当面の任務」、『全集第1巻』、大月書店。

イ・ヴェ・スターリン（1952 b）「共産主義青年同盟内の矛盾について」、『全集第6巻』、大月書店。

イ・ヴェ・スターリン（1952 c）「レーニン主義の基礎について」、『全集第8巻』、大月書店。

イ・ヴェ・スターリン（1953）「ソ同盟共産党（ボ）中央委員会総会」、『全集第11巻』、大月書店。

生協総合研究所、栗本昭（2003）『ヨーロッパの生協の構造改革』、コープ出版。

文献

生協総合研究所編（1993）『協同組合の新世紀』、コープ出版。
相馬健次（2002）『戦後日本生活協同組合論史』、日本経済評論社。
竹内哲夫、生田靖（1976）『協同組合の理論と歴史』、ミネルヴァ書房。
渓内謙（2004）『上からの革命──スターリン主義の源流』、岩波書店。
ジャック・ドゥフルニ、ホセ・ルイス・モンソン著、富沢賢治他訳（1995）、『社会的経済─近未来の社会経済システム』、日本経済評論社
富沢賢治、佐藤誠、二上護、坂根利幸、石塚秀雄（1988）『協同組合の拓く社会──スペイン・モンドラゴンの創造と探求』、みんけん出版。
友定安太郎（1994）『ロッチデイル物語』、コープ出版。
中川雄一郎（1984）『イギリス協同組合思想研究』、日本経済評論社
中村静治（1992）『現代世界とマルクス理論の再生』、大月書店。
日本生活協同組合連合会（1994）『協同組合原則の検討資料』、日本生活協同組合連合会。
日本協同組合学会（2003）『ＩＬＯ・国連の協同組合政策と日本』、日本経済評論社。
日本生活協同組合連合会・生協総合研究所（1997）『いま再び欧米の生協の成功と失敗に学ぶ』、コープ出版。
日本生活協同組合連合会（2009）『日本生協連のご案内 2009–2010』、日本生活協同組合連合会。
日本生活協同組合連合会医療部会（1990）『医療生協の歴史と特徴』、日本生活協同組合連合会医療部会。
日本生活協同組合連合会医療部会（1996）、『健康な地域社会の実現をめざす医療生協づくり──二一世紀の展望切り開く五カ年計画』（新五ヶ年計画と称される）。
ジョンストン・バーチャル著、中川雄一郎、杉本貴史訳（1997）『コープ：ピープルズ・ビジネス』、大月書店
ジョンストン・バーチャル著、都築忠七監訳、中川雄一郎、杉本貴志、栗本昭訳（1999）『国際協同組合運動−モラル・エコノミーをめざして』、家の光協会。
日野秀逸（1983）『医療の基礎理論』、労働旬報社。
日野秀逸（1990）『医療と歴史』、日本生活協同組合連合会医療部会。
日野秀逸（1992 a、b）「カナダの医療生協」、『健康生協』、日本生活協同組合連合会医療部会、通巻５号、６号。

Reference literature

日野秀逸（1993）監修『国際保健・医療協同組合フォーラム報告書』、日本生活協同組合連合会医療部会・全国厚生農業協同組合連合会刊行。

日野秀逸（1994 a）「マルクス・エンゲルスの協同組合論の骨格」、『医療経済研究会会報』、No.48

日野秀逸（1994 b）『岐路に立つ日本とアメリカの医療』、本の泉社。

日野秀逸（1994 c）『ヨーロッパ医療紀行』、本の泉社。

日野秀逸・篠崎次男・細江詢次・加藤昭治（1994 d）「ミニシンポジウム『健康・医療領域の協同組合――現状・問題点・展望――』」『協同組合研究』（1994年春期号、日本協同組合学会）。

日野秀逸（1995 a）「保健・医療協同組合論ノート（その1）：近年の保健・医療協同組合の動向とマルクス・エンゲルスの協同組合論」、『人文学報（東京都立大学人文学部紀要）』、No.261。

日野秀逸（1995 b）「社会開発・健康問題・協同組合」、『医療経済研究会会報』No.49・50合併号。

日野秀逸（1995 c）「強調された協同組合の役割――社会開発サミット報告」、『生活協同組合研究』、№.234。

日野秀逸（1995 d）『保健活動の歩み』、医学書院。

日野秀逸（1996）『医療生協の人づくりと仲間づくり――協同的学習活動と協同的人間関係』、日本生活協同組合連合会医療部会。

日野秀逸（2001）『スウェーデン福祉国家の再生と協同組合の役割』、日本生活協同組合連合会医療部会。

日野秀逸（2003）『福祉国家と協同組合』、日本生活協同組合連合会医療部会。

日野秀逸（2005 a）「現代医療生協論」、現代生協論編集委員会、『現代生協論の探求（現状分析編）』、コープ出版。

日野秀逸編著（2005 b）『市場化の中の「医療改革」』、新日本出版社。特に「序章」。

日野秀逸（2008）「書籍紹介　新村拓著『健康の社会史』」『日本医史学雑誌』第54巻第3号

日野秀逸（2009）『地域から健康をつくる――医療生協という挑戦』、新日本出版社。

藤田勇（2007）『自由・民主主義と社会主義1917～1991――社会主義史の第2段階と

その第 3 段階への移行』、桜井書店。

不破哲三（1998）『レーニンと「資本論」』第 1 巻、新日本出版社。

不破哲三（1999）『レーニンと「資本論」』第 2 巻、新日本出版社。

不破哲三（2000a）『レーニンと「資本論」』第 5 巻、新日本出版社。

不破哲三（2000b）『レーニンと「資本論」』第 6 巻、新日本出版社。

不和哲三（2001）『レーニンと「資本論」——最後の 3 年間』第 7 巻、新日本出版社。

ヴェ・ア・ヴィノグラドフ著、副島種典監訳（1974）『労働者統制の理論と歴史』、大月書店。

スベン・オーケ・ベーク著、日本協同組合連絡協議会訳（1992）『変化する世界——協同組合の基本的価値』、日本協同組合連絡協議会。

ヴィクトール・ペストフ著、藤田・川口他訳（2000）『福祉社会と市民民主主義——協同組合と社会的企業の役割』、日本経済評論社。

ベアトリス・ポッター著、久留間鮫造訳（1891）『消費組合発達史』、大原社会問題研究所。

ジョージ・ヤコブ・ホリヨーク（1968–1993）著、財団法人協同組合経営研究所訳『ロッチデールの先駆者たち』、財団法人協同組合経営研究所。

ウィリアム・ホワイト、キャサリン・ホワイト著、佐藤誠・中川雄一郎・石塚秀雄訳（1991）『モンドラゴンの想像と展開』、日本経済評論社。

松村善四郎、中川雄一郎（1985）『協同組合の思想と理論』、日本経済評論社。

マルクス、エンゲルス（1963）「ドイツ・イデオロギー」、『全集第 3 巻』、大月書店。

カール・マルクス（1960 a）「哲学の貧困」、『全集第 4 巻』、大月書店。

マルクス、エンゲルス、大内兵衛・向坂逸郎訳（1951）『共産党宣言』、岩波文庫。

マルクス、エンゲルス、マルクス＝レーニン主義研究所訳（1952）『共産党宣言・共産主義の原理』、国民文庫。

マルクス、エンゲルス（1960 b）「共産党宣言」、『全集第 4 巻』、大月書店。

カール・マルクス（1962）「ルイ・ボナパルトのブリュメール 18 日」、『全集第 8 巻』、大月書店。

カール・マルクス（1964）「イギリス工場制工業の状態」、『全集第 15 巻』、大月書店。

カール・マルクス（1966 a）「国際労働者協会創立宣言」、『全集第 16 巻』、大月書店。

カール・マルクス（1966 b）「個々の問題についての暫定中央評議会代議員への指示」、『全集第 16 巻』、大月書店。

Reference literature

カール・マルクス（1966 c）「『ザ・ワールド』紙通信員とのインタビュー」、『全集第 17 巻』、大月書店。

カール・マルクス（1967）「土地の国有化について」、『全集第 18 巻』、大月書店。

カール・マルクス（1968）「ゴータ綱領批判」、『全集第 19 巻』、大月書店。

カール・マルクス（1965）『資本論第 1 部』、『全集第 23 巻 a』、大月書店。

カール・マルクス（1983）資本論翻訳委員会訳『資本論第 1 部』（3）、新日本出版社。

カール・マルクス（1986）資本論翻訳委員会訳『資本論第 2 部』（8）、新日本出版社。

カール・マルクス（1987）資本論翻訳委員会訳『資本論第 3 部』（10）、新日本出版社。

カール・マルクス（1989）資本論翻訳委員会訳『資本論第 3 部』（13）、新日本出版社。

カール・マルクス（1970）『剰余価値学説史』、『全集第 26 巻』」、大月書店。

カール・マルクス（1973）「マルクスからエンゲルスにあてた 1865 年 2 月 18 日付け手紙」、『全集第 31 巻』、大月書店。

ギュンター・ミッターク編著、向坂逸郎監修、労働大学調査研究所訳（1972）『社会主義経済学——ドイツ民主共和国における理論と実践』、河出書房新社。

宮部好広（2008）『改正生協法を考える』、日本生活協同組合連合会。

アレクサンダー・フレイザー・レイドロー、日本協同組合学会訳（1989）『西暦 2000 年における協同組合——レイドロー報告』、日本経済評論社。

ヴェ・イ・レーニン（1954 a）「ある新聞記事について」、『全集第 2 巻』、大月書店。

ヴェ・イ・レーニン（1955 a）『ロシアにおける資本主義の発展』、『全集第 3 巻』、大月書店。

ヴェ・イ・レーニン（1954 b）「カウツキー『農業問題』への書評」、『全集第 4 巻』。大月書店。

ヴェ・イ・レーニン（1954 c）「農業における資本主義（カウツキーの著書とブルガコフ氏の論文とについて）」、『全集第 5 巻』、大月書店。

ヴェ・イ・レーニン（1954 d）「農業問題と『マルクス批判家』」、『全集第 6 巻』、大月書店。

ヴェ・イ・レーニン（1955 b）「民主主義革命における社会民主党の 2 つの戦術」、『全集第 9 巻』、大月書店。

ヴェ・イ・レーニン（1955 c）「『イスクラ的』戦術の最後の言葉」、『全集第 9 巻』、大月書店。

ヴェ・イ・レーニン（1955 d）「インテリゲンツィアの支配に反対するインテリ闘士たち」、『全集第 12 巻』、大月書店。

ヴェ・イ・レーニン（1955 e）「1905 年–1907 年の第一次ロシア革命における社会民

主党の農業綱領」、『全集第 13 巻』、大月書店。

ヴェ・イ・レーニン（1956 a）「国際社会主義ビューロー第 11 回会議」、『全集第 16 巻』、大月書店。

ヴェ・イ・レーニン（1956 b）「コペンハーゲン大会のロシア社会民主党代表団の協同組合についての決議案」、『全集第 16 巻』、大月書店。

ヴェ・イ・レーニン（1956 c）「コペンハーゲンの国際社会主義者大会における協同組合問題」、『全集第 16 巻』、大月書店。

レーニン（1957 a）「カール・マルクス」、『全集第 21 巻』、大月書店。

ヴェ・イ・レーニン（1957 b）「国際社会主義委員会およびすべての社会主義政党にたいするよびかけのテーゼ草案」、『全集第 23 巻』、大月書店。

ヴェ・イ・レーニン（1957 c）「遠方からの手紙（第 2 信）」、『全集第 23 巻』、大月書店。

ヴェ・イ・レーニン（1957 d）「戦術にかんする手紙」、『全集第 24 巻』、大月書店。

ヴェ・イ・レーニン（1957 e）「現在の革命におけるプロレタリアートの任務について」、『全集第 24 巻』、大月書店。

ヴェ・イ・レーニン（1957 f）「崩壊との闘争の経済的諸方策についての決議」、『全集第 24 巻』、大月書店。

ヴェ・イ・レーニン（1957 g）「さしせまる破局、それとどうたたかうか」、『全集第 25 巻』、大月書店。

ヴェ・イ・レーニン（1957 h）「国家と革命」、『全集第 25 巻』、大月書店。

レーニン（1959 a）「ボリシェヴィキは国家権力を維持できるか？」、『全集第 26 巻』、大月書店。

ヴェ・イ・レーニン（1959 b）「労働者統制令草案」、『全集第 26 巻』、大月書店。

ヴェ・イ・レーニン（1959 c）「住民に訴える」、『全集第 26 巻』、大月書店。

ヴェ・イ・レーニン（1959 d）「銀行国有の実施とこれに関連する必要な措置についての布告草案」、『全集第 26 巻』、大月書店。

ヴェ・イ・レーニン（1959 e）「競争をどう組織するか」、『全集第 26 巻』、大月書店。

ヴェ・イ・レーニン（1959 f）「消費コンミューン令草案」、『全集第 26 巻』、大月書店。

ヴェ・イ・レーニン（1958 a）「社会主義の祖国は危険にさらされている！」、『全集第 27 巻』、大月書店。

ヴェ・イ・レーニン（1958 b）「人民委員会議の布告『社会主義の祖国は危険にさらされている！』の補足」、『全集第 27 巻』、大月書店。

ヴェ・イ・レーニン（1958 c）「ロシア共産党（ボ）第 7 会大会」、『全集第 27 巻』、大月書店。

ヴェ・イ・レーニン（1958 d）「論文『ソヴェト権力の当面の任務』の最初の草稿」、『全集第 27 巻』、大月書店。

ヴェ・イ・レーニン（1958 e）「ソヴェト権力の当面の任務」、『全集第 27 巻』、大月書店。

ヴェ・イ・レーニン（1958 f）「ソヴェト権力の当面の任務についての 6 つのテーゼ」、『全集第 27 巻』、大月書店。

ヴェ・イ・レーニン（1957 i）「モスクワ中央労働者協同組合代表者会議での演説」、『全集第 28 巻』、大月書店。

ヴェ・イ・レーニン（1957 j）「モスクワ党活動家会議演説」、『全集第 28 巻』、大月書店。

ヴェ・イ・レーニン（1957 k）「第 3 回労働者協同組合大会」、『全集第 28 巻』、大月書店。

ヴェ・イ・レーニン（1957 l）「土地管理部、貧農委員会、コミューン第 1 回全ロシア大会での演説」、『全集第 28 巻』、大月書店。

ヴェ・イ・レーニン（1957 m）「全ロシア中央執行委員会、モスクワ・ソヴェト、労働組合全ロシア大会の合同会議での演説」、『全集第 28 巻』、大月書店。

ヴェ・イ・レーニン（1957 n）「ブルジョア協同組合的な供給と分配からプロレタリア協同組合的な供給と分配へうつる方策について」、『全集第 28 巻』、大月書店。

ヴェ・イ・レーニン（1958 g）「ロシア共産党（ボ）綱領草案」、『全集第 29 巻』、大月書店。

ヴェ・イ・レーニン（1958 h）「ロシア共産党（ボ）第 8 回大会における中央委員会の報告・党綱領についての報告」、『全集第 29 巻』、大月書店。

ヴェ・イ・レーニン（1958 i）「ロシア共産党（ボ）第 8 回大会における中央委員会の報告・中農にたいする態度についての決議」、『全集題 29 巻』、大月書店。

ヴェ・イ・レーニン（1958 j）「協同組合についての決定および指令草案」、『全集第 30 巻』、大月書店。

ヴェ・イ・レーニン（1958 k）「第 7 次全ロシア中央執行委員会第 1 会期での全ロシア中央執行委員会および人民委員会議の活動についての報告」、『全集第 30 巻』、大月書店。

ヴェ・イ・レーニン（1958 l）「ロシア共産党（ボ）第 9 回大会における協同組合についての演説」、『全集第 30 巻』、大月書店。

ヴェ・イ・レーニン（1959 g）「わが国の内外情勢と党の任務」、『全集第 31 巻』、大月書店。

ヴェ・イ・レーニン（1959 h）「ロシア共産党（ボ）第 10 回大会における割当徴発を現物税に代えることについての報告」、『全集第 32 巻』、大月書店。

ヴェ・イ・レーニン（1959 i）「モスクワ市とモスクワ県のロシア共産党（ボ）細胞書記および責任代表者の集会での、食糧税についての報告」、『全集第 32 巻』、大月書店。

ヴェ・イ・レーニン（1959 j）「食糧税について（新政策の意義とその諸条件）」、『全集第 32 巻』、大月書店。

ヴェ・イ・レーニン（1959 k）「蓄音機のレコードに録音された演説」、『全集第 32 巻』、大月書店。

ヴェ・イ・レーニン（1959 l）「労働国防会議から地方ソヴェト機関への指令 草案」、『全集第 32 巻』、大月書店。

ヴェ・イ・レーニン（1959 m）「ロシア共産党（ボ）第 10 回全国協議会における新経済政策に関する決議草案」、『全集第 32 巻』、大月書店。

ヴェ・イ・レーニン（1959 n）「第 7 回モスクワ県党会議における新経済政策についての報告」、『全集第 33 巻』、大月書店。

ヴェ・イ・レーニン（1959 o）「現在と社会主義の完全な勝利ののちとの金の意義について」、『全集第 33 巻』、大月書店。

ヴェ・イ・レーニン（1959 p）「第 9 回全ロシア・ソヴェト大会における共和国の内外政策について」

ヴェ・イ・レーニン（1959 q）「新経済政策の諸条件のもとでの労働組合の役割と任務について」、『全集第 33 巻』、大月書店。

ヴェ・イ・レーニン（1959 r）「新経済政策についてのロシア共産党（ボ）中央委員会政治局の指令草案」、『全集第 33 巻』、大月書店。

ヴェ・イ・レーニン（1959 s）「政治局員のために同志モロトフへ──同志プレオブラジェンスキーのテーゼについて」、『全集第 33 巻』、大月書店。

ヴェ・イ・レーニン（1959 t）「11 回党大会での政治報告の大綱についてヴェ・エム・モロトフにあてた手紙」、『全集第 33 巻』、大月書店。

ヴェ・イ・レーニン（1959 u）「ロシア共産党（ボ）第 11 回大会におけるロシア共産党（ボ）中央委員会の政治報告」、『全集第 33 巻』、大月書店。

Reference literature

ヴェ・イ・レーニン（1959 v）「共産主義インタナショナル第4回大会における報告」、『全集第33巻』、大月書店。

ヴェ・イ・レーニン（1959 w）「協同組合について」、『全集第33巻』、大月書店。

ヴェ・イ・レーニン（1967）「協同組合についての人民委員会の決定草案」、『全集第42巻』、大月書店。

ヴェ・イ・レーニン（1968）「タンボフ県執行委員会への手紙」、『全集第44巻』、大月書店。

モッシェ・レヴィン著、河合秀和訳（1969）『レーニンの最後の闘争』岩波書店。

若月俊一（1992）「まさに『提携の時代』──国際医療協同組合フォーラムに出席して」、『文化連情報』（1992年12月号）。

Johnston Birchall (1994), Co-op:the people's business, Manchester University Press, Manchester

Arnold Bonner (1970), British Co-operation: The History, Principles, and Organisation of the British Co-operative Movement, Co-operative Union, Manchester

George Douglas Howard Cole (1944), A Century of Co-operation, George Allen and Uwin, London

George Douglas Howard Cole (1951), The British Co-operative Movement in a Socialist Society, Greenwood Press, Westport

Friedrich Engels (1962c), Herrn Eugen Dührings Umw?lzung der Wissenscaft (Anti-D?hring), Karl Marx・Friedrich Engels, Werke, Band 20, Dietz Verlag, Berlin

Friedrich Engels (1988a), Herrn Eugen Dührings Umw?lzung der Wissenscaft (Anti-D?hring), Karl Marx・Friedrich Engels, Gesamtausgabe, 。-27 Text, Dietz Verlag, Berlin

Friedrich Engels (1988b), Herrn Eugen Dührings Umwälzung der Wissenscaft (Anti-D?hring), Variantenverzeichnis,Karl Marx・Friedrich Engels, Gesamtausgabe,。-27 Apparat, Dietz Verlag, Berlin

Friedrich Engels (1963), Die Bauenfrage in Frankreich und Deutschland, Karl Marx・Friedrich Engels, Werke, Band 22, Dietz Verlag, Berlin

Friedrich Engels (1967), Brief an Otto von Boengk, Karl Marx·Friedich Engels, Werke, Band 37, Dietz Verlag, Berlin

Dennis Gruending (1974), The First Ten Years, Community Health Service Association, Sasukatoon.

Ove Jobring, Eva Ternegren (1992) 'Development of New Co-ops in Sweden ---Experiences from the child care and health care sector' What ARE THE VIABLE CO-OPERATIVE MODELS AND CONTRIBUTION FOR THE FUTURE? Proceedings of the Tokyo Forum, 1992. The Preparatory Committee of the International Co-operative Research Forum, Japan.

Bill Lancaster·Paddy Mauguie ed. (1996), Towards The Co-operative Commonwealth, The Co-operative College, Loughborough, Leicestershire

William E. Lawson (1968), People and Places: A short history of the Scottish Co-operative Wholesale Society Limited, Scottish Co-operative Wholesale Society, Glasgow

Karl Marx (1962a), Instruktionen für die Delegierten des Zentralrats, Karl Marx·Friedich Engels, Werke, Band 16, Dietz Verlag, Berlin

Karl Marx (1962b), über die Nationalisierung des Grund und Bodens, Karl Marx·Friedich Engels, Werke, Band 18, Dietz Verlag, Berlin

Karl Marx (1969a), Das Kapital (Erster Band), Karl Marx·Friedich Engels, Werke, Band 23, Dietz Verlag, Berlin

Karl Marx (1969b), Das Kapital (Dritter Band), Karl Marx·Friedich Engels, Werke, Band 25, Dietz Verlag, Berlin

Beatrice Potter (1891), The Co-operative Movement in Britain.

Rita Rhodes (1995), The International Co-operative Alliance During War and Peace 1910-1950, International Co-operative Alliance, Geneva

The Swedish Association of Cooperative Development Agencies (2004), Cooperative Development in Sweden

David J. Thompson (1994), Weavers of Dreams: The Origins of the Modern Co-operative Movement, Center for Cooperatives, University of California

Reference literature

United Nations (1997), Cooperative Enterprise in the Health and Social Care Sectors—A Global Survey.

William Pascoe Watkins (1970), The International Co-operative Alliance 1895-1970, The International Co-operative Alliance, London

ロシア協同組合とレーニン年表

年月日	執筆活動	政治	経済政策	協同組合政策	備考
1863.	『人民の友とは何か』：チェルヌイシャフスキー			協同組合を理想の社会(オウエン的コミューン)とし、その実践者像を小説に描く	
1894.	フランスとドイツにおける農業問題；エンゲルス			小農の協同組合化は実例と社会的援助によって行われる	
1895.3	「『フランスにおける階級闘争』(1895年版)への序文」；エンゲルス	多数者革命の路線を提示			
1914.11	カール・マルクス			小農民の協同組合化・集団化は自主性を基礎に行う	
1915.8	ヨーロッパ合衆国のスローガンについて	資本主義の不均等発展、先進国一国(ロシアは除外)でも社会主義革命可能、そして戦争不可避、革命の輸出			
1916.2	社会主義革命と民族自決権(テーゼ)	プロレタリアートは民主主義の実現に向けて一貫して取り組む			
1916.9	プロレタリア革命の軍事綱領	勝利した社会主義が行うのは防衛的戦争			
1917.2		2月革命			
1917.3	遠方からの手紙	ロシア革命を指導する第一弾	社会的生産と分配に対する統制路線の提示		
1917.4	現在の革命におけるプロレタリアートの任務について(4月テーゼ)	多数者革命の路線を支持	労働者代表ソビエトによる物資の生産と分配への統制		4月テーゼ
1917.4	わが国の革命におけるプロレタリアートの任務(プロレタリア党の政綱草案)	多数者革命の路線を支持			
1917.4	党綱領改正の問題についての報告				
1917.5	戦争と革命				
1917.5	崩壊との闘争の経済的諸方策についての決議				
1917.7.1		7月事件、臨時政府による独裁体制確立の企図(レーニン地下潜入)			
1917.8.1		第6回党大会			

年月日	執筆活動	政治	経済政策	協同組合政策	備考
1917.9	さしせまる破局、それとどうたたかうか		「記帳と統制」を前面に。過渡的方策の全体を特徴づける表現に。国独資から「記帳と統制」を受け継ぎ、経済的にも先進的になることができる		
1917.9	国家と革命	議会制民主主義の過小評価、強力革命唯一論	国家機関は全体として粉砕の対象		
1917.10	ボリシェビキは国家権力を維持できるか？		うちくだくべき抑圧的国家機関と、受け継ぐべき「記帳＝記録活動」の機関がある		
1917.10	党綱領の改正によせて				
1917.11.12		憲法制定議会選挙			
1917.12	銀行国有化の実施とこれに関連する必要な措置についての布告草案			食糧ならびにその他の必需品を正確に記帳し、分配するために、国家のすべての市民は何らかの消費組合に加入しなければならない	
1917.12.23		英仏秘密協定＝南ロシア領土分割を含む干渉計画			
1917.12.25	競争をどう組織するか？		全般的・普遍的に行われる記帳と統制——プロレタリアートの政治的支配がつくりだされ、保障されたなら、ここにこそ、社会主義的改造の眼目がある	消費組合に全住民を強制的に組織すること	
1917.12.25	消費コンミューン令草案			全国のすべての市民は、現地の消費組合に所属しなければならない	
1918.1.5		憲法制定議会			
1918.1.6		全ロシア中央執行委員会、憲法制定議会解散を決定			

年月日	執筆活動	政治	経済政策	協同組合政策	備考
1918.3	綱領草案下書き				
1918.3		第7回党大会；ブレスト講和決着	「資本主義のもっとも発展した形態」を、社会主義のための「できあいの諸関係」として活用するという、より一般的な命題		
1918.3	綱領草案下書き		はじめには「商業」を国家独占とする。つぎに「商業」を、ソヴェト権力の指導の下に行う計画的・組織的な分配に、完全に最後的に代える	全住民を消費＝生産コンミューンに強制的に組織すること	
1918.3	第7回党大会	ブレスト講和決着	「資本主義のもっとも発展した形態」を、社会主義のための「できあいの諸関係」として活用するという、より一般的な命題		
1918.4.11	消費組合令			労働者政権下の協同組合の位置づけを試みた最初の布告。労働者の協同組合を生産、分配のための記帳と統制の機構とした	
1918.4.24	ソビエト権力の当面の任務		「記帳と統制」は過渡的任務ではなく、社会主義建設の中心任務である――消費と労働の両面から全住民の生活を国家的に規制する		
1918.4	経済政策、とくに銀行政策の基本原則			I、工業と交換との国有化を徹底的に遂行すること。II、銀行の協同組合を生産、分配のための記帳と統制の機構とした	

335

年月日	執筆活動	政治	経済政策	協同組合政策	備考
1918.4	科学技術活動の計画の下書		工業・運輸・農業の電化を提起		
1918.5.8	食糧執権についての布告の基本的命題		「戦時共産主義」の開始		
1918.5	「左翼的な」児戯と小ブルジョア性とについて		ロシアは5つのウクラードから形成されている		
1918.5		チェコ軍団西シベリア制圧			
1918.5.23	飢えについて(ペトログラード労働者への手紙)		「記帳と統制」を前面に、共産主義的任務に		
1918.6		北ロシアへイギリス軍上陸			
1918.7.29	全ロシア中央執行委員会、モスクワ・ソビエト、工場委員会、労働組合の合同会議での演説	干渉への反撃開始			
1918.8		日、米シベリア干渉			
1918.10.22	全ロシア中央執行委員会、モスクワ・ソビエト、工場委員会、労働組合の合同会議での報告	ドイツ革命について、外部からの干渉を戒める。それぞれの国で革命は別々の道を辿る。資本主義国家と社会主義国家の長期的共存はありえない			
1918.11.6	労働者・農民・カザック・赤軍代表ソビエト第6回臨時全ロシア大会での「国際情勢についての演説」	一国だけでは社会主義革命の完全な勝利は不可能。先進国での革命が必要			
1918.11.9		ドイツ革命。共和制宣言			
1918.11.10	プロレタリア革命と背教者カウツキー	ブルジョア民主主義とプロレタリア民主主義の断絶。ソビエトはロシア的形態との認識			
1918.11.11		ドイツ新政府、休戦条約に調印			
1918.11.13		イギリス・フランス干渉戦争に乗り出す(英仏協定の遵守確認)			
1918.11.20	ピチリム・ソローキンの貴重な告白	ソビエトは国際的普遍的プロレタリアート執権の形態。ソビエト権力かブルジョア民主主義共和制か、二つに一つである			

ロシア協同組合とレーニン年表

年月日	執筆活動	政治	経済政策	協同組合政策	備考
1918.11.26	モスクワ中央労働者協同組合代表者会議での演説			協同組合が小ブルジョア的影響下にあった。物資の供給と分配に大衆的で自主的な協同組合が重要。協同組合を積極的に活用する能力が求められる	
1918.12.11	土地管理部、貧農委員会、コンミューン第一回全ロシア大会での演説			農業の協同組合化は、実例による教化で。しかし、「実例」としての貧農の協同組合化が緊急である。実践的には、上から急いで組織することに	
1918.12.27	ゲ・ヴェ・チチェリンへの手紙	議会制度を否定はしない			
1919.1	ヨーロッパとアメリカの労働者への手紙	「ソビエト権力か」「ブルジョア議会か」という定立。世界の革命情勢的情勢が異常に成熟した、という認識			
1919.2.2	ブルジョア協同組合的な供給と分配からプロレタリア共産主義的な供給と分配に移る諸方策について			当面する主要任務は、古い協同組合から新しい協同組合へうつる実際的諸方策の体系を仕上げること	
1919.3		コミンテルン創立(ドイツ共産党は創立の議決に棄権)			
1919.3	ブルジョア民主主義とプロレタリアートの執権とについてのテーゼ	コミンテルン創立大会での決定			
1919.3.18	ロシア共産党(ボ)綱領草案	第8回党大会、民族自決の原則を擁護。この綱領が戦後まで続く。	商業=敵。貨幣=廃止	中農の協同組合化は、自主性にもとづいて行われる。いささかも強制手段をとってはならない。消費コミューンへは強制的加入。	

年月日	執筆活動	政治	経済政策	協同組合政策	備考
1919.3.	ロシア共産党(ボ)第8回大会での中央委員会の報告	資本主義国家と社会主義国家の長期的共存はありえない。二つの体制の存亡をかけた革命戦争は不可避。「革命の輸出」も排除していない。			
1919.3.18	ロシア共産党(ボ)第8回大会での中央委員会の報告(農村における活動についての報告)			中農の協同組合化は、自主性にもとづいて行われる。いささかも強制手段をとってはならない。	
1919.3.21		ハンガリー、ソビエト政権誕生			
1919.4.11	東部戦線の状況についてのロシア共産党(ボ)中央委員会のテーゼ				
1919.4-10		デニキンの攻勢			
1919.5		コルチャック軍に反撃			
1919.5	自由と平等のスローガンによる人民の欺瞞についての演説		「商品生産の完全な絶滅」を課題に据える		
1919.6		ユデニッチ軍、ペトログラードに迫る			
1919.7	すべてをデニキンとのたたかいに傾注せよ				
1919.8.1		ハンガリー、ソビエト政権崩壊			
1919.8	シルビア・パンクハーストへの手紙	ブルジョア議会、ブルジョア民主主義の原則的否定			
1919.8		ドイツ、ワイマール共和国成立			
1919.9.1		コミンテルン議長ジノビエフ通達「議会主義とソビエトのための闘争」;両者は両立しない			
1919.9	アメリカの労働者へ	平和共存はありうる			
1919.10	イタリア、フランス、ドイツの共産主義者へのあいさつ	多数者の共感は必要だが、選挙で多数になることは極めて困難			
1919.10	論文プラン「プロレタリアートの執権について」	勤労者の意識を形成するブルジョア的環境の破壊が先行すべきだ＝破壊するには労働者階級の権力が必要;多数者革命の事実上の放棄			

年月日	執筆活動	政治	経済政策	協同組合政策	備考
1919.10	プロレタリアート執権の時期における経済と政治		農業の共同化を性急にすすめてはならない。都市からの援助		
1919.10.1		イタリア社会党、コミンテルン加盟を決定			
1919.11		デニキン軍の崩壊			
1919.12	憲法制定議会の選挙とプロレタリアートの執権	革命以前に多数者を獲得するのは、不可能。権力獲得後に、権力を使って多数者になる、という革命論がロシアに限らない一般的戦略とされる			
1920.1			連合国、ソビエト・ロシアとの通商を許可		
1920.1		アメリカ、シベリア撤兵			
1920.1.25	ゲ・エム・クルジジャノフスキーへ		ロシア全土を電化する長期計画立案を求める		
1920.2.2		エストニアと講和条約締結			
1920.2.2	第7次全ロシア中央執行委員会第一会期での全ロシア中央執行委員会および人民委員会議の活動についての報告	エストニアの条約締結は、ソビエトが帝国主義に従属する国々の共感を得たという、世界史的重要性を持つ	新しい経済建設の新しい技術的基盤が電気。電化、工業によって農民への借りを返し、農村を文化的に向上させる	全住民を協同組合に強制的に統合する	
1920.2.22	ロシア共産党(ボ)綱領草案		ソヴェト権力の任務は、商業を全国家的な規模での計画的・組織的な生産物分配に代えること	目標は、全住民を生産＝消費コンミューンに組織すること。この目標に到達するための過渡的な手段は協同組合である	
1920.3.29	第9回党大会での「中央委員会の報告」	カップ一揆を、コルニーロフ陰謀に例える		協同組合の国有化という方針は誤り	
1920.4		ポーランド、ソビエトに侵攻			
1920.4		極東共和国成立			
1920.5	『過渡期の経済学』(ブハーリン)への評注		労働者階級と資本家・農民との闘いを過渡期の特徴と見る		

年月日	執筆活動	政治	経済政策	協同組合政策	備考
1920.5	共産主義内の「左翼主義」小児病		小規模生産（農民）との闘いを過渡期の戦略的課題とする		
1920.7		ソビエト軍、ポーランド領内へ進撃、革命の輸出・民族自決の軽視			
1920.7		リトアニアと講和条約締結			
1920.7		コミンテルン第二回大会（1920.8.6まで）			
1920.7	共産主義インタナショナル第2回大会の基本的任務についてのテーゼ	ヨーロッパで、近い将来のプロレタリア革命が「完全に可能」			
1920.8.3		ラトビアと講和条約締結			
1920.8.16		ポーランド軍、大反攻。ソビエト軍後退			
1920.9.22	ロシア共産党（ボ）第九回全国協議会・ポーランド戦争の総括	敗北を認め、誤りを認める			
1920.10.2	青年同盟の任務		工業と農業を現代的基礎のうえに復興。この基礎は電力		
1920.10.14		フィンランドと講和条約締結			
1920.11		ヴランゲル軍を撃滅、国内戦に基本的に勝利			
1920.11.21	わが国の内外情勢と党の任務	ソビエト共和国が国際的存立をかちとった新しい一時期との認識＝共存への展望	新しい経済関係をロシアにおいて建設することがロシアの社会主義革命の任務。ネップを準備する認識		
1920.11.30	直接税についての人民委員会議の決定草案		貨幣税廃止と食糧割当徴発制を現物税に変えることが提起された		
1920.11.30	エス・イェ・チュツカエフへの手紙		商品交換から生産物交換へ移行する、という展望。市場なしの生産物交換		

ロシア協同組合とレーニン年表

年月日	執筆活動	政治	経済政策	協同組合政策	備考
1920.12.6	ロシア共産党(ボ)モスクワ組織の活動分子の会合での演説	資本主義諸国の革命運動のテンポが緩慢に。当面は高揚を期待できず。コミンテルン第2回大会の情勢認識と大きく異なる。一国社会主義建設を提起	「共産主義とは、ソビエト権力プラス全国の電化である」		
1920.12.7		ドイツ統一共産党設立			
1920.12.22	第8回全ロシア・ソビエト大会への政府の活動報告		利権政策を公式にとりあげる		
1920.12.29		フランス共産党設立			
1921.1.21		イタリア共産党設立			
1920.12.22	1月末から2月初めに、レーニンが農民の代表と会見、農村情勢を議論する。「危機的情勢」と認識する。		新経済政策(割当徴発から現物税への転換に限定されているが)の必要性を認識		
1921.2.8	農民についての予備的な下書き(政治局の会議に提案)		新経済政策の出発点。農業政策、農民政策の転換。割当徴発から穀物税へ		
1921.2.26		ペルシャと講和条約締結			
1921.2.26		アフガニスタンと講和条約締結			
1921.3		クロンシュタット反乱ーソビエト権力に対する内部からの計画的反乱			
1921.3		イギリスと通商協定締結			
1921.3.15	割当徴発を現物税に代えることについての報告	第10回党大会(3月8日〜15日)	プロレタリアートの執権下で小農民の商業の自由を「ある程度」は認める。問題は度合	地方的経済取引には、協同組合が必要である。協同組合はわが国では法外に抑制された状態にある。」協同組合化を急ぎすぎたのは誤り	
1921.3.15	同上	同上	同上	協同組合に関する9回大会決議を廃棄。協同組合を配給機関に転化した食料人民委員会への従属をやめる	

341

年月日	執筆活動	政治	経済政策	協同組合政策	備考
1921.3.15	割当徴発を現物税に代えることについての報告の結語	「何千万の腐敗した戦闘隊員が経済を荒廃させ、破滅させつつあるこのような時期」	戦時共産主義政策は根本的には正しかった。行き過ぎはあった。地方的規模での取引の自由を停止したことは誤りである		
1921.3.16		トルコと講和条約締結			
1921.3.18		ポーランドと講和条約締結			
1921.4.9	モスクワ市とモスクワ県のロシア共産党(ボ)細胞書記および責任代表者の集会での、食糧税についての報告		小農民の剰余産物と小工業製品との交換に依拠せざるを得ない。資本主義を国家資本主義に向け、社会主義への転化を図る		
1921.4.11	全ロシア労働組合中央評議会の共産党グループ会議での、利権についての報告		利権問題・政策の具体的提示。		
1921.4	食糧税について(新政策の意義とその諸条件)	「戦時共産主義」は戦争と荒廃によってよぎなくされた一時的な方策。経済的任務に応じた政策ではなかった	「新経済政策」の開始。工業製品と穀物との交換(食糧税以外の剰余で、工業製品と交換する)を国家資本主義的に組織	協同組合の意義の強調	
1921.5.26	ロシア共産党(ボ)第10回全国協議会、「新経済政策の諸問題についての決議」		「新経済政策」という用語を使用。この政策を正式に採択、実施へ。市場経済への姿勢は消極的		
1921.5		ドイツと講和条約締結			
1921.6.13	共産主義インタナショナル第3回大会でのロシア共産党の戦術についての報告要綱(原案)	社会主義共和国が存立していけるある種の均衡が存在。先進資本主義では、まず「プロレタリアートの多数者の獲得を」。小農の獲得は勝利の前提			
1921.6.22		コミンテルン第3回大会開催			
1921.7.1	共産主義インタナショナルの戦術を擁護する演説	勝利するためには労働者階級の多数者を、すべての被搾取者の多数者を獲得しなければならない			

ロシア協同組合とレーニン年表

年月日	執筆活動	政治	経済政策	協同組合政策	備考
1921.8	新しい時代、新しい形をとった古い誤り		プロレタリア国家と国家資本主義のブロックが推進する仕事の内容は「国家による正しい生産物交換」の確立。依然として市場経済敵視		
1921.10.14	十月革命四周年によせて		生産と分配をプロレタリア国家の直接の命令で共産主義的に組織しようとしたのが誤り。まだ市場敵視が誤りとは認識していない		
1921.10.17	新経済政策と政治教育部の任務		「戦時共産主義」は、社会主義的な記帳と統制が必要という従来の路線と矛盾した。記帳と統制が必要。新経済政策の柱(1)食糧税(2)利権問題		
1921.10.29	第7回モスクワ県党会議における報告「新経済政策について」：市場経済のもとで社会主義へ。本来の新経済政策		国家資本主義的商品交換は失敗。失敗の根源は、市場や商業を無視したこと。商業に適応しなければならない。商業と貨幣流通の国家的規制へ		
1921.11.6	現在と社会主義の完全な勝利ののちの金の意義について		現在の環は、正しい国家的規制のもとでの国内商業の振興である		
1921.12.1	統一戦線戦術についてのロシア共産党(ボ)中央委員会政治局の決定草案	統一戦線戦術定式化への第一歩			
1921.12.6		レーニン、病気のため休暇を取る(12-22.3)			
1921.12.23	第9回全ロシア・ソビエト大会での報告「共和国の内外政策について」		新経済政策の意義。(1)労働者と農民を結合する唯一可能な道が経済的結合。(2)経済の運営を学ぶ		

343

年月日	執筆活動	政治	経済政策	協同組合政策	備考
1922.1.17	新経済政策の諸条件のもとでの労働組合の役割と任務について		新経済政策は、建設途上の社会主義と復活をめざす資本主義との競争を許している		
1922.1	連合国カンヌ会議	社会体制選択の自由。異なる社会体制の共存を認めた最初の国際的宣言			
1922.3.27	ロシア共産党(ボ)第11回大会での政治報告		新経済政策の教訓。(1)農民大衆と結合して一緒に前進できるように限りなくゆっくりと。(2)国有企業と資本主義企業の競争によって前者を点検する	競争による点検に合格するには、経営能力が必要である。→商人として、協同組合活動家としての能力	
1922.4.2		中央委員会総会でスターリン、書記長に任命される。			
1922.4.10		ジェノバ国際経済会議			
1922.4.16		ドイツとの外交関係確立。ラパッロ条約。			
1922.5.26		レーニン、最初の発作			
1922.9		日本、シベリア撤兵			
1922.9.26	カーメネフへの手紙	スターリンの排外主義、大国主義批判。			
1922.10.2		レーニン、モスクワに帰る。			
1922.10.6	大国的排外主義との闘争についての政治局への覚え書	大ロシア人的拝外主義にたいして生死をかけた戦いを宣言。			
1922.11		極東共和国、ソビエト・ロシアに併合			
1922.11.	コミンテルン第4回大会における演説「ロシア革命の5カ年と世界革命の展望」	21年初頭はソビエト・ロシア最大の政治的危機	市場経済の無視を誤りとみなす。プロレタリア国家がすべての瞰制高地(土地や主要な工業など)を握った独特な国家資本主義を建設した		
1922.12.13		レーニン、2度目の発作			
1922.12.16		レーニン、3度目の大きな発作			
1922.12.23		レーニン4度目の発作。筆記不能			

ロシア協同組合とレーニン年表

年月日	執筆活動	政治	経済政策	協同組合政策	備考
1922.12.24	大会への手紙、12.25日付けも	各幹部への評価。中央委員会の団結を求める。死後に提出すべしとしてクルプスカヤに託された。			
1922.12.30	少数民族の問題または「自治共和国化」の問題によせて	ソビエトは内外政策において少数民族に帝国主義的な態度に陥ってはならない			
1923.1.4	大会への手紙の追記	スターリンを書記長から罷免すべき。死後に提出すべしとしてクルプスカヤに託された死後に提出すべしとしてクルプスカヤに託された			
1923.1	協同組合について		教養ある商人になれ	有能な読み書きできる商人となれる能力一立派な協同組合活動家として十分な能力を、革命的奮起と結合せよ	
1923.2	量はすくなくても、質のよいものを	ソビエト・ロシアが生き残るには、ロシアインド、中国などの文明化が必要。「国家機構の最大限の節約」→電化、大工業化が可能に。			
1923.3.5	トロツキーへの手紙；スターリンへの手紙	前者はレーニンに代わってグルジア共産党旧中央委員会メンバーを擁護する要請；後者はクルプスカヤへの侮辱に対して謝罪または絶縁を求める。			
1923.3.6	グルジアのムジバニたちへの手紙	レーニンが彼らを擁護していることを示す。レーニン最後の文書。			
1923.3.9		レーニン、重い発作			
1923.4	ロシア共産党第12回大会	ロシア共産党第12回大会。レーニンの覚え書きは内輪にとどめられた。		協同組合の任務を拡張する。コルホーズへ特別に国家的支援を。	
1924.1.4	中央委員会回章			自由意思による協同組合加入への移行。組合員の積極性と自発性を強調。	
1924.1.21		レーニン死去（53歳）			

345

年月日	執筆活動	政治	経済政策	協同組合政策	備考
1924.5.23	ロシア共産党第13回大会	スターリンが報告。		自由意思による協同組合加入が立ち後れている。	
1925.4	ロシア共産党第14回協議会			全域的協同組合化に向けた農民への物質的刺激の強化。協同組合の機能の区分を強調。	
1925.5.9	ロシア共産党(ボ)第14回協議会の活動の総決算によせて(スターリン)			農民経済を協同組合を通じて経済建設に包含する	
1925.12.18	ソ同盟共産党(ボ)第14回大会		農業の中心人物としての中農獲得闘争や農村の社会主義への根本的な組織的運動形態としての協同組合		
1926.10.26	ロシア共産党第15回協議会	反対派との闘争。	復興期は終了、と宣言。経済再建期と規定。		
1935		コミンテルン第7回大会			
1956		ソ連共産党第20回党大会。スターリン批判。レーニンの覚え書き公表される。			

●著者紹介

日野秀逸（ひの・しゅういつ）

1945年4月20日　宮城県に生まれる
1970年3月　　　東北大学医学部医学科卒業
医師　医学博士（大阪大学）
大阪大学医学部助手（衛生学講座）、国立公衆衛生院衛生行政室長、東京都立大学人文学部社会福祉学科教授を経て1997年より東北大学経済学部教授・同経済学研究科教授、2005年4月～2008年3月東北大学大学院経済学研究科長・経済学部長
2009年より東北大学名誉教授
国民医療研究所所長、日本生活協同組合連合会医療部会副運営委員長

主著
1974年　医療経済思想の展開　共著　　　　医療図書出版社
1977年　医療論序説
1994年　ヨーロッパ医療紀行　　　　　　　新日本医学出版社
1995年　保健活動の歩み　　　　　　　　　医学書院
2005年　市場化の中の「医療改革」――国民皆保険制の行方　新日本出版社
　　　　日野秀逸編著
2008年　新版　医療構造改革と地域医療　後期高齢者医療と財政問題から日本の
　　　　医療を考える　　　　　　　　　　自治体研究社
2009年　地域から健康をつくる――医療生協という挑戦　新日本出版社
2010年　民主党の医療政策は私たちのいのちを守れるか？　自治体研究社

主訳書
1988年　カルロ・チポラ　ペストと都市国家　　　平凡社
1993年　F．K．カウル　アウシュヴィッツの医師たち――ナチズムと医学
　　　　　　　　　　　　　　　　　　　　　　　三省堂
2001年　ケーザー著、ソ連・東欧の保健・医療　　本の泉社
2003年　シピラ編著　社会ケアサービス――スカンジナビア福祉モデルを解く鍵
　　　　　　　　　　　　　　　　　　　　　　　本の泉社

マルクス・エンゲルス・レーニンと協同組合(きょうどうくみあい)
──資本主義(しほんしゅぎ)・社会主義(しゃかいしゅぎ)・協同組合(きょうどうくみあい)──

2010年4月5日

著 者　日野秀逸(ひの しゅういつ)
発行者　比留川　洋
発行所　株式会社　本の泉社
　　　　〒113-0033　東京都文京区本郷 2-25-6
　　　　TEL.03-5800-8494　FAX.03-5800-5353
　　　　http//www.honnoizumi.co.jp/
印刷・製本　音羽印刷株式会社

乱丁本・落丁本はお取り替えいたします。本書の一部あるいは全部について、著作者から文書による承諾を得ずに、いかなる方法においても無断で転載・複写・複製することは固く禁じられています。

Ⓒ Syuitsu HINO 2010 , Printed in Japan　ISBN978-4-7807-0245-3

社会ケアサービス
——スカンジナビア
　福祉モデルを解く鍵——

ヨルマ・シピラ 編著
日野秀逸 訳
Ａ５判・上製　336 ページ
ISBN 4-88023-664-0
2003 年 7 月 20 日発行

2,300 円（税込）

——本書のように正面から社会ケアサービスを論じた文献が、日本の社会サービス関係者に読まれることは、社会サービスに関する認識を整理し、さらにわが国における発展方向を考察する上で有益だと思われる。
　　　　　　　　——訳者あとがきより

本の泉社

ソ連・東欧の保健・医療

――在モスクワ英国大使館勤務を経験した統計学者による客観的比較研究

マイケル・ケーザー 著
日野秀逸 訳
A5判・上製　352ページ
ISBN 4-8023-365-X
2001年7月15日発行
6,300円（税込）

ソ連・東欧の保健・医療の実態をはじめて明らかにした著作。統計学を専門としソ連邦のイギリス大使館勤務経験をもつマイケル・ケーザーが、統計情報、報道情報とインタビュー情報を駆使してソ連邦・東欧の保健・医療を分析した労作である。著者が不十分な公式資料を多くの文書調査と該当諸外国の人々との個人的コミュニケーションによって補われている。

本の泉社